HEYNE ‹

W0073136

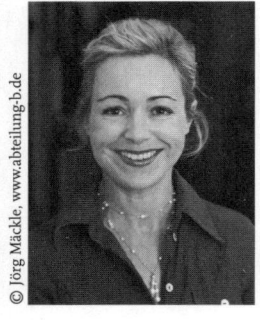

Beatrice Poschenrieder ist seit 1992 freie Autorin und Beraterin in den Bereichen Sexualität, Partnerschaft, Psychologie und Gesundheit. Sie verfasste schon zahlreiche Artikel und Bücher zu diesen Themen, hat seit 1999 eine stark frequentierte Liebes-/Sexberatung im Web, arbeitet als Sex-, Paar- und Single-Coach und tritt gelegentlich im Fernsehen als Expertin auf. Beatrice Poschenrieder lebt in Berlin. Mehr Infos über die Autorin auf www.liebesexpertin.de

Beatrice Poschenrieder

Langsam reiten, Cowboy!

Sex für Faule und Gestresste

WILHELM HEYNE VERLAG
MÜNCHEN

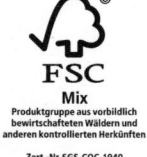

FSC

Mix

Produktgruppe aus vorbildlich
bewirtschafteten Wäldern und
anderen kontrollierten Herkünften

Zert.-Nr. SGS-COC-1940
www.fsc.org
© 1996 Forest Stewardship Council

Verlagsgruppe Random House FSC-DEU-0100
Das für dieses Buch verwendete
FSC-zertifizierte Papier *Holmen Book Cream*
liefert Holmen Paper, Hallstavik, Schweden.

Originalausgabe 12/2008
Copyright © 2008 by Wilhelm Heyne Verlag, München,
in der Verlagsgruppe Random House GmbH
Printed in Germany 2008
Umschlagfoto und -gestaltung:
Hauptmann und Kompanie Werbeagentur, München – Zürich
Innenillustrationen: Nadine Maier, Berlin
Satz: C. Schaber Datentechnik, Wels
Druck und Bindung: GGP Media GmbH, Pößneck

ISBN: 978-3-453-67018-1

Inhalt

TEIL 3

Easy Sex für Frauen –
Mini-Einsatz, Maxi-Wirkung

TEIL 4

Easy Sex für Männer –
Einfach mehr im Bett erleben

Vorwort

Falls Sie nicht grade frisch verliebt sind, geht es Ihnen wahrscheinlich auch so: Manchmal haben Sie einfach keine Lust. Oder Sie vergessen völlig, dass es ja noch so etwas wie Sex gibt. Ach, der Alltagsstress. Die Beziehungsroutine. Die Trägheit. Vielleicht auch etwas Unangenehmes, das Sie beim Beischlaf erlebten oder damit in Zusammenhang bringen. Dazu der Druck, der von den Medien geschürt wird: »Öfter! Besser! Exotischer!« Und, und, und ... Eventuell trifft etwas davon auch nur auf Ihren Partner oder Ihre Partnerin zu.

Oft hat man dann keinen oder fast keinen Sex mehr. Das ist nicht gut für die Beziehung, denn er gehört nun mal dazu – und wenn man ihn einschlafen oder so langweilig werden lässt, dass man es ebenso gut ganz lassen könnte, dann ist die Gefahr sehr groß, dass ein wichtiges intimes Band zwischen Ihnen und Ihrer/m Partner/in verloren geht. Viele entwickeln auch Gelüste auf einen Dritten – und das ist, wie wir alle wissen, sehr oft der Anfang vom Ende.

Langsam reiten, Cowboy wird Ihnen zuerst viele Denkanstöße und Hintergrund-Infos liefern – zum Beispiel, warum Leute zu träge zum Sex werden, ihn als anstrengend empfinden oder ganz vermeiden. Im Anschluss daran erhalten Sie jede Menge praktische Tipps, wie Sie auch mit wenig Zeit- und Energieaufwand ein befriedigendes und abwechslungsreiches Liebesleben haben können. Das betrifft nicht nur die Gestaltung der Paar-Sexualität: Sowohl weibliche als auch männliche Leser erfahren jeweils getrennt voneinander, wie sie ihren Partner dazu kriegen können, beim Sex aktiver zu werden und mehr zu geben (sodass man selber auch mal »relaxen« darf).

Weiß ich denn, wovon ich schreibe? Ja! Ich bin seit 1992 Autorin im Bereich Partnerschaft, spreche ausführlich mit allen möglichen Betroffenen und Experten über diese Themen, mache seit 1999 eine Liebes- und Sexberatung im Internet, wo ich bis zum Erscheinen dieses Buches bereits über 14 000 Emails beantwortet habe, und arbeite als Paar- und Single-Coach. Und meine frohe Botschaft an Sie ist: **Guter Sex muss nicht anstrengend sein!** Und: **Weniger ist oft mehr!** Sie brauchen weder Kondition noch Kraft – es geht auch ganz easy! Vielleicht brauchen Sie ein bisschen Mut und Experimentierfreude, denn ich werde Ihnen auch Dinge vorschlagen, die für Sie zunächst ungewohnt sein könnten. Blümchensex ist zwar okay und wunderbar, aber wenn etwas, das darüber hinausgeht, Ihr Sex-Leben zugleich besser *und* leichter macht, ist es doch auf jeden Fall erprobenswert – nicht wahr?

TEIL 1

Sind Sie reif für Easy Sex? — Voraussetzungen und Vorbereitung

Kleiner Sex ist besser als keiner

Ich nehme an, Sie lesen dieses Buch, weil einer oder mehrere der folgenden Punkte auf Sie zutrifft:

Punkt 1: Sie haben einen anstrengenden Alltag und wollen sich im Bett nicht auch noch groß verausgaben.

Punkt 2: Ihr Sexleben ist etwas fad geworden ist und Ihnen fehlt der Antrieb zu großer Umkrempelei – doch unaufwändige und wirkungsvolle Vorschläge würden Sie gern mal umsetzen.

Punkt 3: Ihr Partner ist sexuell zu lahm und Sie würden ihm gerne auf die Sprünge helfen.

Punkt 4: Sie würden horizontal gerne öfter verwöhnt werden, andererseits wollen Sie nicht zu egoistisch wirken.

Punkt 5: Sie oder Ihr Partner tun es kaum noch, da etwas in Ihrem Leben (oder in der Liebe) sehr im Argen liegt, und Sie erhoffen sich hier ein paar schnelle Tipps.

Punkt 1–4: einverstanden! Diese Probleme können Sie mit der Vielzahl meiner Vorschläge guten Mutes angehen. Punkt 5: Nun ja – schnelle Kniffe gegen tiefer greifende Probleme zu erteilen, das wäre, wie mit Schmerztabletten gegen ein gebrochenes Bein anzugehen. Sprich: Stellungstipps & Co nützen nicht viel, wenn man im Bett mit Schnucki nur an Schlaf und nie an Beischlaf denkt. Zuerst wäre es sinnvoll herauszufinden, inwieweit die Trägheit in Ihr gemeinsames Liebesleben Einzug gehalten hat und woher sie genau kommt. In der Regel liegt es nicht nur an beruflicher Überlastung oder am Alltagsstress. Aber das alles werden wir uns noch genauer anschauen.

Warum Sex für ein Paar so wichtig ist

Ich komme Ihnen jetzt nicht damit, dass Sex doch sooo gesund ist. Das stimmt zwar, aber es ist kein ausreichendes Argument dafür, dass Sie Ihr Liebesleben nicht verkommen lassen dürfen. Wichtiger ist: Der Mensch ist eben auch ein Naturwesen. Sex gehört zu unserem Dasein. Und zu einer Paarbeziehung. Ohne ihn ist es nur eine Freundschaft oder Zweckgemeinschaft. Sex ist die kleine, geheime, intime Welt, die nur Sie beide teilen und in der Sie einander Facetten von sich zeigen, die sonst keiner zu sehen bekommt – genau deshalb schweißt er ein Paar zusammen. Sex ist der Bereich, in den kein anderer hineindarf, in dem Sie Ihren gemeinsamen Stil entwickeln und damit etwas ganz Einzigartiges zwischen zwei Menschen.

Es braucht viel Vertrauen, sich beim Sex ganz zu öffnen und diese Öffnung schafft wiederum noch mehr Vertrauen zwischen beiden Partnern. Sex ist eine wunderbare, lustvolle, spannende und entspannende Beschäftigung zu zweit (vorausgesetzt, beide können ihn genießen) und ein ganz starkes Bindeglied. Daher ist auch »kleiner Sex« immer noch besser als keiner. Damit meine ich Sex, der zwar auf »kleinem Niveau« stattfindet – also weder ausufernd noch mühsam ist –, der aber dennoch nicht bloß der verschrumpelte Abklatsch von etwas Tollem ist, was früher einmal zwischen Ihnen beiden lief.

Erotische Feuerwerke sind kein Muss

Wer erwartet, dass praktisch jeder Akt fabelhaft, berauschend und leidenschaftlich ist, wird entweder oft enttäuscht (und Sex bekommt insgesamt einen negativen Beigeschmack) oder/und tut´s irgendwann fast gar nicht mehr, weil für solche Akte eine Menge Voraussetzungen stimmen müssen. Es ist aber wichtig zu akzeptieren, dass Sex auch mal mittelmäßig, doof oder peinlich sein kann und es mit Gelassenheit und Humor zu nehmen. Wenn man aus einem überhöhten Anspruchsdenken heraus fast keinen Sex mehr hat, entgehen einem viele Akte, die einfach nur schlicht und zärtlich sind – und die damit das Band zum Partner bestärken – oder aus denen sich spontan doch noch etwas »Besseres« entwickelt.

Ich habe viele Leute interviewt, die eine gute Beziehung *und* ein gutes Sexleben haben. Sie sagten allesamt, dass sie oft auch nur »kleinen Sex« haben und manchmal etwas anderes wichtiger sei, zum Beispiel eine lange Umarmung, Geborgenheit zu spüren ... Ich habe meine Interview-Partner auch gefragt, wie oft kleiner Sex okay ist. Sie sagten entweder »jedes zweite Mal« oder »zwei von drei Mal«. In Stressphasen darf die Rate durchaus auch noch höher werden – Hauptsache, die sexuelle Verbindung schläft nicht ein!

Auch schnelle Hausmannskost ist zwischendurch okay, aber bitte liebevoll serviert: Beide sollen damit zufrieden sein – und mit ein paar Kniffen und Raffinesse können auch daraus Delikatessen werden. Dazu wird Ihnen dieses Buch viele Rezepte liefern! Aber bevor wir zu den Praxisanleitungen schreiten, schauen wir nach, was genau Ihr Sexualleben anstrengend oder aufwändig macht und welche Lösungswege es gibt – dann sind Sie der entspannten Erotik schon ein ganzes Stück näher.

Wann kostet Sex Überwindung?

Ganz allgemein: Wenn man etwas meidet oder ganz sein lässt, das man eigentlich tun sollte (oder will), dann meist deswegen, weil Geben/Aktivität und Nehmen/Genuss in keinem ausgewogenen Verhältnis stehen. Man *kann* nicht, weil etwas hemmt oder einschränkt – zum Beispiel Müdigkeit, Zeitnot, Hemmungen – oder weil das, was gefordert ist, über die eigenen körperlichen und seelischen Grenzen geht. Man *mag* nicht, weil man vermutet, dass der Gewinn geringer ist als der Einsatz.

Der einfachste Grund für Sex-Trägheit ist: zu anstrengend. Und als anstrengend empfindet man Vorgänge, die entweder den Körper sehr beanspruchen (dazu zählt auch »unbequem«), zu lange dauern oder keinen besonderen Spaß machen. Folglich muss man, um das Gefühl von »anstrengend« zu verringern und der Trägheit entgegenzuwirken, entweder die Körperbelastung herabsetzen, den Spaß erhöhen und/oder die Dauer verringern (etwa durch Effektivität). Um die Körperentlastung und die verkürzte Dauer kümmern wir uns später noch ausgiebig. Werfen wir zuerst einen Blick auf Trägheit und Spaßkiller.

Kampf dem inneren Schweinehund!

Der Mensch ist nun mal von Natur aus träge: Wenn er die Wahl hat, etwas zu tun oder zu lassen, neigt er eher dazu, es zu lassen. Der eine mehr, der andere weniger, was auch damit zu tun hat, dass Menschen unterschiedliche Energielevels haben.

Faulheit hat ja auch positive Aspekte: das Nichtstun genießen, entspannen, sich weder anstrengen noch sich stressen lassen wollen. Wir befassen uns jetzt mehr mit Trägheit im Sinne von: Man sollte etwas tun, aber rafft sich nicht auf. In meiner Beratung wie in meinem riesigen Bekanntenkreis sehe ich zu oft Menschen den Weg des geringsten Widerstandes gehen – sie lassen die Dinge einfach geschehen und beklagen dann höchstens die Folgen oder werden erst aktiv, wenn es zu spät ist.

Viele haben auch jede Menge Bedenken und Ängste, von denen sie sich kontrollieren lassen, statt ihr Geschick selbst in die Hand zu nehmen (meist haben die Ängste nicht einmal Bestand, wenn man sich mal die Mühe macht, sie näher anzuschauen). Lieber jammern sie herum und verharren in Unzufriedenheit beziehungsweise in ihrer immer gleichen Lage. Manche sind auch schon so abgestumpft, dass sie sich nicht einmal Gedanken darüber machen.

Manchmal sind es nur winzige Dinge, die man für eine deutliche Verbesserung ändern müsste. Aber man ist zu träge – wie zum Beispiel G, einer meiner Ex-Lover. In unserem zweiwöchigen Urlaub bemängelte er schon am ersten Abend, sein Bett sei unbequem und knarze so laut (was, nebenbei gesagt, auch seine Paarungsbereitschaft minderte). Aber er tat nichts, sondern nörgelte nur jede Nacht darüber. Am fünften Tag reichte es mir, ich warf ihn von seinem Bett und stemmte die Matratze hoch: Die Latten des Rostes waren völlig verschoben. Es kostete mich nur eine Minute, sie gerade zu richten – und das Bett war bequem und geräuschlos.

Leider lassen auch unglaublich viele Menschen ihr Sexleben verschlampen. Sie wehren sich nicht, wenn etwas schiefläuft, sie lassen sich kaum etwas Neues einfallen (oder nur das für sie Naheliegendste), sie ändern nicht wirklich etwas.

Nun mögen Sie einwenden: »Das kommt daher, dass der moderne Mensch einfach zu viel um die Ohren hat, um sich noch mordsmäßig im Liebesleben engagieren zu können.« Gut, schauen wir uns das mal genauer an:

Sexkiller Stress –
der ganz normale Wahnsinn

Es stimmt, dass in unserer Welt Stress und Hektik stetig zunehmen – und unsere Freizeitmöglichkeiten: Auch die Befürchtung, etwas zu verpassen oder nicht mithalten zu können, kann zum Stress beitragen! Auf diese Weise bleibt für Sex immer weniger Zeit und Energie übrig.

Schwierig wird es aber oft erst, wenn ein Partner sehr gestresst ist und der andere weniger. Dieser kann sich dann oft gar nicht vorstellen, wie sehr Überlastung die sexuelle Lust abtöten kann, er fühlt sich vernachlässigt und beginnt Forderungen zu stellen, was den inneren Druck des gestressten Partners noch verstärkt. Der Vernachlässigte sagt dann gern: »Aber Sex wirkt doch perfekt gegen Stress, gerade dabei lässt es sich doch wunderbar ›abschalten‹!« Nun ja – dem stimmen sicher einige zu, die Mehrzahl der gestressten Personen jedoch nicht.

Stressfaktor Nr. 1: Arbeit, Arbeit, Arbeit

Der größte Stressfaktor ist die berufliche Tätigkeit: Immer mehr Stellen werden gestrichen, aber die Arbeit wird nicht weniger, sondern muss von denen, die ihren Platz behalten konnten, miterledigt werden. Überstunden sind heute nicht die Ausnahme, sondern die Regel. Der Druck auf den Einzelnen wächst stetig. Man fühlt sich angespannt und ausgelaugt – auch körperlich –, das gestresste Hirn kann nicht mehr einfach auf Sex »umschalten«, und man kann sich kaum noch dazu aufraffen.

Wenn die Arbeitsbedingungen wirklich haarsträubend sind, sollte man sich nach einer vergleichbaren, menschenfreundlicheren Stelle umsehen. Vielleicht sind Sie aber auch ein Übererfüller und Perfektionist? Meinen, Sie müssten alles selbst machen, statt auch einmal etwas an andere abzugeben? Ein Kollege oder ein/e Assistent/in kann viele Dinge sicher vergleichbar gut erledigen wie Sie. Und manches muss auch nicht perfekt sein, vielleicht nicht einmal unbedingt erledigt werden. Manche Menschen schuften sich auch fürs Eigenheim krumm und stehen am Ende da mit einer kaputten Beziehung, einem leeren Haus und Schulden und fragen sich: Wozu?

Mein Vorschlag: Halten Sie früh genug immer mal wieder inne und hinterfragen Sie ernsthaft, ob diese Stelle, diese Tätigkeit oder Ihr Status quo es wert sind. Falls nicht, versuchen Sie etwas zu ändern. Was nützt Ihnen zum Beispiel ein gutes Einkommen, wenn Sie dafür Ihre ganze Zeit, Ihr Wohlergehen und Ihr Liebesleben opfern müssen – letztendlich also Ihr Lebensglück? Könnten Sie mit einer anderen Anstellung, die weniger Gehalt, dafür aber auch weniger Stress mit sich bringt, nicht besser leben? Und nicht nur Sie – wären nicht auch die Menschen an Ihrer Seite glücklicher?

Falls die Arbeit Sie so fertigmacht, dass sie auch schon Ihre Beziehung gefährdet, sind Sie vermutlich wirklich im falschen Job. Falls Sie hingegen Ihre Arbeit lieben, diese aber viel Einsatz fordert, gilt: Bauen Sie Stress ab, so weit es irgend geht, und lernen Sie, mit dem »Rest« richtig umzugehen!

Tipp: Buchen Sie eine Stunde bei einem Psychologen, der auf berufliche Probleme spezialisiert ist; das reicht meist schon, um zu analysieren, wo das Problem liegt und wo man ansetzen muss und kann.

Erschöpfung und Unwohlsein

Unwohlsein und Erschöpfung gehen Hand in Hand mit dem Stress. Dabei muss es nicht einmal beruflicher Stress sein, vielleicht ist auch Ihr Alltag viel zu vollgepackt. Unglücklicherweise neigt man dann ja auch noch dazu, seine Gesundheit zu vernachlässigen (keine Zeit, sich zu bewegen, an die frische Luft zu gehen, auf gute Ernährung zu achten), zu wenig zu schlafen und den Stress mit Zigaretten, Alkohol, Tabletten oder Süßigkeiten zu kompensieren. Diese Dinge bringen den Körper – auch den Hormonhaushalt! – in einen so schlechten Zustand, dass alle Aktivitäten gleich doppelt anstrengend erscheinen, inklusive Sex.

MEINE VORSCHLÄGE:

- Achten Sie auf sich: auf Ihr Wohlergehen, Ihren Körper und auf bewusste Ruhephasen. Wenn Sie zum Beispiel nach der Arbeit nicht gleich vom Partner und dessen Sorgen oder Bedürfnissen überfallen werden wollen, sondern erst einmal eine Viertelstunde Alleinsein zum Abschalten brauchen, dann sagen Sie das!
- Führen Sie kleine Wohlfühl-Rituale ein, zum Beispiel sich in der Küche hinzusetzen und erst mal einen Tee oder ein Glas Wein zu trinken (so viel Zeit muss sein, und auch Kindern kann man erklären, warum man diese Auszeit braucht und sie um Rücksichtnahme bitten). Es kann auch ein kleiner Spaziergang sein. Oder in Ruhe zu Abend zu essen – ohne Geschrei, Diskussionen oder laufenden Fernseher. Oder ein Bad, eine Nacken- und Kopfmassage vom Partner, eine lange, beruhigende Umarmung (siehe Übung S. 23 f.) ...
- Ist der Körper zu angespannt und der Kopf zu voll für Erotik? Die folgenden drei Übungen helfen:

Übung zur Entspannung und Selbstwahrnehmung

Nehmen Sie sich zehn Minuten Zeit. Die Tageszeit ist egal, aber es wäre gut, es zu einer festen täglichen Einrichtung zu machen.

Ziehen Sie sich zurück in einen Raum, in dem Sie vollkommen ungestört sind – ohne Lärm, Telefonklingeln oder andere Störfaktoren. Schließen Sie notfalls die Tür ab.

Legen Sie sich bequem hin und machen Sie die Augen zu.

Legen Sie die Hände auf den Bauch.

Atmen Sie tief ein und aus. Spüren Sie dabei, wie sich der Bauch wölbt und senkt. Spüren Sie, wie die Energie der Hände in den Bauch strömt und er beginnt, etwas wärmer zu werden. Wenn Ihre Hände kalt sind, reiben Sie sie kräftig gegeneinander.

Gehen Sie Ihren Körper in Gedanken von Fuß bis Kopf durch, halten Sie bei jedem Bereich ein wenig inne, erspüren Sie, wie die einzelnen Bereiche sich grade anfühlen (zum Beispiel »Füße: sind müde, schmerzen etwas« – »Waden: angespannt« – »Knie: locker« usw.).

Verweilen Sie ganz bewusst auch in den Genitalien: Spüren Sie sie?

Am Ende ermitteln Sie genau, wie Sie sich grade fühlen. Fragen Sie sich, was Ihnen in diesem Moment guttäte. Und ob Sie es in die Tat umsetzen können (wenn ja, tun Sie es nach der Übung!).

Atmen Sie nochmals tief durch und sagen sich dabei im Geiste oder laut vor: »Ich bin wieder wach und frisch!«

Übung »Anker setzen«

Zuerst begeben Sie sich in eine entspannte Position, sitzend oder liegend. Nichts darf Sie stören, keine Musik, kein Telefon, kein Partner.

Atmen Sie tief durch. Augen zu.

Stellen Sie sich eine bestimmte Situation vor, in der Sie sich entspannt und wohlgefühlt haben, unbeschwert, leicht und frei. Gehen Sie ganz in die Situation hinein: Was haben Sie alles gesehen, gehört, gerochen, gefühlt?

Halten Sie diesen Moment in Ihrem Kopf als »Gefühls-Standbild« fest. Machen Sie dazu eine bestimmte Geste, die Sie sich gut merken können – etwa die Kuppe des kleinen Fingers auf die Kuppe des Daumens pressen (linke Hand) – und sagen Sie dazu einen Merkspruch, beispielsweise: »Alles fällt von mir ab, ich fühle mich wohl und frei.«

Es darf nichts Negatives in der Formulierung sein! Wenn Sie etwa »Der Stress geht weg« sagen, hört Ihr Unterbewusstsein wahrscheinlich nur das Wort »Stress«.

Diese Verknüpfung von Geste, Gefühls-Standbild und Spruch nennt man »Anker setzen«. Damit es sich in Ihrem Kopf »verankert«, müssen Sie den Vorgang mindestens sieben Mal wiederholen (nicht direkt hintereinander, sondern am besten an sieben aufeinanderfolgenden Tagen).

Falls es funktioniert hat, dient diese Geste (zusammen mit dem Spruch, teils auch ohne) als Ihr persönlicher »Rettungsanker« in Situationen, in denen Sie sich überfordert, mutlos, angespannt oder ängstlich fühlen.

TIPP: Sie können auch einen Liebes- oder Erotik-Anker setzen – mit einer besonders schönen Situation, die Sie einmal mit Ihrem Partner erlebt haben, und einem entsprechenden Spruch. Sie können auch negative Anker in positive umwandeln. Beispiel: Der bisher negative Anker ist. »Mein Partner berührt mich im Schritt – ich erstarre und entwickle Widerstand.« Wenn Sie nun mit einem lustvollen Gefühlsbild, einer Geste und einem inneren Spruch einen positiven Anker gegensetzen, lässt sich der Widerstand eventuell lösen.

Übung »Umarmung bis zur Entspannung«

Diese einfache und doch so wirkungsvolle Übung kommt von einem der besten Sexualtherapeuten Amerikas, David Schnarch. Sie hilft nicht nur dabei, zur Ruhe zu kommen, sondern liefert auch Anhaltspunkte, wie es um die Stabilität in Ihrer Beziehung und Ihre körperliche wie auch emotionelle Verbindung steht. Wenn Sie bereit sind, sich darauf einzulassen, kann diese Übung eine Gefühlsbrücke bauen und damit eine wunderbare emotionelle Grundlage für eine gute sexuelle Begegnung: Es geht darum, den intensiven Kontakt, die Verbundenheit, die Sie bei der Umarmung spüren, danach auf ihr Sexleben zu übertragen

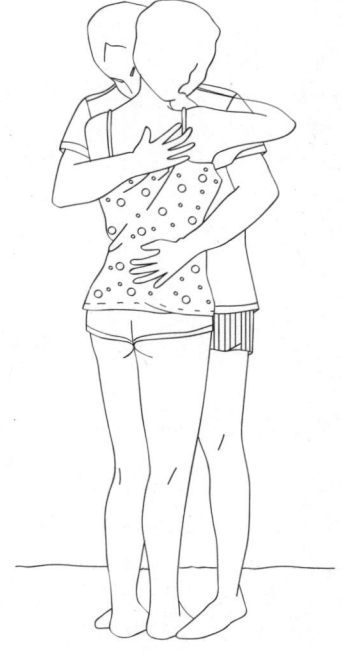

Und so geht's:

Stellen Sie sich fest auf Ihre beiden Füße, Ihrem Partner gegenüber, legen Sie die Arme um ihn. Konzentrieren Sie sich auf sich selbst, Ihren Körper, Ihr Gefühl. Werden Sie nun ruhig, ganz ruhig. Und noch ruhiger.

Umarmen Sie ihn, wie Ihnen danach ist, aber spüren Sie auch, wie er gehalten werden will. Bleiben Sie mehrere Minuten so, und zwar so lange, bis sich bei beiden eine spürbare Entspannung einstellt.

Auf diese Weise können Sie sich mit Ihrem Partner verbunden und zugleich unabhängig – auf eigenen Füßen stehend – erleben. Dieses Gefühl kann Ihnen z. B. dabei helfen, auch dann sich selbst und dem Partner nahe zu bleiben, wenn er aus dem Gleichgewicht oder »neben der Spur« ist.

Für viele wird es vielleicht eine ganz neue Erfahrung sein, und sie werden es aufregend finden, ihrem Partner im wörtlichen Sinne so nahe zu sein. Und was, wenn der andere nicht mehr umarmt werden will (zum Beispiel sich dabei unwohl fühlt)? Dann lassen Sie einfach los und kommen Sie in sich selbst zur Ruhe.

TIPP: Für manche wirkt es auch beruhigend und verbindend, während der Umarmung synchron zu atmen. Testen Sie es!

Wie schalte ich um auf Erotik?

– Wenn Sie sich nur hinlegen, die Augen schließen und den anderen machen lassen, können natürlich jede Menge unerotische Gedanken ungebremst in Ihrem Hirn herumschwirren. Besser also, Sie werden selbst aktiv! Noch besser, Sie beide werden es! Küssen und berühren Sie sich gegenseitig oder was auch immer Sie erregend finden.

- Geschlossene Augen begünstigen nicht nur gedankliches Abschweifen, sondern auch Müdigkeit. Ergo: Öffnen Sie die Augen! Beim Vorspiel, beim Hauptgang, immer mal wieder (siehe auch »Augen auf!« S. 103 f.). Lassen Sie das Bild zusätzlich vor Ihrem inneren Auge ablaufen. Das Hinsehen hilft auch bei gedanklicher Abwesenheit, denn die ist nicht nur für Ihre eigene Lust hinderlich, auch Ihr Partner spürt sie ganz genau.

- Konzentrieren Sie sich auf Ihren Partner und auf die (hoffentlich) angenehmen Empfindungen, die er in Ihnen auslöst. Wenn diese nicht angenehm sind: Stoppen Sie die Aktion für einen Moment, gehen Sie – falls nötig – ein wenig auf Abstand oder aus dem Zimmer, atmen Sie tief durch und überlegen Sie in aller Ruhe, was genau Sie jetzt anmachen würde.

- Da man nicht zwei Dinge gleichzeitig denken kann: Ersetzen Sie die störenden Gedanken durch sexuelle! Dazu eignen sich heiße Erinnerungen oder Fantasien, aber auch Erotika können einen schnellen Anstoß liefern (Filme, scharfe Bilder, Texte aus Büchern oder dem Internet und Ähnliches). Siehe auch »Die eigene Lust wach halten« (S. 67 ff.).

Stressfaktor Nr. 2: Die liebe Familie

Haben Sie Kinder? Müssen Sie sich häufig um Ihre Eltern kümmern? Oder um anstrengende Verwandte?

Den Leuten mit hilfsbedürftigen Angehörigen rate ich, sich umfassend bei Ämtern und Familienberatungen zu informieren, welche Entlastungsmöglichkeiten es gibt. Falls es aber nur darum geht, dass Sie ständig bei der Verwandtschaft antanzen sollen: Trauen Sie sich, »Nein« zu sagen. Ihre eigene Familie und Beziehung muss oberste Priorität haben, und es ist elementar für Ihre Paar-Liebe, schöne Stunden nur zu zweit zu erleben.

Sind Kinder da, gestaltet sich die Zweisamkeit natürlich schwieriger. Gerade bei noch kleinen Kindern fehlt dann oft die Zeit und Energie, und die Gelegenheiten zur Intimität sind rar. Bei Paaren, die ihre Kinder lange in ihrem Schlafzimmer, meist sogar im Ehebett, schlafen lassen, findet sexuell oft jahrelang nichts mehr statt! Irgendwann ist man dann vom Sex so weit entfernt, dass er nie mehr wieder richtig Einzug findet.

Ich kann die Frauen durchaus verstehen, denen nach einer Geburt und mitten im Babystress nicht der Sinn nach frivolen Spielchen steht. Viele junge Mütter sind auch der neuen Situation noch nicht gewachsen, fühlen sich überfordert und vom Partner zu wenig unterstützt. Vielleicht unterstützt der aber wiederum deswegen so wenig, weil ihm die Frau alles aus der Hand nimmt. Sobald er das gemeinsame Kind nicht richtig hält/füttert/wickelt, reißt sie es sofort wieder an sich. Männer fühlen sich gerade in der ersten Zeit von der Elternschaft oft etwas ausgeschlossen – und von der Liebe auch ...

Manchmal übernimmt unser Körper aber auch Schutzfunktionen, deren wir uns nicht bewusst sind oder zu denen wir nicht zu stehen wagen ... Vor einiger Zeit beriet ich ein Paar: Er hatte ständig Lust und ihre ging deshalb immer weiter zurück. Da sie ihn aber nicht dauernd zurückweisen wollte, entwickelte sie unbewusst ein paar Strategien, um ihn sich »schuldfrei« vom Leibe zu halten:
– Sie war dauernd müde, obwohl sie keinen anstrengenden Job hatte,
– sie ging viel früher als er zu Bett,

- sie stillte das Kind immer noch, obwohl es schon über anderthalb Jahre alt war, und ließ ihren Mann nicht an ihre Brüste,
- sie nahm das Kind sehr oft mit ins Ehebett und legte es wie eine Grenze zwischen sich und ihren Mann,
- sie mied körperliche Nähe, küsste ihn auch nicht mehr richtig usw.

Bei manchen Frauen kann die Lust auf Sex – meist hormonell bedingt – nach der Geburt erst einmal abnehmen. Sie sollten deswegen keine Schuldgefühle haben. Erst wenn die Unlust lange anhält, ist es besser, einen Arzt oder Psychologen zu konsultieren.

Dennoch: Die Berliner Frauenärztin Dr. Sabine Müller bestätigt, dass die Mehrzahl der Mütter kleiner Kinder tatsächlich noch ein Liebesleben hat und viele auch bald nach der Geburt wieder Lust auf ihren Partner verspürten. Der Sex erfordere nun nur mehr Flexibilität und könne nicht mehr zu beliebigen Zeiten stattfinden, sondern zum Beispiel eher dann, wenn die Kinder gerade schlafen oder Ähnliches.

Viele Frauen beklagen auch, dass sie keine freie Minute hätten. Jedoch ist es meist gar nicht nötig, dass sie sich so aufopfern. Kindern tut es gut, auch mit anderen Menschen zusammen zu sein – etwa mit Großeltern, mit einer Tagesmutter oder im Kindergarten. Wenn irgend möglich, gönnen Sie sich eine Haushaltshilfe, ein Kindermädchen oder einen Babysitter. Vielleicht ist eine Kooperation mit befreundeten Familien möglich, die dann beispielsweise die ganze Horde am Samstag betreuen und Sie die Kinder im Gegenzug am Sonntag. Bilden Sie ein Betreuungs-Netzwerk mit anderen Eltern. Überlegen Sie sich noch andere Wege ...

Mein Appell an die Sexmüden

Ihr Lustlevel mag zwar niedriger sein, aber das ist kein Grund, den Sex ganz aufzugeben – vor allem, wenn Sie einen lieben Partner haben, der durchaus bereit ist, sich sexuell auf Sie einzustellen.

Es ist keine gute Idee, einfach nur »Nö, ich mag nicht« zu sagen und damit das Kapitel »Sex« aus der Beziehung zu streichen. Bitte machen Sie sich klar: Wenn Sie es Ihrem Partner vorenthalten, bringen Sie sich selbst um eine elementare Quelle der Liebe. Falls Sie davon genervt sind, dass er zu oft will: Seien Sie froh, dass dem so ist! Das Gegenteil, dass er Sie nicht mehr begehrt, ist nämlich viel schlimmer. Und wenn Sie es mal so weit kommen lassen, gibt es oft kein Zurück mehr.

Ich habe festgestellt, dass viele auch keinen Sex mehr haben, weil sie immer auf den Moment warten, in dem »alles stimmt«: viel Zeit, Muße, Leidenschaft, Romantik usw. Aber: Bei viel beschäftigten Paaren kommen solche Momente manchmal ein, zwei Jahre lang nicht mehr vor! Jedenfalls nicht von selbst.

Wie gesagt: **Sex muss nicht immer fulminant sein – und »kleiner« ist besser als keiner!** Oft reicht eine Viertelstunde alle zwei Wochen. Das heißt: Nur eine halbe Stunde pro Monat kann genügen, um Ihre gemeinsame Sexualität (und damit auch die Partnerschaft) am Leben zu erhalten! Und damit meine ich nicht, dass man es über sich ergehen lassen soll. Erstens liegt es ja auch an Ihnen, ob Ihnen der gemeinsame Sex etwas bringt, zweitens ist es oft eine Frage der Einstellung: Betrachten Sie Sex als etwas Negatives? Oder als eine Art, dem Partner seine Liebe zu zeigen, und als etwas, das richtig guttut?

Ein und dieselbe Berührung vom gleichen Menschen kann sich das eine Mal schön anfühlen, das andere Mal lästig oder unpassend. Sie können das durchaus beeinflussen! Sie können sich bewusst sagen: »Ich kann die Berührung zulassen und werte sie als schön.« Oder der innere Zauberspruch lautet: »Ich lasse zu, dass es mir gefällt.«

So etwas fällt besonders schwer, wenn Sie Ihre Lust von Liebesharmonie abhängig machen und gerade genervt sind – vom Partner oder von sich selbst. Klären Sie das Problem, statt es auf der sexuellen Ebene auszutragen. Sie haben immer die Wahl, ob Sie sich von Ängsten oder anderen störenden Gedanken regieren lassen.

Und wenn seine Art von Sex Ihnen wirklich keinen Spaß macht oder nicht Ihrer seelischen Verfassung entspricht, dann sagen Sie, was Sie lieber hätten! Sie haben keine rechte Vorstellung? Holen Sie sich Anregungen: aus Büchern, Magazinen, dem Internet, von Freunden – und machen Sie die Selbstwahrnehmungs-Übung (S. 21).

Übung: Verführen Sie Ihren Partner mal genau dann, wenn Sie gerade nicht so gut auf ihn zu sprechen sind. Es heißt immer, Männer können Gefühle vom Sex trennen, Frauen nicht. Jeder kann das! Lassen Sie ab und zu die Emotionen draußen und – haben Sie einfach nur Sex!

Wenn der Körper nicht mehr mitspielt

»Ich bin am Ende meiner Kräfte!«

Wenn körperliche Beschwerden jemanden zu sehr beeinträchtigen, reichen Psychotaktiken und guter Wille für mehr Lust nicht aus – wie bei der 30-jährigen Anja:

Mein Mann wirft mir vor, dass ich nicht mehr mit ihm schlafen mag und deshalb »Ausreden« vorschiebe. Hat er recht?

Wir haben eine dreijährige Tochter, Mamakind, anstrengend, und einen neun Monate alten Sohn. Seit der Geburt meiner Tochter leide ich an Schlafstörungen, die sich im letzten halben Jahr dermaßen gesteigert haben, dass ich nur noch 3–5 Stunden schlafe, leider nicht mal an einem Stück. Ich leide an einer Sehnenentzündung im rechten Arm, kämpfe auch schon seit einem halben Jahr um eine Kur, da die Krankengymnastik nicht anschlägt. Vor Schmerzen kann ich oft sehr schlecht einschlafen und wache auch davon auf. Wenn es mal nicht die Schmerzen sind, ist es ein Kind, das mich durch sein Schreien aufweckt. Da ich auch noch unseren Haushalt erledigen muss, wird das mit meinem schmerzenden Arm natürlich nicht besser. Ich bin einfach nur noch erschöpft und am Ende.

Nun zu meinem Mann. Einmal in der Woche reicht ihm nicht. Und ich bin eben nicht aktiv dabei und lasse ihn machen. Ich weiß, das ist nicht gerade toll für einen Mann, aber ihm etwas vorspielen will ich auch nicht. Nun liege ich also nachts neben ihm im Bett und traue mich nicht zu kuscheln, weil ich weiß, dass er dann garantiert mehr will. Er hält mir vor, ich würde ihn nicht mehr lieben (was absoluter Schwachsinn ist) und in eine Beziehung gehörten nun mal Lust und Leidenschaft. So macht mir der Sex aber eben keinen Spaß! Er sagt: Echte Lust würde nicht beeinträchtigt durch solch »lächerliche« Beschwerden wie Müdigkeit, Schmerzen oder Erschöpfung. Die würde man bei »richtigem« Sex eh nicht mehr spüren. Bin ich wirklich von Natur aus leidenschaftslos?

Das ist natürlich Blödsinn. Denn Lust und Leidenschaft können ja gar nicht erst aufkommen, wenn man von vornherein so beeinträchtigt ist. Außerdem dämpfen Müdigkeit und Schmerzen die Empfindungen, sie ersticken die

Erregung also im Keim. Was bei Anja sicher das Problem verschlimmert, ist der direkte und indirekte Druck durch ihren Mann – zumal ihre Sexquote ja noch ziemlich hoch ist. Viele Paare mit kleinen Kindern haben viel seltener Sex.

Vielleicht ist ihr Mann aber auch frustriert, weil er (wie sehr viele Männer) die Liebe ganz stark über das Sexuelle definiert. Anders gesagt: **Je öfter und je leidenschaftlicher sie mit ihm schläft, desto mehr fühlt er sich von ihr begehrt und geliebt.** Dieses männliche Bedürfnis wird grade in den Phasen nach Geburten und/oder mit kleinen Kindern oft sehr stark – und zwar, weil die Frau ihre Liebe, ihre Zeit und ihre Energie vor allem den Kleinen zuwendet. Offen will er ihre Zuwendung nicht einfordern, weil er den Kindern ja nichts »wegnehmen« will, also möchte er sich seine Portion Liebe wenigstens über die körperliche Nähe und den Sex holen.

Anja hingegen reibt sich für die Kinder auf. Das ist zwar sehr ehrenhaft, doch sie *muss* mehr an sich (und an ihre Ehe) denken. Was nützt den Kindern eine Supermami, die rund um die Uhr für sie da ist, wenn es ihr selbst nicht gut geht, sie sogar krank wird und außerdem die Beziehung zum Vater Risse bekommt?

Ich riet ihr, dass sie sich jetzt sehr gezielt darauf konzentrieren muss, ihre Entzündung und die Schlafstörungen wegzubekommen und sich gründlich zu erholen. Sie sollte die Kur einfordern, dabei ruhig dramatisieren und, falls es trotzdem zu lange dauert, drei Wochen verreisen. Sie brauchte diese Auszeit *sofort*! Den Kleinen sollte sie mitnehmen (er braucht sie am dringendsten) und das Mädchen beim Vater oder einer anderen Betreuung lassen (ohne schlechtes Gewissen!). Ihr Mann sollte ruhig einmal selbst erleben, wie Haushalt und Kinder einen fordern!

Übrigens: Anjas Mann hat es hinbekommen und dabei natürlich auch sehr viel gelernt.

Bei vielen Erkrankungen und Behinderungen können wir nicht viel mehr tun, als uns in die bestmögliche Behandlung zu begeben und die Selbstheilung anzukurbeln. Aber das allerdickste Problem haben wir vollkommen selbst in der Hand:

Sexkiller Übergewicht, Bewegungsmangel und schlechte Ernährung

Wie schnell und gravierend diese Faktoren unser Wohlbefinden, unsere Energie und den Sex (!) beeinflussen, zeigte der Film *Super size me*, der folgenden Selbstversuch des Amerikaners Morgan Spurlock dokumentierte: Einen Monat lang lebte er nur von Fast Food und bewegte sich wenig. Davor bescheinigten ihm drei Arztpraxen, er sei topfit, gesund und habe Idealgewicht. Doch schon nach 14 Tagen merkte er, dass er ständig schlapp und müde war, sich nicht wohlfühlte und schnell zunahm.

Auch seine Freundin berichtete bereits nach zwei Wochen von deutlichen Veränderungen. Abends sei er ausgepowert, auch der Sex sei viel weniger geworden und er hielte nicht mehr so lange durch wie vorher – oder machte vorzeitig schlapp.

Nach 30 Tagen hatte Spurlock elf Kilo zugenommen, seine Cholesterinwerte waren erhöht, sein Körperfettanteil um 70 Prozent gestiegen, und das Risiko für Herzerkrankungen hatte sich verdoppelt. Er fühlte sich ständig erschöpft, depressiv, hatte schlechte Laune und kaum noch Sex.

Es ist kein Geheimnis, dass – vor allem starkes – Übergewicht ein böser Sex- und Lustkiller ist. Zum einen ermüdet man viel schneller, zum anderen machen die eingeschränkte Beweglichkeit und die Schwerfälligkeit viele Aktionen schwierig oder gar unmöglich. Ferner wird bei einem Mann mit dickem Bauch der Penis »kleiner«, weil die Fettschicht den Ansatz umlagert. Sehr oft leidet auch seine Erektion: Die Gefäße sind voller Ablagerungen, der Hormonhaushalt stimmt nicht mehr und die Beckenbodenmuskeln sind zu schwach (siehe auch im vierten Teil S. 315 f.).

Außerdem klagen mir viele Mollige, sie könnten den Sex nicht voll genießen, weil sie ihren Körper unansehnlich finden und Angst haben, dass der Partner das ebenfalls finden könnte. Dieses Problem betrifft meist Frauen, teils aber auch Männer – wie der Brief von Inga (33) beweist:

Ich bin jetzt seit vier Jahren mit meinem Mann zusammen. Wir hatten früher ein sehr lebendiges Sexleben, mindestens zwei Mal die Woche. Aber in letzter Zeit, oh je ...

Er muss früh raus, kommt relativ spät vom Büro zurück und ab 21:00 ist nichts mehr mit ihm anzufangen. Dazu kommt, dass er mit den Jahren zugenommen hat und er sehr darunter leidet: Seit fast zwei Jahren will er nur noch mit T-Shirt Sex, oder – wenn nackt (was sehr selten vorkommt) – nur in absoluter Dunkelheit. Das mag ich wiederum gar nicht, da mich auch optische Reize stimulieren. Ich hab ihm schon oft gesagt, dass ich beim Sex in erster Linie seinen ganzen Körper fühlen will und nicht sehr erregt werde, wenn ständig eine Schicht Stoff zwischen unseren Körpern klebt.

Zudem erwartet er von mir die Initiative, weil er ja immer zu müde ist. Ich kann ihn aber nicht auf Knopfdruck anmachen, während er mit T-Shirt auf dem Bett liegt und wartet, dass ich »über meinen Schatten springe«.

Es frustriert mich total – ich habe Lust auf regelmäßigen Sex und möchte diesen auch mit ihm teilen, weil ich ihn sehr liebe!

Wenn ihn sein Übergewicht so sehr stört und er sich seines Körpers so sehr schämt, dass er sich noch nicht einmal vor seinem angetrauten Weibe nackt zeigen will, dann soll er doch bitte wirklich wieder abnehmen! Damit würde er auch wieder fitter und wäre abends nicht immer so schlapp. Sie kann ihn ruhig darum bitten und auch unterstützen (zum Beispiel, indem sie den gemeinsamen Speiseplan umstellt und ihn zur Bewegung animiert oder sogar mitmacht). Zur Not soll sie ihm mit Sexboykott drohen, denn das mit dem T-Shirt ist ja nun wirklich kein Zustand ...

Die neueste Untersuchung der Bundesregierung zum Thema ergab: Zwei Drittel der Männer und die Hälfte der Frauen in Deutschland sind übergewichtig, jeder fünfte ist sogar fettleibig. Was hält die Leute davon ab, den ungeliebten Speck loszuwerden und ihre Formen in Form zu bringen?

Nun, manche halten sich mit der Fülle den Partner bewusst vom Leibe. Oder es ist ein Teufelskreis wie bei Uwe, dem Frustfresser: Als seine Freundin nach etwa einem Jahr immer seltener mit ihm schlief, interpretierte er das als Rückgang ihrer Liebe. Die fehlende Zuneigung kompensierte er mit Futtern – was auch daran lag, dass er in seiner Kindheit Zuneigung fast nur in Form von Essen erfahren hatte: Er verleibte sich Liebe über Leckereien ein. So wurde er immer dicker, sie hatte immer weniger Lust auf ihn, wodurch er noch mehr aß und so weiter.

Aber bei den meisten ist es doch die Trägheit. 90 Prozent der Leute wissen viel zu wenig über vernünftige Ernährung oder ihren Kalorienbedarf. Und vor allem: Viele

Mollige warten ständig auf ein Wunder oder einen ominösen Tag X, an dem es ihnen plötzlich ganz leichtfällt, abzunehmen. So vergeht Jahr um Jahr, in denen sie sich mit zu viel Gewicht und Schuldgefühlen durchs Leben schleppen.

MEIN VORSCHLAG: Raffen Sie sich noch heute auf! Nehmen Sie ein, zwei große Kisten und packen Sie alle Dickmacher hinein, die sich in Ihrem Haushalt befinden: Zucker, Kuchen, Kartoffelpüree, Fertigknödel, Soßenpulver, Marmelade, Nuss-Nougat-Creme, Süßigkeiten, Weißbrot, Zwieback, Knabbergebäck, Instant-Cappuccino, Limonade, Bier, Likör usw. Verschenken Sie es – etwa an eine Lebensmittel-Sammelstelle für Bedürftige. Und dann gehen Sie figurfreundliche Sachen einkaufen. Am besten zu Fuß.

Eine Ernährung ist dann vernünftig, wenn der Anteil an Fett, Zucker, Weißmehl und Stärke (wie z. B. in Pommes und Chips) auf ein Minimum reduziert und der Anteil an Gemüse, Rohkost, Vollkorn, Obst und Protein erhöht wird. Dazu sollte man sich so viel wie möglich bewegen. Es muss nicht gleich Joggen oder Aerobic sein, Radfahren oder ein strammer Spaziergang reichen schon.

Sie finden, das alles sei doch mühsam und gehöre nicht in ein Buch für bequemen Sex? Falsch! Ohne Übergewicht und mit einem guten Körpergefühl wird der Sex viel weniger mühsam – und besser: Jede Bewegung fällt leichter, Sie können viel mehr Variation hineinbringen und müssen nicht mehr so viel dafür tun, Ihren Partner erst »rumzukriegen« – denn Sie fühlen sich sexier und der Sex wird abwechslungsreicher!

Jede Menge Störfaktoren

Die Uhrzeit, Alkohol, Drogen, körperliche Beschwerden oder auch Medikamente – alle diese Faktoren haben einen direkten Einfluss darauf, ob und wie schnell Sie auf sexuelle Reize reagieren. Bei einem müden, betäubten oder schmerzenden Körper kann Ihr Partner noch so schön züngeln oder streicheln – die Empfindung wird viel weniger intensiv sein. Zu diesen Faktoren gehört auch das Rauchen, denn es verengt nicht nur die Blutgefäße (und damit die Sensibilität der Haut und der Genitalien), sondern stört auch die Produktion der Hormone, die einen starken Einfluss auf unser Lustempfinden haben. Überhaupt behindert alles, was die Durchblutung ungünstig beeinflusst, auch unsere erotische Empfindung: Diabetes, Nervenleiden, zu hoher oder zu niedriger Blutdruck, Herz- und Gefäßerkrankungen und einiges mehr.

Tipp: Wenn Sie den Akt nicht unnötig in die Länge ziehen oder die eigene Lust dämpfen wollen, dann

- haben Sie nicht nur spätabends kurz vor dem Einschlafen Sex,
- rauchen Sie möglichst gar nicht,
- begrenzen Sie Alkohol auf einen Drink,
- meiden Sie Drogen und Medikamente, wie Antidepressiva, starke Schmerzmittel oder Blutdrucksenker, und
- lassen Sie sich regelmäßig beim Arzt durchchecken.

Psychische Blockaden

Zuerst einmal: Echte »Asexuelle« und »Frigide« gibt es extrem selten. Überhaupt ist »frigide« ein völlig überholtes, überflüssiges Totschlagwort aus den Zeiten, als man noch die männliche Sexualität als das Maß aller Dinge betrachtete und alle Frauen, die darauf nicht richtig ansprangen, als »gefühlskalt« und »gestört« abstempelte. Viele unserer Mütter oder Großmütter verfielen in eine Starre, weil ihr Gatte sich nie die Mühe machte, im Bett auf sie einzugehen, aber entwickelten bei einem heimlichen einfühlsamen Liebhaber dann leidenschaftliche Sexpower!

Dieses Potenzial kann auch unter einem Berg von sexualfeindlicher Erziehung, Hemmungen und Blockaden begraben liegen – bei Frauen und Männern.

»Da ist eine Sperre«

Wie wir mit Sex umgehen und ihn empfinden, wird zu einem großen Teil in der Kindheit geprägt. Wenn wir zum Beispiel einen Missbrauch erleiden oder jahrelang eingetrichtert bekommen, dass Sex eklig und ungehörig ist, verknüpft unser Unterbewusstsein ihn automatisch mit etwas Negativem. Bei Frauen ist dies öfter der Fall als bei Männern, weil sie solchen Prägungen als Kind oder Teenager weitaus häufiger ausgesetzt sind. Die Folge ist meist, dass sie Sex nicht genießen und/oder keinen Orgasmus bekommen können – oder sich ganz verweigern und »zumachen«.

Viele Frauen und einige Männer, die sich ihre Lustlosigkeit nicht ganz erklären können, schieben andere Faktoren vor, etwa »Ich bin gestresst«. Bisweilen bohre ich in meinen Beratungen dann nach und höre auf diese Weise häufig Geschichten wie die von Heike (40):

Da ist halt eine Sperre. Ich will einfach meine Ruhe haben.
Mir sind dann sogar Berührungen wie Streicheln und Ähn-
liches unangenehm. Wenn wir fest umschlungen sind oder er
sexuell zu forsch ist, beginnt auf einmal das Gefühl der Enge.
So als hätte ich Platzangst. Vielleicht liegt die Quelle in mei-
ner Kindheit. Meine Eltern sind sehr prüde. Meine Mutter
hat mir immer vermittelt, dass Männer dauernd auf Sex aus
sind, eine anständige Frau aber nicht. Ich konnte auch nie
einen Austausch von Zärtlichkeit beobachten. Als Kind habe
ich keine Liebe kennengelernt. Umso schwieriger war es für
mich später, Liebe und körperliche Nähe zuzulassen. Es wird
mir immer ganz schnell zu viel.

Und wenn man sich dann nicht traut, seine Ängste offen
zu zeigen, übernimmt das stattdessen sehr oft der Körper:
Er setzt die Grenzen. Ilona (20) berichtet:

Lange Zeit habe ich Sex nicht als etwas Positives gesehen.
Mein erster Freund zwang mich eher dazu, unterdrückte
mich und noch einiges mehr ... Mit ihm hatte ich beim Sex
immer nur Schmerzen, oder – als erlösende Abwechslung –
mein Körper stellte die Empfindungen ganz ab. Sex sah ich
lediglich als eine Möglichkeit, einen Menschen an mich zu
binden. Eigentlich müsste das alles jetzt wegfallen. Mein jet-
ziger Freund ist immer rücksichtsvoll und lieb zu mir und
würde nie mit mir schlafen, wenn er das Gefühl hätte, er täte
mir weh oder würde mich drängen. Nur leider schlafe ich ab
und an aus »schlechter Gewohnheit« heraus auch mit ihm,
wenn ich keine Lust habe. Und das scheint mir den Sex
(oder die Lust) insgesamt zu verderben. Ich habe in Erinne-
rung an meine alte Beziehung auch immer wieder »Flash-
backs« und Vertrauensprobleme, und dann ist mein Unter-
leib irgendwie »zu«.

Bemerkenswert ist die Formulierung »Sex sah ich lediglich als eine Möglichkeit, einen Menschen an mich zu binden«. Wer Sex als reines Mittel zum Zweck betrachtet, geht nicht davon aus, dass Sex an sich auch etwas Wundervolles sein kann und sorgt auch nicht dafür, dass er mehr Spaß macht. (Ähnlich ticken übrigens Frauen, die immer schnell davon reden, dass jemand sie »benutzt«.)

Viele der betroffenen Frauen haben ständig Schmerzen beim Verkehr oder entwickeln andere chronische Leiden: Scheiden- und Blasenentzündungen, Unterleibserkrankungen oder etwa Migräne. Die bereits erwähnte Dauermüdigkeit gehört dazu, auch bei Männern. Manche hindern auch Hämorrhoiden, Blähungen, Ekzeme im Intimbereich und Ähnliches am Sex (Beschwerden, die gut behandelbar wären – wenn die Betroffenen denn zum Arzt gingen). Oder sie halten sich den Partner durch andere »Körperbarrieren« vom Leibe, etwa durch mangelnde Hygiene oder etwa einen Schutzwall aus Speck.

Manche Menschen – Männer wie Frauen – ruhen sich also quasi auf ihren Leiden, Unpässlichkeiten und schlechten Erfahrungen aus, um allzu viel Sex oder Intimität zu vermeiden (aus welchem Grund auch immer). Oft ist es ihnen noch nicht einmal bewusst, es lässt sich aber daran erkennen, dass sie nichts Effektives unternehmen, um das Leiden oder Hindernis loszuwerden. Warum? Weil sie, trotz aller Nachteile, auch einen gewissen »Krankheitsgewinn« daraus ziehen: Sie ernten meist nicht nur Mitgefühl und Rücksichtnahme, sondern haben jederzeit eine Ausrede für alles Mögliche, ohne als die/ der »Schuldige« oder allzu egoistisch dazustehen.

Andere entwickeln unbewusst einen Trick, um das Negative auszuschalten und Sex genießen zu können: Der Kopf koppelt sich gewissermaßen vom Körper ab, damit sie entweder nichts mehr spüren (siehe Ilona) oder der Körper ohne die »Zensur« des Kopfes funktionieren kann. Nachteil: Der Partner wird ausgeblendet, kommt oft zu kurz, und der Akt ist kein wirklich zweisames Erlebnis.

Viele meiden auch innigen Sex, weil sie dabei zu viele Gefühle übermannen könnten. Ich erinnere mich an einen 29-Jährigen, dessen beide großen Lieben fremdgegangen waren. Sexuelle Treue war sein wunder Punkt. Bei seiner jetzigen Freundin blockt er das Liebesspiel oft schon im Vorfeld ab oder meidet den Verkehr oder das Kommen; beides würde für ihn bedeuten, ihr sehr nah zu sein. Sein Abblocken ist der unbewusster Versuch, weitere Verletzungen zu vermeiden.

MEIN RAT: Es ist sehr schwer, solche Hemmungen und Sperren aufzulösen – den meisten gelingt es nicht aus eigener Kraft. Hilfreich wäre ein/e Therapeut/in, der/die auf Sexualtherapie spezialisiert ist. Wenn Sie Bedenken haben, überwinden Sie sich wenigstens zu einem Probegespräch. Das kostet oft nichts oder wenig, und Sie können es jederzeit abbrechen.

Depression

Eine ausgewachsene Depression ist für jeden leicht erkennbar: Weltuntergangsstimmung, absolute Lähmung, Selbstmordgedanken, totaler Rückzug in sich selbst ... – dass dabei auch die Sexualität flöten geht, versteht sich von selbst.

Schwieriger ist es bei einer versteckten Depression, denn diese wird oft jahrelang nicht erkannt. Man fragt sich dann nur oft, woher diese umfassende Lustlosigkeit (nicht nur sexuell) und lähmende Passivität kommt. Gibt es auch noch andere Anzeichen, die länger anhalten – zum Beispiel Antriebslosigkeit, ständige Unzufriedenheit, Pessimismus, chronische Leiden, Alkohol oder andere Süchte (auch Konsumsucht und Essstörungen) –, sollte man sich fachliche Hilfe holen!

Eine Depression hat sehr viel zu tun mit mangelnder Selbstliebe und der Überzeugung, nicht »liebens-wert« zu sein. Dazu kommt häufig eine daraus erwachsende Selbstverachtung und Wut gegen sich selbst, gegen andere (etwa die Eltern) und der Glaube: Ich verdiene es nicht, dass es mir gut geht. All dies geschieht meist unbewusst und wird auch unterdrückt. Es kommt aber unter anderem dadurch zum Vorschein, dass man sich im Weg steht und Dinge tut, die einem selbst direkt oder indirekt schaden.

Etliche Betroffene gehen einfach nur zum Arzt und lassen sich Antidepressiva verschreiben. Die helfen zwar für den Moment, lösen aber nicht das Grundproblem, zudem können sie Lust und Körperreaktionen mindern! Deshalb ist eine Psychotherapie sinnvoll, in der man lernt, sich selbst anzunehmen und zu achten.

Apropos: Viele Depressive »sorgen« indirekt nicht nur dafür, dass es ihnen seelisch schlecht geht, sondern auch körperlich. Bewegungs- und Tageslichtmangel aber verschlimmern wiederum die Depression.

Tipp: Nehmen Sie sich vor, wenigstens zwei Tage lang etwas Gutes für sich zu tun, zum Beispiel jetzt sofort spazieren zu gehen, danach gesunde Sachen einzukaufen und zu essen. Besorgen Sie sich ein Buch mit Yoga-Übungen, machen Sie sie jeden Morgen nach dem Aufstehen und eventuell nochmals am Abend. Befreien Sie sich von allem Ballast in Ihrer Wohnung. Atmen Sie tief durch. Sie werden merken, dass es Ihnen ein Stück besser geht.

Passivität

Passivität als Grundeinstellung kann bedeuten: Ich bin von Natur aus faul und bisher auch ohne großen Eigenaufwand durchgekommen. Oft sieht es aber nur von außen nach Faulheit aus und hat eigentlich andere Hintergründe: Unsicherheit, Ängste oder ein bestimmtes Rollenverhalten. Zu Letzterem: Rollenverhalten kann gesellschaftlich bedingt sein – etwa indem man glaubt, eine Frau habe sich beim Sex zurückzuhalten und es als »normal« ansieht, dass der Mann der aktive Part ist. Es kann aber auch erst aus der Paardynamik entstehen: Ist er überaktiv und kommt der Frau ständig zuvor (im Küssen, im Berühren, im Initiieren von Sex, beim Akt selbst), darf oder muss sie automatisch passiv bleiben.

Das Rollenverhalten kann auch erlernt sein: Ein Klient von mir, Sebastian, hat eine sehr energische, überfürsorgliche Mutter, die in seiner Kindheit alles für ihn tat und ihm alles aus der Hand nahm. Er hat also gelernt, dass man nicht aktiv zu werden braucht, um etwas zu bekommen. Mit 18 lernte er seine erste und einzige Freundin kennen, Nadine. Sie musste alles selbst machen: Um ihn werben, Treffen einfädeln, Körperkontakt aufnehmen, und selbst beim Sex überließ er alles ihr. Die ersten zwei Jahre machte sie das noch mit, da sie ihn sehr liebte; im Laufe der Zeit wurde sie seiner Passivität jedoch überdrüssig und ging immer seltener auf ihn zu. Nadine fühlte sich durch seine abwartende Haltung nicht wie eine begehrenswerte Frau. Die beiden sind nun über zehn Jahre zusammen, davon fünf (!!) ohne Sex.

Er leidet sehr darunter, sagt aber gleichzeitig: »Ich habe keine Lust, mich zu bemühen, weil ich das noch nie musste und weil ich will, dass du mich auch ohne Baggerei liebst und mit mir schläfst; sonst hast ja auch immer du angefangen.«

Nadine sagt: »Ich habe keine Lust auf Sex mit dir, weil du dich weder um mich bemühst noch sexuell aktiv wirst, sondern immer nur mich alles machen lässt.«

Ich fragte ihn: »Warum tun Sie Ihrer Frau nicht einfach den Gefallen?«

Seine Antwort: »Weil ich es irgendwie künstlich und unnatürlich finde.«

Ich erklärte ihm, dass es das keineswegs sei, sondern für andere Männer durchaus normal. Für ihn ist es nur ungewohnt, weil er es nie gelernt hat. So kommt auch eine große Unsicherheit dazu: Er weiß nicht, was er tun soll und ist gehemmt. Wahrscheinlich bleibt er auch noch aus einem anderen Grund passiv: Wäre er beim Sex aktiver, müsste er befürchten, im Vergleich zu Nadines vorherigen Liebhabern schlecht abzuschneiden (aus Mangel an Erfahrung und Fertigkeiten). So lebt er nach dem Motto: Lieber gar nichts machen als das Falsche. Das jedoch ist eine ganz schlechte Idee:

Angst vor Neuem

Erstaunlich viele haben Bedenken, etwas Neues ins Liebesleben hineinzubringen. Wenn man etwa sagen würde, dass man eine andere Stellung testen will, könnte sich der Partner ja fragen, ob man die von einem Seitensprung kennt, heimlich Pornos schaut oder vor anderen das eigenen Sexleben ausbreitet.

Dennoch muss man sich trauen, die Dinge einfach einmal in die Hand zu nehmen. Klar kann das auch daneben gehen, doch das ist viel weniger schlimm, als wenn die Beziehung letzten Endes an sexueller Passivität zerbricht, oder?

Die meisten Männer, die noch unerfahren sind, machen es so: Entweder sie lassen sich von ihrer Gefährtin anleiten oder sie leben ihren Forschertrieb aus, probieren, was ihnen grade in den Sinn kommt, und achten dabei auf ihre Reaktionen. Oder sie machen sich schlau (Kumpels und Kumpelinnen fragen, Ratgeber-Bücher lesen, Internet-Infoseiten lesen, Frauenmagazine) und testen es dann mit der Partnerin aus. Natürlich ist es gut, sich da in allem jeweils vorsichtig vorzutasten, aber allzu zögerlich sollte man dabei nicht sein – so etwas kann auch ziemlich abtörnen. Und für Frauen funktioniert diese Art des Lernens genauso.

Komplexe

Wie komplex Komplexe auf das Sexualleben einwirken können, zeigt der Brief der 20-jährigen Claudia:

Ich habe ein Problem mit meinem Freund! Mittlerweile hab ich mindestens 20 kg zu viel drauf und bin schon ziemlich dick. Ich schäme mich und möchte am liebsten nicht mehr von ihm berührt werden, obwohl ich ihn so sehr liebe und auch Sex mit ihm haben will. Das Vorspiel ist auch nicht mehr so schön wie vorher. Er kümmert sich eigentlich nur noch darum, was ihn »geil« macht. Ich hab es ihm auch schon gesagt, habe aber das Gefühl, dass es ihm egal ist oder er mir gar nicht zugehört hat. Könnte es sein, dass er mich nicht mehr sexy findet? Nervt ihn mein Gejammere? Oder kann es sein, dass ich ihn beim Sex langweile? Ich habe Angst vor anderen Stellungen und weiß auch keine neuen. Er hat mir einmal gesagt, ich sähe komisch aus von hinten. Deswegen will ich das nicht mehr machen.

Zusammengefasst:
- Sie schämt sich, weil sie zu dick ist,
- deswegen mag sie kaum etwas ausprobieren, wodurch

- der Sex ihrem Freund langweilig wird und
- er für ein Vorspiel nicht mehr motiviert ist (zumal er sie an vielen Stellen nicht berühren darf), von ihrem Gejammer genervt ist (sie jammert und ändert nichts) und weil er
- sie möglicherweise wegen ihrer Gewichtszunahme nicht mehr so reizvoll findet.

Alle fünf Gründe hängen mit einer Basis-Ursache zusammen: den überflüssigen Kilos. Die sollte sie wirklich loswerden, zumal sie noch so jung ist. Im Übrigen sehen aber fast alle Frauen, ob dick oder dünn, von hinten »komisch« aus. Das ist doch eigentlich auch egal, die Männer mögen es trotzdem. Zur Not kann man ja auch das Licht ausmachen.

Alexa (25) wiederum hat wegen ihres »inneren Kritikers« Probleme mit der Hingabe:

Ich kann mich beim Sex nicht so gehen lassen. Ich fühle mich beobachtet und habe dauernd so doofe Gedanken wie »Findet er meinen Busen zu klein? Stöhne ich zu laut? Bewege ich mich falsch? Mach ich mich lächerlich, wenn ich jetzt ...« Deshalb lasse ich es oft gar nicht erst zum Sex kommen oder verhalte mich sehr zurückhaltend.

Beim Sex ist und muss niemand perfekt sein! Männer sind doch mit anderem beschäftigt als damit, etwas Negatives an ihrer Partnerin zu finden!

Hier gibt es von mir eine Verordnung: Alexa soll dafür sorgen, dass ihr Schlafzimmer vollkommen abgedunkelt werden kann. Dann soll sie es ein paar Wochen im Stockfinsteren tun. Sie kann ihm zusätzlich die Ohren zustöpseln. Ziel ist nicht der Orgasmus, sondern dass sie ausprobiert, sich im Bett völlig gehen zu lassen. Dabei kann sie es ruhig übertreiben, nur zum Spaß. Gleichzeitig aber sollte Alexa an ihrem Selbstbewusstsein arbeiten (am besten mit Hilfe einer Therapeutin). Das würde ihr nicht nur im Bett zugutekommen.

Platz für die Liebe

Machen Sie Ihr Schlafzimmer zur stressfreien Oase!

Platz für die Liebe sollte nicht nur im Sinne von »mehr Platz in Ihrem Leben« gelten, sondern auch im Sinne von »Platz in Ihrer Tages- und Wochenplanung« (dazu später) und ganz wörtlich genommen auch räumlich ...

Schauen Sie sich Ihr Schlafzimmer an, als wären Sie ein fremder, professioneller Inneneinrichter: Strahlt es Ruhe, Entspannung, Wärme, aber auch Erotik und Sinnlichkeit aus? Oder wirkt es eher kühl, lieblos und unaufgeräumt?

Viele Schlafzimmer wirken nicht grade förderlich für die Liebe. Natürlich hängt guter Sex nicht unbedingt von der Einrichtung ab, aber oft ist es ja so: Man ist schon eine Weile zusammen, gibt sich nicht mehr so viel Mühe und lässt alles ein bisschen schleifen ... Die Atmosphäre des Zimmers überträgt sich enorm auf Ihr Liebesleben! Deswegen:

AUSMISTEN: Unnützer Krempel, Berge alter Zeitungen, hässliche Möbel oder andere unschöne Einrichtungsgegenstände (Vorhänge, Teppiche, Tagesdecken ...) müssen raus! Das betrifft auch Deko-Elemente wie Nippes oder die Teddy-Sammlung: Was der eine nett oder witzig findet, schaut sein Partner vielleicht nur mit inneren Schmerzen an.

Ein Freund von mir hat ein wandfüllendes Foto von Helmut Newton über seinem Bett, und zwar das mit den kalt dreinblickenden, nackten Models, und wundert sich, dass kaum eine Frau in seinem Bett warm wird. Jeder kennt auch diese Mädels, die niedliche Plüschtiere oder Puppen aus ihren Kissen gucken lassen. Da muss ein Mann schon hart im Nehmen sein, um nicht gleich die Flucht zu ergreifen!

TV UND PC VERBANNEN: Alles, was mit Job, Alltagssorgen und -pflichten zu tun hat oder daran erinnert, muss draußen bleiben. Das betrifft zum Beispiel Computer und Bürokram, Wäscheständer, Staubsauger, Kinderspielzeug – und den Fernseher: Ich weiß, dass viele Leute gerne im Bett fernsehen, »weil das doch so gemütlich ist!«, oder einen Computer dort haben, »weil er sonst keinen Platz in der Wohnung hat«. Diese beiden Geräte sind jedoch mit Abstand die unerotischsten Gegenstände, die ein Schlafzimmer enthalten kann (abgesehen von Pierrot-Puppen und Räucherstäbchen). Nicht nur, dass man nach Tatort, Tagesthemen und Internet-Surfen zu müde zum Sex ist, es verpuffen auch Glückshormone, die eigentlich beim Liebe-Machen entstehen sollten.

SCHÖN GESTALTEN: Ein verkehrsuntüchtiges Bett, unerotische Bettwäsche, ein kratziger Teppich – wenn Sie es sich irgend leisten können, werfen Sie dieses Zeug hinaus! Selbst wenn es in den meisten Haushalten gang und gäbe ist, für die Wohnzimmereinrichtung viel mehr Geld zu investieren: Vergegenwärtigen Sie sich, dass ein angenehmer Schlafraum für Ihre Beziehung wie auch Ihr Wohlbefinden wichtiger ist!

Aufwärmen: Kühle im Schlafzimmer mag vielleicht gesund und energiesparend sein, bereitet aber Ihrer zweisamen Erotik den Frosttod! Kalte Körperteile reagieren nicht gut auf Stimulation, und alles immer unter der Decke tun zu müssen, ist doch sehr einschränkend. Werfen Sie der Liebe zuliebe hier Ihre Prinzipien über Bord und halten Sie den Raum warm genug. Zum Schlafen können Sie dann immer noch die Heizung runterdrehen oder kurz die Fenster aufmachen.

Beziehungskonflikte draussen halten:

a) Wut auf und Probleme mit dem Partner dürfen Sie nie mit Sex vermischen, indem Sie zum Beispiel den anderen für ein Fehlverhalten mit Verweigerung bestrafen: Das schadet nur Ihnen selbst.

b) Bitte möglichst nicht im Bett diskutieren oder gar streiten, sondern in einem anderen Zimmer!

c) Stellen Sie sich vor, dass genau an der Schwelle Ihrer Schlafzimmertür eine Art »Liebes-Waschanlage« ist: Sobald Sie hindurchschreiten, wird aller Ärger und Stress von Ihnen abgewaschen, und Sie betreten einen Raum, der für Frieden, Innigkeit und Erotik steht. Sie können dazu auch einen Vorhang aus Stoff, Tüll oder Perlen am Türrahmen befestigen. Oder kleben Sie sich zur Erinnerung ein Schild an die Tür: »Stress und Ärger müssen draußen bleiben!«

Zweisamkeit schaffen: Das Schlafzimmer sollte wirklich nur für Sie beide da sein. Gewöhnen Sie Ihre Kinder so früh wie möglich an ihre eigenen Zimmer und eigenen Betten. Dasselbe gilt für jegliche Art von Haustieren! Schließen Sie die Türe so oft wie möglich. Es sollte kein offener Bereich für alle sein, in den man jederzeit hineintappen kann.

Zeit zu zweit

Eine Umfrage ergab: Fast 80 Prozent der deutschen Paare reservieren sich nicht regelmäßig Zeit füreinander. Dabei ist dies für eine Beziehung so wichtig! Den meisten ist die Bedeutung gemeinsamer Zeit durchaus bewusst, und sehr viele wünschen sich auch mehr davon: Über die Hälfte der Frauen und ein Drittel der Männer beklagen sich, dass der Partner sich meist zu wenig Zeit dafür nimmt.

Ob man Sex hat oder nicht, ist ja oft auch eine Zeitfrage. Wickelt man den Akt so eben nebenbei ab, gelangt man oft gar nicht erst in die Bereiche, in denen der Spaß richtig anfängt. Wenn Ihr Alltag so vollgestopft ist, dass scheinbar kein Schäferstündchen mehr dazwischenpasst, befolgen Sie diese Tipps:

ENTRÜMPELN SIE IHR LEBEN! Wo sind die Zeit- und Energieräuber? Belasten Sie zu viele Kleinigkeiten und unnötiger Ballast? Werden Sie möglichst viel davon los!

VERABREDEN SIE FÜR DIE WOCHE ZEITFENSTER, die nur für Zweisamkeit und Intimität reserviert sind. Gut wäre ein fester Abend in der Woche und mindestens ein halber Tag am Wochenende (im Durchschnitt); ab und zu sollte auch ein ganzer Tag drin sein. Sie meinen, Sex müsse sich doch spontan ergeben? Tatsache ist, in längeren Beziehungen und bei einer bestimmten Paardynamik ergibt sich der Sex eben kaum noch spontan. Das Ergebnis ist meist, dass sich *gar nichts* mehr oder viel zu wenig »einfach so« ergibt.

Selbst wenn Sie so einen Termin planen, muss keineswegs feststehen, was dann genau passiert. Es gibt noch viele Möglichkeiten für Spontaneität! Wenn Sie zum Beispiel immer den Sonntagnachmittag füreinander freihalten, kann Sex stattfinden, muss aber nicht. Sie können sich auch anderweitig etwas Gutes tun: in die Sauna gehen, zusammen baden, sich massieren, einfach nur im Bett kuscheln oder sich ein einsames Plätzchen am See suchen. Stellen Sie eine Liste mit Ideen auf – am besten zu zweit.

FRÜHER ZU BETT GEHEN: Viele Paare gehen zu spät ins Bett und sind dann zu müde für den Beischlaf oder wollen »nicht mehr lang rummachen«. Das einfachste Gegenmittel: früh zu Bett! Auch hier kommt gern der Einwand, Sex solle »spontan« sein. Nun, es ist Ihre Entscheidung: Geben Sie den Sex auf oder bestimmte Verhaltensmuster? Probieren Sie mal Letzteres.

MIT BEDACHT ESSEN: Schweres, fettes oder blähendes Essen vor dem Sex bewirkt, dass man schlapp und träge wird. Zudem finden Frauen sich mit vollgefressenem Bauch meist nicht besonders sexy – und den Partner, der wegen der Wampe den Hosenbund öffnet, auch nicht. Am besten verlegen Sie die Hauptmahlzeit auf mittags.

MULTI-TASKING: Bei Zeitmangel können Sie zum Beispiel auch Fernsehen und Vorspiel verbinden. Dabei heißt Vorspiel nicht automatisch genitales Fummeln – eine entspannende Kopf- oder Fußmassage, zärtliches Streicheln oder Ähnliches stimmen oft besser auf ein erotisches Miteinander ein.

MIT DEM PARTNER ABSTIMMEN: Auch Ihrem Partner muss klar werden, dass die Liebesbeziehung verkümmert, wenn man sich zu sehr auf Alltag und/oder Elternschaft konzentriert. Es lohnt sich, seine Planung und sein Engagement ein wenig umzustellen und mehr Zeit, Energie und vielleicht etwas Geld (Putzfrau, Kinderbetreuung, Wochenend-trips, Wellness) in die Partnerschaft zu investieren.

Viele Menschen haben auch für diese Tipps tausend Aus-reden. Hier muss man genau hinschauen: Hakt es an der Basis – der Zuneigung? Oder fühlt sich die gemeinsame Zeit nicht gut an? Etwa, weil zu viel genörgelt wird oder es immer nur nach der Nase von einem der beiden geht? Es gibt unzählige Gründe ...

Zeitnot, Stress und Überlastung sind oft hausgemacht

Warum verausgaben sich viele Leute beim Sport, statt einem Vorspiel mit ihrem Partner nur halb so viel Energie zu wid-men? Warum lesen Männer massenweise über ihr Hobby, aber keine Ratgeber, wie ihr Sexualleben besser werden könnte? Warum sitzt eine Frau den ganzen Abend lieber vor dem Fernseher, statt sich dem Liebsten zuzuwenden? Warum hat das Ehepaar M. den Beischlaf nach und nach eingestellt (»Job und Alltag fressen uns zu sehr auf«), ob-wohl sie für ihren Garten und er für seine ehrenamtlichen Tätigkeiten überaus viel Einsatz bringen? Warum lassen sich so wenige von Spezialisten helfen, wenn ihr Liebes-leben auf dem Abwärtstrip ist?

(Es erstaunt mich immer wieder, wie zurückhaltend wir in Bezug auf psychologische Beratung sind. Ich kenne Frauen, die lieber 150 Euro für ihr fünfzigstes Paar Schuhe ausgeben, als weit weniger Euro für ein, zwei Stunden bei einer Fachperson, die ihr dabei helfen könnte, ihr Leben oder ihre Beziehung zu verbessern. Und ich kenne Män-ner, die Unmengen Geld in ihre Autos stecken, obwohl ein erfülltes Liebesleben sie viel glücklicher machen würde.)

Kurzum: Die meisten Leute hätten durchaus mehr Kapazitäten für Sex bzw. eine aktive Verbesserung ihres Liebeslebens. Warum also beschäftigen sich Menschen lieber mit etwas anderem? Oft ist die Wahrheit eine bittere: Das »Andere« (fernsehen, essen, Sport machen, einkaufen etc.) bringt ihnen mehr als der Sex, den sie zuletzt mit dem Partner hatten. Es ist einfacher. Man befürchtet Konflikte und Auseinandersetzungen, wenn man die Unzufriedenheit anspricht. Der andere könnte Sachen sagen, die man nicht hören will. Die Beziehung ist zu wenig wert, als dass man etwas investieren mag, um sie aufrechtzuerhalten. Man müsste eventuell weitreichende Veränderungen einleiten (zum Beispiel zum Arzt gehen, die Ernährung umstellen, das Rauchen aufgeben). Das, was man kennt, macht offenbar weniger Angst als das Unbekannte. Man erwartet, dass der andere den Anfang macht (was sehr selten passiert). Man hofft, dass sich die Situation von selbst ändert (was natürlich nie passiert). Oder man kommt gar nicht erst auf die Idee, dass man etwas ändern könnte.

All diese Mechanismen sind menschlich und verständlich. Nur leider führen sie dazu, dass Menschen fast keinen oder gar keinen Sex mehr haben. Viele sind einfach zu träge, sich näher mit den Hintergründen des Problems zu befassen – und mit seiner Lösung. Da sind Sie ja schon einmal einen Schritt weiter: Sie lesen dieses Buch!

Die Sache mit der Lust

Wenn beide gleich viel oder gleich wenig Lust haben – kein Problem. Manche sind glücklich mit zwei Mal Sex am Tag, manche mit zwei Mal pro Jahr. Kritisch wird es ja erst, wenn es sehr ungleich verteilt ist. Das ist ein echtes Dilemma in einer Beziehung. Aber das mit Abstand größte und häufigste Sexproblem, mit dem die Leute sich an mich wenden, ist Lustmangel – bei sich selbst oder beim Partner. Woher kommt dieser Lustmangel und was kann man dagegen tun? Eine Standardantwort gibt es nicht, es gibt im Gegenteil tausend Gründe für nachlassende oder ausbleibende Lust und ebenso viele Lösungsansätze.

Wodurch Lustmangel entsteht

Menschen kommen auf seltsame Ideen, wenn es im Bett irgendwie nicht mehr so läuft, oder denken, man könne es mit einem Mittelchen beheben wie Fußpilz. Kathi (31) zum Beispiel ist seit acht Jahren mit ihrem Mann zusammen: *Er möchte fast jeden Tag mit mir schlafen, aber mich hat die Lust verlassen, das bereitet mir große Sorgen. Gibt es etwas auf dem Markt, das meine Libido anregt? Er hat mir neulich schon gesagt, dass ich so langweilig geworden bin.*

Einfach eine Zauberdroge einnehmen und es geht wieder richtig ab im Bett? Wenn ich ein solches Mittel kennen würde, ließe ich mir die Rechte sichern und würde steinreich. Bei Kathi und ihrem Mann geht es wohl nicht darum, dass sie »langweilig« geworden ist. Wenn dem so wäre, würde er doch nicht jeden Tag mit ihr schlafen wollen. Also findet er sie eigentlich noch sehr reizvoll! Es scheint viel mehr, dass sie die Lust verlassen hat, weil *ihr* der Sex langweilig geworden ist. Da er jeden Tag will, ist das eben oft das Gleiche! Statt genau abzuklopfen, wo genau und was da fehlt, schlug er Kathi im Ernst vor, einmal in einen Swingerclub oder in eine Peepshow zu gehen.

Mal ehrlich: Glauben Sie, dass so etwas einer lustlosen Frau etwas bringt? Swingerclubs, Peepshows oder Ähnliches sind die denkbar schlechteste Idee, um ein marodes

Liebesleben zu sanieren – vor allem, wenn einer von beiden nicht will. Sie können bestenfalls einen prickelnden Zusatz darstellen, wenn beide aus vollem Herzen sagen: Das will ich, und ich vertraue meinem Partner genug, um zu wissen, dass dabei nichts schiefgeht. Denn viel zu oft geht leider etwas schief. Der eine vergnügt sich lustig mit fremden Leuten, der andere guckt sich das eifersüchtig und verletzt an. So etwas kann einen tiefen Riss in der Beziehung bedeuten, der eventuell der Anfang vom Ende ist.

Um wieder Spannung ins Paar-Sexleben zu bringen, kann man stattdessen Tausend andere Dinge tun. Vorher heißt es aber, die Gründe für die Probleme genauer anzusehen. Vielleicht ist wirklich zu wenig Lust da: auf den Partner, auf Intimität mit ihm oder auf die Art von Sex, die man zusammen hat, auf die Beziehung generell ... Vielleicht reicht die Liebe nicht (mehr) aus (das wird man dann allerdings auch in anderen Bereichen merken). Vielleicht hat man auch von Haus aus eine eher schwache Libido, oder es gibt im Kopf sexuelle Hemmschwellen.

Sie können davon ausgehen, dass es bei jeder sexuellen Störung mehr als eine Ursache gibt; sehr oft ist es ein ganzes Bündel von Ursachen, die sich teils wechselseitig bedingen oder verstärken – und das macht die Sache meist so kompliziert. Und diese Probleme lassen sich nur in den Griff bekommen, wenn der Betroffene es wirklich will.

Oft sind die Gründe ganz offensichtlich:
- Stress, Überlastung, Anspannung, Druck
- Eigenes Unwohlsein oder schlechte Laune (bzw. die des Partners)
- Beziehungsärger oder unausgesprochene Konflikte
- Der Partner lässt sich gehen (wird schwabbelig, vernachlässigt seine Körperpflege, trägt unsaubere oder unästhe-

tische Unterwäsche, ist zu stark und an den falschen Stellen behaart, riecht nicht gut o. Ä.)
- Fehlendes Feingefühl, schlechtes Benehmen im Bett
- ER ist gierig, hastig, zu zielgerichtet oder kommt extrem schnell
- SIE liegt da wie tot oder wie ein Opferlamm auf der Schlachtbank
- Das Vorspiel oder der Verkehr sind lausig

Einige dieser Punkte haben wir bereits behandelt, die anderen werden wir noch genauer unter die Lupe nehmen – und versuchen, Abhilfe zu schaffen!

Schatzi hat keine Lust? Fragen Sie nach!

Und zwar, wenn irgend möglich, nicht anklagend, säuerlich, sarkastisch oder gekränkt – denn dann werden Sie entweder etwas Unfreundliches um die Ohren geklatscht bekommen oder Sie erhalten zumindest keine brauchbare Antwort.

Sagen Sie, dass Sie »die schönste Sache der Welt« gern wieder öfter mit ihr/ihm machen würden, fragen Sie, was Sie tun können. Lassen Sie sie/ihn reden, hören Sie freundlich und geduldig zu, selbst wenn es etwas ist, was Ihnen nicht schmeckt.

TIPP: Bitten Sie Ihren Partner, eine Liste zu schreiben, was sich alles ändern müsste, damit er wieder mehr Lust auf Sex hätte. Er soll sich in aller Ruhe (ohne Sie) hinsetzen und wirklich *alles* notieren, ohne Rücksicht auf Verletzlichkeiten, mögliche Reaktionen etc. Ich möchte wetten, es steht einiges drauf, womit Sie nicht rechnen – auch im positiven Sinne.

(Nicht nur) Das Auge liebt mit

Manche Leute meiden Sex, weil er mit unangenehmen Sinneseindrücken wie schlechtem Geruch oder Geschmack verbunden ist. Sie will ihn zum Beispiel nicht küssen, weil er Dauer-Mundgeruch hat oder fies schmeckt (wer etwa Zigarren oder Zigarillos raucht, mundet garstig). Obwohl leidenschaftliches Küssen für sie eigentlich zum Vorspiel gehört, überwindet sie sich ab und zu, ohne Geknutsche mit ihm zu schlafen. Da man sich beim Koitus aber in einigen Stellungen nun mal mit dem Gesicht sehr nahe kommt, kann gerade Frauen ein Schwall schlechter Atem kräftig die Lust verderben.

Ähnlich verhält es sich natürlich mit Intim-Gerüchen. Wenn für jemanden Orales zum Sex gehört, er oder der Partner aber an den Genitalien müffelt, kann das dazu führen, dass man nicht nur diese Praktik meidet, sondern überhaupt den ganzen Akt.

Man könnte sich vorher natürlich kurz waschen, die Geruchsquelle beseitigen, zum Arzt gehen und vieles mehr. Aber da sind wir wieder beim Thema: Manche sind einfach zu faul dazu und vermitteln dem Partner damit: »Nimm mich so, wie ich bin, oder lass es!«

Der häufigste Störfaktor im Akustischen ist jemand, der zu viel obszönes Zeug faselt, beziehungsweise vom anderen hören will oder – umgekehrt – jemand, der so still ist, als ginge ihn das Ganze gar nichts an. Was in puncto der Berührungen und Empfindungen stören kann, werde ich Ihnen später noch erläutern.

Wie viel darf man dem anderen zeigen?

Paare, die sehr frei miteinander umgehen und wirklich gar nichts voreinander verbergen, gibt es natürlich auch. Dennoch, zu viel zu zeigen kann durchaus auch in Übersättigung umschlagen, zum Teil sogar in Widerwillen. Ich denke an Situationen, in denen sich jemand splitternackt an den Esstisch setzt oder sie sich vor ihm ihren Tampon aus der Scheide zieht. Auch ein nasebohrender und zähnepulender Darling, der unter starken Geräuschen und Gerüchen seinen Stuhlgang absolviert oder Absonderungen in der Unterwäsche enthüllt – solche Erlebnisse verfolgen sensible Gemüter bis in den Sex. Selbst Verrichtungen, wie Fußnägel schneiden, Schamhaare zupfen, Blähungen ablassen und Erbrechen, können die erotische Aura einer Person schmerzlich schmälern. Für manche mag es ein Beweis des Vertrauens und der »Nähe« sein, so etwas voreinander zu tun – der Erotik zuliebe sollte man sich jedoch ein Stück weit seine Geheimnisse und intimen Bereiche bewahren. Bei manchen Paaren können auch getrennte Schlafzimmer das Liebesleben retten.

Lausiges Vorspiel

Stress und Zeitnot hin oder her: Einige der größten Abtörner beim Vorspiel sind Eile, Hast und allzu zielstrebiges Vorgehen. Natürlich, manchmal ist Eile gefragt, zum Beispiel in einer Restauranttoilette. Aber wenn beispielsweise ein Mann sich so benimmt, als bestünde die Frau nur aus Mund, Busen und Unterleib, und diese drei Stationen im Schnelldurchlauf abfertigt, muss er sich nicht wundern, dass sich bei ihr nicht viel regt.

Abtörnend kann auch ein immer gleiches Vorspiel sein – egal, ob schnell oder langsam. Es ist ja fein, etwas gefunden zu haben, das den anderen anheizt, aber spätestens nach der zehnten Wiederholung langweilt alles. Einschlafen kann mann/frau übrigens auch bei Gefummel, das nie zum Punkt kommt – Sie wissen schon, welchen Punkt ich meine.

Die Stimmung muss stimmen

Vor der gezielten Stimulation der Geschlechtsmerkmale brauchen viele Menschen – vor allem Frauen – eine umfassendere Stimulation des Gefühls, des Kopfes, des restlichen Körpers. Wie Sie die äußeren Gegebenheiten (Umgebung, Zeitpunkt ...) günstig beeinflussen, habe ich Ihnen schon weiter oben erklärt.

Noch wichtiger ist allerdings die Stimmung zwischen den Partnern: Ist sie angespannt, hektisch, gereizt oder entspannt und einander zugewandt? Gerade in einem sensiblen Bereich wie Sex sind Ängste, Unsicherheit, Langeweile, Ablehnung und andere negative Emotionen sehr ansteckend! Das heißt auch: Sie können von Ihrem Partner nicht unbedingt erwarten, dass er Sie in Stimmung bringt, wenn Sie selbst ein ganz anderes Signal aussenden. Liebevolle, zärtliche und beruhigende Gesten und Worte können hier viel bewirken! Tipp: Machen Sie die Übung »Umarmung bis zur Entspannung« von S. 23 f.!

Lausiger Verkehr

Der US-Sextherapeut David Schnarch bemerkte einmal, dass ein schwaches sexuelles Verlangen in der Gesellschaft immer als Problem angesehen wird. Seiner Ansicht nach verbirgt sich dahinter jedoch meist der gesunde Menschenverstand. Man sehnt sich eben nur nach Sex, wenn dieser Sex einem auch gefallen könnte.

Verzichtbar wird der Koitus vor allem dann, wenn der Partner nur ein sehr begrenztes Standardprogramm abliefert (beziehungsweise zulässt) oder egozentrisch ist und nur seine eigenen Ziele durchsetzt, ohne auf den anderen zu achten.

Hier sind einige Beispiele:

Wenn ich Sex will und versuche, ihn liebevoll, sexy oder auch wild zu verführen, dreht er sich weg. Wenn ER will, fummelt er ziemlich gradlinig zwischen meinen Beinen, legt sich dann kurz auf mich, stößt drei Minuten und onaniert zum Schluss. Es frustriert mich so sehr! XENIA, 30

Er ist sehr egoistisch, und Vorspiel ist für ihn ein Fremdwort. Wenn er Sex will, fasst er mir ein Mal an die Brust, kurz zwischen die Beine und führt ihn auch schon ein. Dann macht er so schnell wie möglich, und das war's dann – sobald er fertig ist, ist die Sache für ihn gelaufen. Er zieht dabei weder sich noch mich aus, mein Tanga wird beiseite- und seine Hose einfach runtergeschoben. PATRICIA, 27

Mir scheint, dass sie nur Sex mit mir hat, damit ich in der restlichen Zeit, in der wir uns sehen, nicht immer wieder davon anfange. Sie handelt es ruckzuck ab, ohne viel Gefühl, fast wie etwas Geschäftsmäßiges. Am Anfang unserer Beziehung war sie leidenschaftlicher – aber vielleicht hat sie mir das

auch nur vorgespielt, um mir zu gefallen, denn mir ist Sex
unheimlich wichtig. Früher ließ sie sich auch oral verwöh-
nen, mittlerweile findet sie es eklig.   BENJAMIN, 29

Abgesehen davon, dass bei diesen Paaren so einiges schief-
zulaufen scheint, was ich später noch erläutern werde, fällt
mir auf, dass sie kaum darüber reden, wie sie sich beim
Sex fühlen oder was ihnen fehlt. Laut der Umfrage »Durex
Sexual Wellbeing Global Survey 08« trauen sich nur 53 Prozent der Frauen und 62 Prozent der Männer in Deutschland, offen mit dem Partner über ihre Sexualität zu sprechen. Wie kann das in unserer emanzipierten, aufgeklärten
Zeit noch sein?!

Warum manche Menschen lieber schweigen

Nirgends sind wir so sensibel wie im sexuellen Bereich,
hier wirkt ein falsches Wort schnell kränkend. Manche
sagen dann aus Rücksicht auf das Ego des Partners lieber
gar nichts, und man möchte ja auch keinen Druck ausüben oder eine miese Stimmung riskieren. Aber es ist
nun mal so: Ohne Reden riskiert man das Sexualleben
und damit letzten Endes auch die Beziehung. Die Menschen sind nun mal verschieden (beim Sex sowieso),
Frauen sind anders als Männer (*noch* komplizierter) und
bei den meisten Leuten ändern sich auch die Vorlieben
mit der Zeit.

Paare, die auch nach Jahren noch tollen Sex haben, zeich-
net eines ganz besonders aus: Sie reden offen und locker
über alles Sexuelle – auch über unangenehme, peinliche
und kritische Themen. Ob man dazu fähig ist, hat auch
viel damit zu tun, wie der Partner auf Kritik oder Anregungen reagiert. Pikierte oder ablehnende Reaktionen bewir-

ken, dass sich beide immer mehr verschließen. Lassen Sie sich ruhig einmal etwas sagen, sich auch führen! Sex nach Anleitung kann sich zunächst etwas merkwürdig anfühlen, aber lassen Sie es einfach laufen. Nur wenn er/sie etwas macht, was Ihnen wirklich gegen den Strich geht, sollten Sie aber natürlich sofort reagieren.

Übung für Fortgeschrittene: Entwerfen und notieren Sie ein Sex-Szenario, das Sie gern einmal erleben würden. Lesen Sie es Ihrem Partner vor.

Reden Sie selbst nur wenig über Sex? Überlegen Sie sich vorher genau, warum, und welche Befürchtungen dahinterstecken (siehe auch S. 71 f.). Vielleicht fehlt es Ihnen beiden auch einfach an den richtigen Worten – Sie fühlen sich unbeholfen und befürchten, sich im Ton oder Inhalt zu vergreifen. Hiermit geht es leichter:

So klappt's mit der Sex-Kommunikation

– Man muss nicht immer reden, sondern kann es zunächst auch über Körpersprache und Laute versuchen – charmant und behutsam. Führen Sie die Hand oder den Körper Ihres Partners, achten Sie auch auf Widerstände, erzwingen Sie nichts. Zeigen Sie durch wohlige Laute oder kurze, geflüsterte Worte (»Schön«, »Guuut!«), dass Ihnen etwas gefällt, und durch körperliches Zurückziehen, dass Sie etwas nicht sonderlich mögen.

– Wenn er/sie es beim zweiten oder dritten Mal noch nicht verstanden hat, sollten Sie dann aber Klartext reden. Formulieren Sie dabei möglichst positiv und konkret. Beschreiben Sie nicht so sehr, was er/sie abstellen soll, sondern das, was Ihnen lieber wäre.

- Auch Wünsche äußern Sie am besten mit diplomatischen Wendungen wie »Ich fänd's schön, wenn du ...« oder »Wollen wir mal versuchen ...«. Sonderwünsche, die etwas kritisch sein könnten, werden im zweiten Teil noch ausführlich behandelt.

- Benutzen Sie eher die »weibliche« Sprache. Die »männliche« ist oft zu derb und zu direkt. Und reden Sie generell eher leise und in einem zärtlichen Ton über Ihre Wünsche.

- Fragen Sie öfter mal nach: »Was kann ich dir Gutes tun?«, »Möchtest du irgendwas Spezielles?« Wenn Ihr Schatz merkt, dass Sie für seine Bedürfnisse offen sind, wird er auch offener für Ihre.

  Viele Männer haken ungern nach, weil sie dadurch sexuell unwissend wirken könnten. Doch niemand, nicht einmal der beste Liebhaber, kann jederzeit wissen, was eine Frau gerade braucht. Sie wiederum denkt vielleicht, wenn sie seine Sexwünsche erfragt, müssen die auch erfüllt werden. Unsinn! Sie kann in einem solchen Fall auch einfach antworten: »Du weißt doch, dass das nicht mein Ding ist. Hast du einen anderen Vorschlag?« Oder sie bietet ihm gleich eine Alternative an.

- Gehen Sie es humorvoll und locker an, dann nimmt man es leichter, wenn es danebengeht. Oder machen Sie ein Spiel daraus. Etwa: Jeder spielt dem anderen dessen typische Verhaltensweisen beim Sex vor.

- Damit der Partner sich nicht unter Druck gesetzt fühlt, sollten Sie manche Ihrer Wünsche vielleicht nicht mitten im Akt äußern – und auch nicht direkt danach (denn sonst könnte es klingen wie: »Ich hätte lieber etwas anderes gehabt«) –, sondern ein paar Tage später in einer entspannten Situation. Sagen Sie es zum Beispiel beim TV-Kuscheln, während Sie Ihren Partner sanft streicheln: »Mein Lustzentrum hat es auch gern so sanft!« Es geht auch noch diskreter: »Weißt du, was ich neulich entdeckt habe? Meine Arme sind eindeutig erogen!«

– Wer sich schwertut, etwas direkt auszusprechen, kann es auch schriftlich tun: per Briefchen (etwa ein Zettel unterm Kopfkissen), per SMS, per E-Mail oder indem man entsprechende Passagen in Büchern oder Zeitschriften anstreicht. Aber denken Sie daran: Liebevoll sollte es sein – nicht belehrend oder zu fordernd.

Der Zahn der Zeit ...

Jeder weiß, es ist normal, dass die Lust auf den anderen im Lauf der Zeit nachlässt; trotzdem entwickeln deswegen nicht wenige Menschen Ängste oder Ärger. Sehr beliebt ist es dann, dem Partner vorzuwerfen, dass er gar nicht mehr so feurig, allzeit bereit oder experimentierfreudig sei wie am Anfang der Beziehung.

Zu Beginn einer Beziehung ist fast niemand, wie er »normalerweise« ist. Da herrscht Ausnahmezustand! Der Reiz des Neuen, der Kitzel des Unbekannten, die Überflutung mit Glückshormonen, die gesteigerte Energie ... Auch Frauen sind dann viel sexdurstiger als sonst. Viele Männer halten das dann für deren »natürlichen« Lustlevel. So kommt es auch, dass viele Menschen, die immer nur Kurzbeziehungen und Affären haben, überzeugt sind, dass Frauen ebenso triebhaft sind wie Männer. Das stimmt so aber nicht (mehr dazu unten).

Bitte nehmen Sie erst einmal als gegeben: Guter, wilder, aktiver Sex kommt oft nur am Anfang einer Beziehung »von allein« – später geht mit dem Reiz auch der Drang nach regem Einsatz zurück, und ein Paar muss etwas dafür tun, dass der Sex trotzdem gut bleibt.

Tipp: Nicht nur ihre, sondern auch seine Wünsche müssen ab und zu erfüllt werden, damit der Sex ausgewogen und lebendig bleibt. Ein Langzeit-Paar sollte das Gespräch darüber immer aufrechterhalten und natürlich auch offen sein für die nonverbalen Signale des anderen. Versuchen Sie, sich sowohl in die Erotik des anderen Geschlechts hineinzuversetzen als auch in die individuelle Sexualität Ihres Partners.

Haben Frauen einen schwächeren Sexualtrieb?

Mit Sexualtrieb meine ich den Drang, oft auch als sexueller »Druck« bezeichnet, der sogar ohne konkreten Auslöser kommen kann – dieses plötzliche Ziehen im Unterleib oder der Gedanke: Ich brauche jetzt Sex! Dieser Druck ist bei Frauen weit schwächer ausgeprägt als bei Männern. Ist die weibliche Lust oder Erregung erst einmal erwacht, kann sie jedoch auch durchaus stärker sein als bei Männern. Oder sagen wir, Frauen können sie oft besser auskosten.

Männer und sexuell sehr aktive Ladies behaupten gern, dass Frauen mindestens so viel Sextrieb hätten wie Kerle – und dass es nur an unserer Gesellschaft, Erziehung oder an Rollenklischees läge, wenn Frauen diesen Trieb nicht ausleben würden. Natürlich können diese Faktoren Einfluss nehmen. Natürlich spielt es in vielen weiblichen Köpfen eine Rolle, dass sie als »Schlampe« oder als »Nymphomanin« dastehen könnten. Aber in genauso vielen Köpfen eben auch nicht mehr – diese Frauen haben sich sexuell emanzipiert.

Mir sind zahlreiche Frauen begegnet, die über diesen Dingen stehen und sich exakt so viel Sex nehmen, wie sie wollen – ohne Hemmungen. Und trotzdem passiert es auch diesen »sexbewussten« Damen, dass im Laufe einer längeren, stabilen Beziehung ihr Verlangen stark schwindet.

Zu einem guten Teil liegt das einfach an unserer Natur: Es wäre biologisch nicht sinnvoll, wenn Frauen ebenso häufig Sex wollten wie Männer oder dass der anfängliche Level über Jahre hinweg auf gleicher Höhe bleibt. Sexuell ticken wir ja immer noch wie die Urfrau – und die war nach ein paar Begattungen eben bald schwanger. Viel Sex – reine Energieverschwendung. Die Frau hat nur eine begrenzte Anzahl von Eiern und weit weniger Gelegenheit als der Mann, ihre Gene zu verbreiten. (Für ihn macht häufiger Sex mit vielen Partnerinnen Sinn, denn er hat schier unerschöpfliches Zeugungsmaterial.)

Weil der Trieb der Frau schwächer ist, ist auch ihre Lust störanfälliger. Das passiert übrigens auch Männern, deren Trieb durch das Nachlassen von Reizen oder einer geringeren Anzahl männlicher Hormone nicht so stark ist (ab etwa 35 Jahren sinkt das Testosteron; das kann aber beispielsweise durch Übergewicht und Bewegungsmangel auch schon früher losgehen). Gerade länger gebundene Frauen und Männer müssen also die Natur überlisten und für sich selbst oder ihren Bettgefährten immer wieder einen neuen Anreiz schaffen.

»Am Anfang war unser Sex ja noch heiß ...«

Mia und Theo haben als frisch verliebtes Paar ein großartiges Liebesleben – viel zärtlichen Kuschelsex genauso wie wilde und hemmungslose Nummern. Sie probieren etliche Dinge miteinander aus, die sie früher gar nicht so gut fanden oder noch nie gemacht haben. Nun sollte man ja denken, dass die beiden mit wachsender Liebe und Vertrautheit ihr horizontales Repertoire noch mehr erweitern. Das Gegenteil ist der Fall, sie fahren ihr Sexleben immer mehr auf eine Art Schema zurück: nur noch im Bett, nur noch zu bestimmten Zeiten, nur noch bestimmte Praktiken. Warum?

Anfangs ist man frisch verliebt und einfach »schärfer« aufeinander, man nimmt sich viel mehr Zeit für die innige Zweisamkeit und hat also auch viel mehr Gelegenheiten für Akte außer Haus oder zu ungewöhnlichen Zeiten. Man treibt es ständig und variiert dabei und ist offen für vieles. Letzteres liegt nicht nur an der verschärften Geilheit, sondern auch daran, dass man in der unsicheren ersten Zeit beim Sex zu viel mehr bereit ist als sonst – um den neuen Partner zu beeindrucken und zu binden. Bei Theo und Mia ist das anfangs zum Beispiel ein sehr langes Vorspiel (was sie liebt) und Telefonsex (was er liebt).

Als die Beziehung sich festigt und die Lust auf ein normaleres Niveau absinkt, kehrt das Paar zu seinen eigentlichen Sexvorlieben und -abneigungen zurück und traut sich nun auch einmal etwas abzulehnen. Mia mag nicht mehr per Telefon und wimmelt Theo ab. Er steckt es zunächst weg und versucht es zwei Wochen später noch einmal. Sie reagiert verärgert, und er versucht es natürlich nie wieder. Er merkt auch, dass ihre Begeisterung für schmutzige Spielchen nachlässt. Deswegen hat er wiederum nicht mehr viel Antrieb für ein langes Vorspiel.

Irgendwann verwenden die beiden beim Sex bloß noch Elemente, von denen sie wissen, dass sie beim Partner auf Akzeptanz stoßen. Gleichzeitig machen sie für den anderen auch nur noch so viel wie nötig, denn der wiederum erfüllt ja die eigenen Sex-Wünsche auch nicht. Dazu kommen dann auch immer mehr Kränkungen – Mia nennt Theo »sexbesessen«, er nennt sie »Lustbremse«.

Viele Menschen, vornehmlich Frauen, sammeln diese sexuellen Kränkungen, aber auch die Alltags- und die Beziehungskränkungen in einer Art innerer Dose. Wenn man dann mal miteinander intim wird, geht der Deckel dieser Dose auf, die ganzen bösen Sachen kommen herausgeflogen und verstopfen den Kopf und den Unterleib. Ergebnis: Groll statt Genuss, Abwehr statt inniger Zweisamkeit. Das Dumme dabei ist: Man verdirbt nicht nur dem anderen den Spaß, sondern auch sich selbst. Ganz abgesehen davon gefährdet man die Partnerschaft.

MEIN RAT: Groll hat, ebenso wie Alltagszoff, beim Sex nichts verloren. Wenn etwas Sie kränkt, sprechen Sie es gleich an und sagen Sie Ihrem Partner ganz klar, was Sie möchten, beziehungsweise nicht möchten.

Die eigene Lust wach halten

Um die Lust auch in längeren Beziehungen weiterlodern zu lassen, kann man ihr einigen Brennstoff geben:
– Regen Sie das Lustzentrum im Gehirn an. Wie Sie das tun, ist Geschmackssache, aber bei vielen helfen heiße Fantasien, erotische Literatur, Bilder, Filme oder Anleitungsbücher. Erkunden Sie doch auch mal zusammen einem Sexshop!

- Berühren und erforschen Sie sich selbst, vielleicht auch mithilfe von Vibratoren (siehe S. 182 ff.).
- Pflegen und behandeln Sie Ihren Körper so, dass Sie sich darin auch in sexueller Hinsicht wohlfühlen. Eine sinnliche Lebensweise ist überhaupt sehr verlockend – ersinnen Sie in Gedanken doch einmal Ihr eigenes scharfes Drehbuch. Kommt Ihr Partner überhaupt darin vor? Falls nicht, wie könnten Sie ihn doch noch einbauen? Und ließe sich dieses Drehbuch in die Tat umsetzen?
- Lust auf Sex braucht Lust auf den Partner, mit dem sie zusammen sind. Was nützen Ihnen raffinierte Tipps und Techniken, wenn Sie nicht (mehr) scharf auf ihn sind? Erinnern Sie sich an Ihre erste Zeit miteinander, in der Sie kaum voneinander lassen konnten und in den Augen des anderen das Begehren funkeln sahen, das wiederum das eigene weiter anfachte ... Viele Paare vermissen dieses Knistern später schmerzlich. Genau deshalb ist es so wichtig, dass man manchmal innerlich ein Stück zurücktritt, um den anderen wieder so wahrnehmen zu können wie am Anfang der Beziehung.

Übung: Verabreden Sie sich zum romantischen Dinner in einem schönen Lokal. Machen Sie sich besonders schön für Ihren Partner. Setzen Sie sich nicht nebeneinander, sondern einander gegenüber. Bringen Sie das Gespräch auf den Beginn Ihrer Beziehung und gemeinsame Erlebnisse – aber bitte nicht vorwurfsvoll à la »Da hast du dir noch Mühe gegeben«. Flirten Sie, als ob Sie ihn gerade erst kennenlernen und bezaubern wollen. Springt er darauf an? Reizt Sie wiederum seine Reaktion?

Gehen Sie auf Toilette und bleiben Sie beim Zurück-
kommen an einer geeigneten Stelle stehen, um Ihren
Liebsten/Ihre Liebste eine Minute lang aus einiger Dis-
tanz zu betrachten. Ist das im Großen und Ganzen
noch der tolle Mann/die tolle Frau, in den/die Sie sich
damals verliebten? Falls nicht, was ist geschehen? Und
was können Sie beide tun, damit er/sie wieder zum
»Objekt Ihrer Begierde« wird?

– Pflegen Sie untereinander unbedingt eine lebendige
und offene Kommunikation über Sex und Erotik, um
Missverständnisse, Kränkungen und Ängste zu vermeiden.

Mehr Liebe, mehr Scham

Wir sind alle moderne, emanzipierte und aufgeklärte Menschen. Wir bestimmen selbst über unsere Sexualität und
stehen dazu. So viel zur Theorie.

Manchmal möchte man beim Sex einfach nur heraus-
schreien, was der andere doch bitte alles Versautes tun soll,
aber es bleibt einem im Halse stecken. Oder man kommt
gar nicht erst soweit, weil man schon auf dem Weg dorthin
auf die Bremse tritt. Was hält uns davon ab, manchmal fri-
vol, gierig, »unver-schämt« zu sein, ungeniert Spielarten
auszuprobieren oder auch mal zum Spaß ein Sex-Outfit
anzuziehen?

Es passt nicht zusammen mit dem Bild, das man von
sich selbst hat, dem entsprechenden Verhalten und unserem Rollenverständnis – eine »normale« Frau, ein »an-
ständiger« Mann darf nun mal nicht triebgesteuert scheinen. Das, was wir in der Kindheit, Jugend und auch heute

noch von unserer Umgebung lernen, beeinflusst uns stärker, als wir wahrhaben wollen! Und vielleicht befürchten wir auch, dass der Mensch, von dem wir Liebe und Achtung wollen, diese für ein »Luder« oder einen »Hengst« nicht mehr aufbringen wird.

Je mehr man den Partner liebt und sich ihm öffnet, desto verletzlicher und angreifbarer wird man. Plötzlich versteckt Mia bestimmte Körperteile, von denen sie denkt, dass sie Theo nicht gefallen. Sie macht keine allzu unanständigen Dinge mehr und dämpft ihre Laute beim Sex. Theo nimmt seine Gelüste zurück, weil er von ihr nicht als gieriges Monster betrachtet werden will. Und beide haben Angst, vom anderen als reines Sexobjekt beziehungsweise -subjekt gesehen zu werden.

Kurzum: Mit dem eigenen Langzeitpartner ist man oft zu befangen und schafft es nicht, respektabler Partner und Lüstling zugleich zu sein. Und viele Männer kommen auch nicht klar mit einer Frau, die ihre Lust kräftig und heftig auslebt.

Wenn Männer und Frauen anerkennen würden, dass es durchaus vereinbar ist, im Alltag ehrenwert zu sein und im Bett dennoch »die Sau rauslassen« zu dürfen – wäre ihr Sex viel leichter und reicher. Es gilt hier kein Entweder-Oder, sondern ein Sowohl-als auch!

Oft hapert es auch beim Wechsel zwischen Alltagsperson und hemmungslosem/r Liebhaber/in oder umgekehrt. Hier helfen beispielsweise oft Übergangsrituale wie

– eine besonders erotische Beleuchtung (schummrig, farbig etc.),
– sich beim Sex andere (Kose-)Namen zu geben als im Alltag,
– ein richtiges Nachspiel mit zärtlichem, sexfreiem Kuscheln, das zeigt, dass die Liebe ungebrochen ist,

– ein, zwei Sätze, die dem Partner Liebe und Respekt vermitteln (etwa sich für den großartigen Sex zu bedanken) oder
– zusammen duschen zu gehen.

Wie steht's um Ihr sexuelles Selbstbild?

Wie groß die Bandbreite unserer Möglichkeiten ist, hängt stark davon ab, welche *erotische Rolle* wir uns zugestehen – und hiervon wiederum, ob wir eine Berührung, eine Stellung oder »Zutat« als gut oder schlecht einstufen. Diese erotische Rolle hält zum Beispiel Frauen meist davon ab, es einfach einmal nur hemmungslos zu treiben, oder Männer davon, zärtlich und empfangend zu sein.

Etliche Menschen kommen für sich selbst nur mit einer Sexvariante klar, die den Begriffen »Liebe machen«, »anständig« oder »nicht triebgesteuert« entspricht. Dadurch aber schließen sie sehr viele Dinge von vornherein aus, wodurch das Ganze zahm und lahm wird. Wie steht es etwa mit »Vögeln« oder »Ficken«? Viele assoziieren diese Begriffe mit etwas Negativem (und den Stichworten »aggressiv«, »ordinär« oder »rücksichtslos«), aber wenn *beide* eine solche Art Sex bewusst genießen können, ist es etwas Herrliches, weil man sich dabei völlig hingeben kann! Eine meiner Leserinnen drückte es so aus:

Manchmal rufe ich in Ekstase »Fick mich!«. Dann will ich nur noch puren Sex – ich bin dann Sex: Ich denke nicht nach, ich vergesse alles um mich herum, ich will nur ganz viel spüren, will genommen werden – und wenn mein Freund zögert, nehme ich ihn!
Aber dafür brauche ich nicht nur im Kopf eine hohe Erregung, sondern auch körperlich. Dann dehnt sich die Scheide

nach innen aus, wird ganz weich und empfänglich, und ich muss nicht mehr aufpassen, ob tiefe oder harte Stöße wehtun. Früher war mir das peinlich, wenn mir solche Ausdrücke rausgerutscht sind. Heute stehe ich dazu: Ja, ich bin diese »unverschämte« Person, die manchmal einfach nur vögeln oder ficken will!

Manche Leute lassen sogar eigentlich noch ganz »normale« Varianten (wie Oralsex, selbst einmal die Initiative ergreifen, Akte außerhalb des Bettes) nur im Urlaub oder unter Alkoholeinfluss zu, weil sie dann ihre gewohnte Rolle besser vergessen können. Anders ausgedrückt: Wenn jemand ein recht enges und festgelegtes Sex-»Selbstbild« hat, kommt vieles nicht infrage, was das Sexualleben spannender, lebendiger und zugleich auch einfacher machen kann – wie bestimmte Stellungen und Praktiken, Toys, Quickies oder optische Reize. Und umgekehrt: Je mehr Sie sich erlauben, desto intensiver können Sie den Sex auskosten.

VORSCHLÄGE:
- Ergründen Sie ehrlich Ihr sexuelles Selbstbild. Sind Sie aufgeschlossen genug, um auch Ihre schmutzigen Seiten zuzulassen? Folgen Sie Ihrem eigenen sexuellen Stil – oder Ihren selbst auferlegten Einschränkungen?
- Kleben Sie sich ein Schild an die Schlafzimmertür: »Moral, Anstand und Scham müssen draußen bleiben!«
- Kommt es in Ihren Fantasien oft vor, dass jemand die Macht hat und Sie zum Sex zwingt? Oder haben Sie gar keine Sexfantasien? Ersinnen Sie bewusst erotische Fantasien – aber bitte nichts Liebes und Nettes, sondern wüste Szenarien, in denen Sie der/die Macher/in, Gebieter/in sind und/oder keine Tabus kennen.

Die Harmoniefalle

Viele Leute fragen mich (und sich): Wie kann es sein, dass wir sonst so eine gute Beziehung haben – der Sex aber ist mau? Die Antwort lautet: Gerade deswegen ist er mau! Die Lust, die Experimentierfreude und das Wilde ertrinken in einem Harmoniesumpf. Die Partner sind so erpicht auf Gleichklang, dass sie jeglichen Konflikt, jegliche Missstimmung vermeiden – auch beim Sex. Also werden eigene Wünsche und Kurskorrekturen unterdrückt, man signalisiert höchstens, was einem nicht so besonders gut gefällt (zum Beispiel, indem man ganz still und steif wird). Folglich kommt man irgendwann automatisch und unausgesprochen auf den kleinsten gemeinsamen Nenner: Der Sex wird reduziert auf das, von dem ich denke, das mein Partner es verkraften kann. Und er denkt umgekehrt genauso. Das Sex-Ergebnis ist so eingeschränkt, monoton und stinklangweilig, dass man teilweise lieber fernsieht oder staubsaugt.

Manchmal ist die Harmoniefalle zwar nur einseitig, aber genauso tödlich für das Liebesleben ...

Robert (39) beklagt, dass seine Ex wie auch seine jetzige Freundin mit der Zeit beim Sex faul, egoistisch und einfallslos geworden sind. Er selbst ist im Bett gebefreudig, geht auf die Partnerin ein und kümmert sich immer zuerst um ihren Orgasmus. Am Anfang war jede der Frauen davon so begeistert, dass sie selbst auch mitspielte und die Akte für beide genussvoll waren. Aber irgendwann ließen sie nur noch die Dinge zu, die ihr guttaten und zu ihrer eigenen Befriedigung führten – danach drehten sie sich oft weg, und Robert blieb meist unbefriedigt.

Robert scheint also keine eigenen Ansprüche zu stellen, jedenfalls nicht mit Nachdruck. Warum? Insgeheim befürchtet er: Wenn er im Bett weniger gibt und selbst mehr will, würde die Partnerin sich sexuell vollkommen verschließen oder sich sogar von ihm zurückziehen. Das heißt auch: Er hält sich selbst für so wenig liebenswert, dass er nicht daran glaubt, dass eine Frau auf ihn zu- und eingehen könnte. Außerdem scheut er die offene Konfrontation, weil er im Ernstfall unterlegen sein könnte.

Beides spiegelt sich auch im Alltag des Paares: Obwohl auch hier einiges im Argen liegt und er in vielem zu kurz kommt, haut Robert weder auf den Tisch noch wagt er eine ernsthafte Auseinandersetzung, denn er hasst Unfrieden. Aber wie in der Physik ist es auch beim Sex gerade die Reibung, die Knistern, Spannung und Hitze erzeugt. Bei manchen Leuten verschlechtert sich der Sex, weil sie zu wenig auf den anderen eingehen – und bei manchen, weil sie es zu sehr tun!

MEIN RAT: Die große Kunst ist es, die Balance zwischen den Anforderungen der Partnerschaft und den eigenen Bedürfnissen zu finden. Sich zu trauen, dem anderen etwas zuzumuten. Wenn dieser dann darauf auch einmal negativ reagiert, verstört oder verärgert ist, ist das in Ordnung – man muss und kann lernen, so etwas auszuhalten. In den allermeisten Fällen renkt sich das bald wieder ein. Oder man verhandelt.

Zurück zu Robert: Bei ihm besteht, wie in vielen sexuellen Beziehungen, eine schiefes Geben-Nehmen-Verhältnis: Einer der Partner hat überwiegend die Rolle des Gebers, der andere die des Nehmers – und je mehr der eine gibt, desto weniger glaubt der andere geben zu müssen, beziehungsweise hinterfragt den Zustand gar nicht erst.

MEIN RAT: Robert sollte weniger geben und selbst egoistischer sein! Ich riet ihm, nicht alle seine Energie daranzusetzen, nur seiner Partnerin Vergnügen zu verschaffen. Zur Einleitung des Liebesspiels vielleicht, damit sie überhaupt Lust bekommt, aber danach darf er ruhig ein bisschen fordernd sein, beziehungsweise das tun, worauf auch er Lust hat. Ferner könnte er mehr darauf achten, ihr erst einen Orgasmus zu zaubern, nachdem er selbst drangekommen ist. Was für den Sex gilt, gilt auch für den Rest der Beziehung: **Gehen Sie im selben Maße auf sich selbst ein wie auf den anderen.**

Sexkiller Selbstaufgabe

Bei Bernhard, einem Mann aus meinem Bekanntenkreis, entwickeln sich alle Beziehungen nach dem gleichen Schema: »Am Anfang ist noch alles schön, doch über kurz oder lang spucken sie mir auf den Kopf und lassen mich nicht mal mehr an sich heran!«

Sehen wir uns seine aktuelle Beziehung mit Bianca an: Bernhard, der eigentlich ein Nachtmensch ist, wurde ihr zuliebe Frühaufsteher. Er ging immer gern aus, nun bleibt er fast nur noch zu Hause. Sie ist Vegetarierin, ergo isst er auch kein Fleisch mehr. Da sie eine größere Wohnung wollte, gab er seine geliebte Eigentumswohnung auf. Mit seinen Freunden trifft er sich nicht mehr allein, sondern nur noch mit Bianca im Schlepptau und nur dann, wenn es ihr passt. Die Freunde, die ihr nicht zusagen, gibt er auf. Sie hat außerdem einen Zwang zum Ausmisten und wirft ständig Zeug aus der Wohnung – auch seine Lieblingssachen –, er sagt kein Wort und steht mit eingezogenem Kopf daneben: die perfekte Position, um ihm draufzuspucken.

Bernhard ist ein Liebes-Duckmäuser, der es der Frau immer recht machen will. Oft versucht er das sogar im

»vorauseilenden Gehorsam«, indem er Dinge tut oder lässt, weil er sich ihre mögliche Reaktion darauf vorstellt.

Für sie ist das zunächst eine feine Sache, denn sie hat einen pflegeleichten Partner, der sich aus lauter Angst, das geliebte Frauchen zu verärgern oder gar zu verlieren, ohne Ende um sie bemüht. Aber: Weil aus Bernhard ein widerspruchsloses, konturloses Wattebäuschchen wird, nehmen die Frauen seinen unermüdlichen Einsatz für die Beziehung als selbstverständlich. Und indem er seine eigenen Bedürfnisse, seinen Willen und seine Meinungen aufgibt, verliert er auch einen großen Teil seiner Individualität und Persönlichkeit. Das Ergebnis ist, dass er der Partnerin irgendwann zu fad wird und sie den Respekt vor ihm verliert. So gehen Liebe, Lust und Sex langsam flöten – und am Ende sucht die Dame mit einem »richtigen« Kerl das Weite.

Wenn Bernhard weiterhin Fleisch essen würde, auch mal spät aufstünde und seine Hobbys und Freundschaften pflegen würde, wäre die Gefahr, seine Partnerin zu verlieren, weitaus geringer: Denn am Anfang, als er noch einigermaßen er selbst war, fand Bianca ihn ja großartig und schlief gern mit ihm.

Mein Rat: Bewahren Sie Ihre Persönlichkeit, Ihre Werte und alles, was Ihnen wichtig ist! Hinterfragen oder ändern sie nur Eigenheiten, die Ihrer Beziehung direkt schaden könnten. Ein Beispiel: Falls Sie Sport treiben oder leidenschaftlich gern Gitarre spielen und Sie das zufrieden und ausgeglichen macht, sollten Sie das keinesfalls für den Partner aufgeben. Nur wenn Sie mehr Zeit mit ihren Hobbys oder Kumpels verbringen als mit ihrem Partner, scheint irgendetwas nicht zu stimmen.

Und Bernhard? Er sollte dringend aufhören, sich für seine Frau zu verbiegen, sich unterzuordnen und sie dauernd zu »schonen«. Stattdessen sollte er sich viel öfter fragen, was *er* will, mehr zu sich selbst stehen und ihr ganz offen sagen, wie er sich fühlt. Bernhard muss seine Konfliktscheue überwinden, dicke Luft in Kauf nehmen und die Partnerin mit etwas sehr Wichtigem konfrontieren: mit seiner Frustration darüber, wie ihr gemeinsames Sexual- und Alltagsleben verläuft.

Wenn Sex zur leidigen Pflicht wird

Bei Frauen ist es ähnlich – auch sie sind für die meisten Männer im wahrsten Sinne des Wortes reizvoller, wenn sie nicht zu allem Ja und Amen sagen. Viel entscheidender ist hierbei aber noch die typisch weibliche Harmoniesucht-Reaktion: den Sex über sich ergehen zu lassen. Sie sind nicht mehr mit Lust dabei (aus welchem Grund auch immer), sondern machen eben »mit«, um den Beziehungsfrieden nicht zu gefährden – entweder, weil der Partner sich sonst beschwert oder er sie auf irgendeine Weise »bestraft« (sich beispielsweise abwendet oder fremdgeht).

Solche Frauen lassen ihre Sexualität schließlich ganz einschlafen oder sie lassen grade noch so viel zu (bezüglich Praktiken, Häufigkeit oder Eigeninitiative), dass der Mann nicht allzu unzufrieden ist. Doch ein solches Liebesleben frustriert beide auf Dauer – und nicht alle sind da so duldsam wie Robert oder Bernhard.

Verallgemeinernd lässt sich für Mann und Frau festhalten: **Wenn man in der Liebe und beim Sex zu viel über sich ergehen lässt oder sich zu sehr verbiegt, wirkt sich das auf Erotik und Lust meist verheerend aus.**

Hegen Sie Ihren Lustgarten?

Zu schade: Manche Frauen behandeln ihren Intimbereich, als ob er gar nicht richtig zu ihnen gehört. Er wird täglich gewaschen und gelegentlich für Sex ge- beziehungsweise vom Mann benutzt, ansonsten ist er aber praktisch gar nicht vorhanden. Manche Frauen haben sich ihre eigene Vagina noch nie richtig angesehen, oder wenn doch, dann nur mit Befremden. Sie pflegen ihre Füße oder Hände liebevoll und ausgiebig, ihre Genitalien hingegen stiefmütterlich – obwohl diese weit sensibler sind und so viele schöne Empfindungen schenken können. Fakt ist: Wie frau selbst mit ihrem Intimbereich umgeht, so geht auch oft der Partner damit um. Wenn Sie selbst ein lebendiges und positives Verhältnis zu Ihrem Lustgarten haben, werden Sie auch nie zulassen, dass jemand etwas macht, was Ihnen nicht gut tut.

Mein Partner ist im Bett einfach anstrengend!

Unlust kann auch aufkommen, wenn der Akt wortwörtlich zum »Akt« wird:

BEISPIEL 1: Die Frau braucht unzählige Voraussetzungen, um sich überhaupt auf den Verkehr einlassen zu können (ausführliches Vorspiel, Entspanntheit, Ruhe, Dunkelheit etc.) und sehr lange bis zum Höhepunkt – der Mann muss sie massieren, streicheln, umgarnen und die Erregung langsam und mühevoll aufbauen. Da kann einem natürlich einmal die Lust vergehen! In diesem Buch werden Sie noch reichlich Tipps finden, wie es auch kürzer geht!

Beispiel 2: Er hat Potenzprobleme, und sie muss sich enorm anstrengen, um ihn »hochzubringen« und bei der Stange zu halten. Oftmals ist es bei diesen Männern auch noch so, dass sie viel zu früh kommen. Hilfreiche Tipps in Teil 2, 3 und 4.

Beispiel 3: Auch eine Peniskrümmung kann der Frau den Beischlaf ganz schön verderben – dann nämlich, wenn die Krümmung so stark ist, dass es ihr wehtut, viele Stellungen nicht möglich sind oder aufgrund der Krümmung erst gar nichts richtig »zu-stande« kommt.

Ähnliches gilt für eine Vorhautverengung (Phimose) – sie wiederum kann den Verkehr für den Mann schmerzhaft oder eventuell gar unmöglich machen, denn viele Betroffene entwickeln zur Schmerzvermeidung massive Erektionsstörungen (oder das obere Drittel des Penis bleibt weich).

Manchmal wenden sich Männer an mich, denen das schon seit Jahrzehnten den Sex verdirbt – und die es dennoch nie behandeln ließen! Dabei lässt sich beides fast immer recht gut beheben.

Beispiel 4: Der Mann braucht eine lange und intensive Stimulation, um zu kommen. Das ist für beide mühsam, für Frauen auch oft unangenehm. Diana (27) beschreibt es folgendermaßen:

Mein Freund (28) und ich sind jetzt seit fünf Jahren zusammen. Zu Anfang fand ich den Sex mit ihm recht schön. Was schon damals schwierig für mich war und woran ich mittlerweile fast verzweifle, ist, dass er beim Verkehr nie zum Orgasmus kommt. Da wir schon darüber geredet haben, weiß ich, dass es auch vor mir noch mit keiner Frau dazu kam.

*Lediglich heftiges Onanieren, wozu er sich immer die glei-
chen von mir verabscheuten »Filmchen« anschaut, bringt
ihn zum Ziel. Ich hielt es für besser, ihn nicht immer damit
zu konfrontieren, weil er sich sonst zu sehr darauf konzentriert und es dann erst recht nicht klappt. Doch mittlerweile
empfinde ich den Sex gar nicht mehr als schön. Teilweise
fühle ich mich grob behandelt, weil er ab einem bestimmten
Punkt gar nicht mehr auf mich, sondern nur noch auf sich
achtet und mir dabei manchmal wehtut. Ich soll ihm sagen,
wenn es unangenehm für mich ist, aber meist ist es dann
schon zu spät und die Lust ist hinüber. Er hat auch schon
nach Analsex gefragt, weil bei diesem wohl mehr Reibung
zustande kommt, aber da weiß ich jetzt schon, dass ich es
gar nicht aushalten würde. Für mich steht die Beziehung
auf dem Spiel, weil ich mich nach einfühlsamem und für
beide Partner befriedigendem Sex sehne.*

Ein Lösungsansatz könnte eine Re-Sensibilisierung des
Penis (siehe S. 150 ff.) sein, aber möglicherweise reicht das
bei ihm nicht aus, da er ja noch nie in einer Frau gekommen ist. Das heißt, sein Problem sitzt viel tiefer und dessen Lösung ist Aufgabe eines Sexualtherapeuten. Diana
sollte auf keinen Fall unangenehmen Sex ertragen, nur
weil er irgendein Psychoproblem hat, das er offensichtlich
nicht angehen will! Sie ist nicht verantwortlich dafür. Sie
sollte sich weniger um seinen Orgasmus kümmern, als
darum, dass es ihr beim Sex gut geht.

In Dianas Brief kommen drei Elemente vor, die mir in
den letzten Jahren zunehmend begegnen: heftiges Onanieren, Porno-Konsum und die verminderte Reizbarkeit
des Mannes. Es scheint die reinste Epidemie zu sein, da
sich immer mehr Leute beiderlei Geschlechts damit an
mich wenden: Der Mann hat ein großes Problem damit,

von der eigenen »realen« Partnerin erregt zu werden und zu kommen. Und fast immer stellt sich dann heraus, dass er ein Hobby hat: Porn-o-nanie. Er ist zu sehr auf diese härteren Reize programmiert und verlangt dann auch von der Partnerin heftige Stimulation und/oder typische Porno-Praktiken. Diese Entwicklung finde ich wirklich schrecklich, und ich möchte an die Männer appellieren, ihren Frauen so etwas nicht anzutun. Anstrengende Sex-Eigenheiten des Partners können nämlich auch ausarten – wie Sie gleich lesen werden.

Achtung: Sexstress!

»Er ist sexbesessen und drängt mich zu Spezialwünschen!«

Leider erreichen mich immer öfter Briefe in dieser Richtung:

Mein Mann (verheiratet seit sieben Jahren, drei Kinder) steht neuerdings nur noch auf Latex, Analsex etc. – das »Normale« törnt ihn nicht mehr an. Er kommt nach Hause, hockt sich vor den PC und schaut sich erst einmal lauter Seiten mit solchem Zeug an. Er meinte, unser Sex sei öde geworden, und jeder Mann wünsche sich so etwas, andere Frauen stünden auch drauf, und alle würden so etwas tun.
Auch soll ich tagsüber keinen Slip tragen – das törnt ihn an. Er kommt nach Hause, fasst mir in die Jeans und ist enttäuscht, wenn ich einen anhabe. Ich empfinde das als erniedrigend. Er ist auch nicht bereit, einen Kompromiss zu finden – was er möchte, ist »normal«, und ich bin eben prüde. Er meint, so könnten wir den Sex ja gleich lassen – ich finde, das klingt nach Erpressung ...

Ich sehe meine Ehe ernsthaft gefährdet, bin aber ratlos. Leider hat er auch keine Vergleichsmöglichkeiten, denn ich bin seine erste, wohl auch einzige Frau. Ich habe schon vorgeschlagen, zu einem Eheberater zu gehen – das hält er aber nicht für nötig. Tina (34)

Noch übler als Tina ist Liane dran ...

Mein Mann ist so unzufrieden mit unserem Sex, dass er mir droht, ihn sich woanders zu holen. Zu Beginn hatten wir ein schönes Sexleben, vier bis fünf Mal die Woche. Er war mein erster Mann, ich aber bei Weitem nicht seine erste Frau. Bald fuhr er mit mir in den Sexshop und schaffte diverse Spielzeuge an. Seine Vorlieben wurden immer extremer: Pornos gucken, anal, Dirty Talk ... Er fragt mich immer mitten im Akt, ob es mir recht ist, sodass ich nicht Nein sagen kann – denn dann wäre ja die Stimmung im Eimer und der Akt auch.

Das geht schon tagsüber los: »Heute Abend aber – überleg dir schon mal, wie du mich antörnst.« Dann kann ich schon gar nicht. Ich lasse es über mich ergehen, damit ich wieder paar Tage Ruhe habe, aber es ist schrecklich. Ich habe ihm schon gesagt, dass ich das in der Form und der Häufigkeit nicht mehr möchte, weil ich mich nicht gut dabei fühle. So gibt er sich notgedrungen auch mit »normalem« Sex ab, zeigt aber hinterher seine Unzufriedenheit. Seit er nun neulich davon geredet hat, dass er es mal mit einem Dreier probieren will, ist es bei mir ganz aus.

Seine ganzen Sex-Macken stoßen mich mittlerweile total ab. Ich kann einfach nicht mehr! Bei jedem Streit und jeder Diskussion landen wir letztlich beim leidigen Thema Sex. Dass ich absolut keine Lust habe, kann ich nicht sagen, denn Selbstbefriedigung geht fast immer. Wie kann ich mich verändern, damit ich unsere Ehe rette? Ich habe schon Angst, wann und was er wohl das nächste Mal wieder will. Hilfe!! LIANE (30)

Tatsache ist: Tina und Liane ticken durchaus »normal«, ihre Männer sind diejenigen, die völlig daneben sind – nämlich sexuell unglaublich egozentrisch und extrem. Sie schrecken nicht davor zurück, vor ihren Frauen Pornos zu schauen, die dort gezeigten Praktiken dann auch von ihnen zu fordern, sie zu erpressen und eiskalt zu belügen (von wegen »alle machen das«), nur um ihren Willen durchzusetzen. Das ist das Allerletzte!

Es ist ja nun auch beileibe nicht so, dass sich so etwas »jeder Mann wünscht« (zudem gibt es nun mal einen Riesenunterschied zwischen »wünschen« und »die Partnerin damit überfahren«). Und die Realität sieht so aus, dass Latex, Analsex und »kein Höschen tragen« keineswegs alltäglich sind. Nur eine von sechzehn Frauen steht wirklich auf anal, nur etwa eine von zwanzig trägt ab und zu Latex, und Frauen, die keinen Slip tragen, gibt es noch weniger.

»Wer von uns beiden ist ›normaler‹?«

Diese Frage ist ja durchaus berechtigt und wichtig im Hinblick darauf, was man seinem Partner zumuten kann und was nicht – oder welche seiner Wünsche man getrost ablehnen kann. Wenn etwa täglicher Sex, Analverkehr oder Pinkelspiele für ihn zu den Standards gehören, sind seine Chancen, eine ebenso gepolte Partnerin zu finden, stark begrenzt – weil er das weiß, wird er also vermutlich trotz einer Weigerung seiner Freundin bei ihr bleiben. Falls sie wiederum Sex bei Licht, aktiven und passiven Oralverkehr konsequent ablehnt und sowieso nur einmal im Monat

Liane wie auch Tina wollen Sex, der auf Zuneigung und Ebenbürtigkeit basiert (das wollen zum Glück auch die meisten Männer). Was ich an ihren Männern besonders schlimm finde: Sie hören nicht damit auf, ihre Frauen unter Druck zu setzen, obwohl sie längst wissen, dass diese so eine Art von Sex nicht wollen. Soll das Liebe sein? Verständlich, dass diesen Frauen die Lust vollkommen vergeht!

Auf Liane wirkt es, als ob er nur noch seine Triebe an ihr auslassen will. Was sie möchte, wie sie sich fühlt und dass er beim Sex einen lebendigen Menschen mit Gefühlen, Verletzlichkeit und Würde vor sich hat, scheint er nicht mehr wahrzunehmen. Allerdings liegt es auch an ihr, dass es so weit kommen konnte: Sie hätte ihm schon viel früher die rote Karte zeigen sollen! Stattdessen – typisch Harmoniefalle – spielt sie mit, denn sonst wäre ja »die Stimmung im Eimer«. **Der Sex muss aber doch beiden gefallen!** Wenn es ihr mittendrin oder schon vorher vergeht, sollte sie nicht um des lieben Friedens willen weiter mitmachen, sie sollte es einfach abbrechen. So lernt er am besten, was er lassen soll.

Liane fragt sich, wie sie ihre Ehe retten kann und meint damit: »Wie kann ich es schaffen, meinen Mann, der mir die Pistole auf die Brust setzt, sexuell zufriedenzustellen?« Das ist nicht zu schaffen und auch nicht erstrebenswert!

Sie hat bereits einen solchen inneren Widerstand entwickelt, dass sie es vermutlich nur im Vollrausch ertragen könnte. Und er scheint ja unersättlich. Was käme als Nächstes? Er verkauft sie an einen anderen Mann und sieht dann dabei zu?

Liane wie auch Tina müssen sich nicht verändern, um dem maßlosen Partner noch mehr zu bieten. Sie müssen nur ihre eigenen Grenzen deutlich machen. Hier hilft nur noch die Notbremse. Ich riet beiden, »auf den Tisch zu hauen«, Pornos in der Wohnung zu verbieten und nicht mehr mit ihren Partnern zu schlafen, bis sie zur Raison kommen – ohne Angst, dass sie sich deswegen trennen könnten. Sollten diese Männer tatsächlich so rücksichtslos sein und deswegen das Weite suchen, waren sie es ohnehin nicht wert. Die Mädels sind weder Prostituierte noch Gummipuppen und verdienen den Respekt des Partners. Zudem bräuchten die beiden Paare dringend fachliche Hilfe, um den Mann wieder auf die richtige Spur zu bringen und Mann und Frau sexuell wieder näher zusammen. Ich denke, alleine schaffen sie es nicht.

MEIN RAT: Sagen Sie früh genug, wenn Ihnen beim Sex etwas gegen den Strich geht oder Ihr Liebesleben in eine ungute Richtung abdriftet! Wagen Sie Konflikte und Auseinandersetzungen – auch beim Sex!

Auch dies hier erzeugt Sexstress ...

Sexuelles Leistungsdenken

Laut einer Umfrage treiben es die Deutschen etwa zwei Mal pro Woche – und laut Magazinen, Fernsehen und Internet haben alle ständig Lust und heißen, abwechslungsreichen Sex. Glauben Sie das? Ich nicht – es widerspricht meiner langjährigen und vielfältigen Erfahrung.

Mein Eindruck ist: Die Deutschen haben viel weniger – auch weniger wilden – Beischlaf, als angegeben wird. Es gehört heute erstens zum guten Ton, zumindest nach außen hin vorzugeben, dass man ein funktionierendes Sexualleben hat. Zweitens setzt der unterschwellige Glaube, man müsse eine gewisse Häufigkeit oder Art von Sex praktizieren (weil jeder andere es auch so tut oder der eigene Partner es erwarten könnte), viele Leute von vornherein unter Stress. Drittens werden wir zunehmend von allen Seiten damit zugedröhnt, wie »guter« Sex auszusehen hat – und diese hohen Maßstäbe verschrecken viele so sehr, dass sie lieber gar nichts mehr machen. Das wird natürlich breitgetreten, was wiederum den Eindruck verstärkt, dass alle anderen im Bett mehr veranstalten als man selbst.

Nun könnte man ja sagen: Was gehen mich die anderen an? Aber man ist beim Sex ja (normalerweise) nicht allein. Und wenn der Partner mitbekommt, was andere angeblich so treiben, und Vergleiche anstellt, verlässt er einen vielleicht. Oft setzt einen auch nur die eigene Soll-Vorstellung unter Druck. Wir wissen ja, dass die Leidenschaft mit der Zeit allmählich nachlässt. Trotzdem beunruhigt es uns (oder auch den anderen), weil uns der Sexrummel glauben macht, dass man nur dann eine stabile Beziehung hat, wenn es häufig und heiß zur Sache geht. Und diese leise Panik, dass etwas in der Beziehung nicht stimmen könnte, killt dann auch noch den letzten Rest Erotik.

Obwohl wir heute mehr denn je über Sex wissen, hat sich der Spaß daran offenbar nicht vergrößert. Berichtigung: Es muss nicht »obwohl«, sondern »weil« heißen. *Weil* wir heute mehr denn je mit Informationen oder Bildern zum Thema überflutet werden, vergeht uns die Lust.

Mit »oversexed and underfucked« bringt es ein moderner Begriff auf den Punkt. Einerseits ist es ja positiv, dass wir aufgeklärt sind und dass mit dem Thema Sex überall recht offen umgegangen wird. Andererseits entsteht gerade dadurch eine Menge Verwirrung, Unsicherheit und Stress.

Teilweise fragen mich schon 14-jährige Mädchen nach raffinierten Praktiken und machen sich riesige Sorgen, dass sie ihrem Freund nicht genügen. Etliche Jungs wiederum haben schon mit 16 oder 18 Jahren Erektionsprobleme, weil sie völlig schiefe Vorstellungen davon haben, wie man »seinen Mann stehen« muss.

Die Erwachsenen erfasst der heutige Sex-Leistungsdruck genauso. Zum Beispiel die Frauen: »Hält er mich für verklemmt, wenn ich meist nur Blümchensex will? Habe ich zu viel Schamhaare, zu dicke Schenkel, zu wenig Busen?« Und die Männer: »Ist meiner groß/hart/ausdauernd genug? Hält sie mich für einen Totalversager, wenn ich es nicht richtig ›bringe‹?«

Noch nie war es so leicht und so billig wie heute, an Pornografie jeglicher Art zu gelangen – vor allem durch das Internet. Und dies ist kein Segen für die Paarsexualität. Durch zahlreiche Anfragen in meiner Beratungspraxis merke ich: Die Konsumenten bekommen ein verzerrtes Bild von Sexualität und viele halten dieses Bild tatsächlich für die Norm! Die einen legen die hohe Messlatte an sich selbst an und bekommen Versagensängste, wenn Penis und Potenz nicht dem Gardemaß entsprechen, die anderen stumpfen gegenüber dem »normalen« Zweiersex ab und fordern Extremeres von ihren Partnerinnen oder Partnern (wie im vorherigen Kapitel bei Tina und Liane). Verstehen Sie mich nicht falsch – wie Sie in diesem Buch noch sehen werden, bin ich keineswegs gegen »Anheizer« wie

Sexfilme, Accessoires oder gewisse Praktiken. Aber ich bin absolut dagegen, dem Partner so etwas aufzuzwingen.

Viele Frauen setzt auch der eigene Anspruch oder der des Gefährten, sie unbedingt zum Orgasmus bringen zu wollen, unter Druck. Leider geistern ziemlich unrealistische Ansichten durch die Köpfe – etwa, dass sich beim Sex automatisch ein Höhepunkt einstellen müsste (wie bei den Personen in den einschlägigen Filmchen eben). Aber die Männer sind nicht nur anatomisch begünstigt – sie haben auch schon jahrelang fleißig trainiert!

Wir Frauen haben einfach nicht die körperlichen Voraussetzungen, um in diesem Punkt mit den Männern mithalten zu können – das heißt, weibliche Gipfelprobleme sind vollkommen normal! Die intensiven Recherchen zu meinem Orgasmus-Buch (*Stöhnst du noch oder kommst du schon*) ergaben, dass mindestens 80 Prozent von uns sie in der einen oder anderen Form verzeichnen. Sehr viele Frauen wissen das aber nicht oder lassen sich vom Partner oder anderen Leuten verrückt machen.

Ich möchte diese Menschen, die Sexstress erzeugen oder sich zu sehr vom Sex-Leistungsdenken beeinflussen lassen, am liebsten schütteln und rufen: »Wie seid ihr denn drauf? Sex sollte doch eine schöne, lustvolle, intime Sache zwischen zwei Menschen sein, die sich nahe sein wollen – und kein Leistungssport oder eine Trieb-Müllhalde!« Viele von uns scheinen irgendwie aus den Augen verloren zu haben, dass Sex zum beiderseitigen Vergnügen und zur Entspannung da ist, und nicht, um unserem ohnehin schon stressigen Leben noch mehr Stress aufzulasten.

MEIN FAZIT: Damit Sex wieder entspannt und entspannend wird, braucht es eigentlich nur ganz wenige Zutaten: Zum einen Hingabe, das heißt, sich ganz sich selbst und dem anderen zuwenden zu können. (Nur Sie beide sind im Bett und sonst niemand. Was tut Ihnen gut, was macht Ihnen Lust – und was Ihrem Partner? Wo liegen Ihrer beider Grenzen?) Zum anderen Mut zu den eigenen Vorlieben und Abneigungen zu stehen und es liebevoll zu kommunizieren. Und drittens die Bereitschaft, aufeinander zuzugehen. Wenn Sie diesen Weg zum Ziel erklären, wird es für Leib *und* Seele befriedigend.

Sind Sie offen für einen aktiveren Partner?

Die Angst vor dem Kontrollverlust

Viele von uns wünschen sich einen aktiveren Partner – aber wenn dieser Wunsch sich erfüllt, hat so mancher ein Problem damit. Da man in diesem Moment selbst nicht mehr so viel Kontrolle über das Geschehen hat, kann das ein unbehagliches Gefühl auslösen. Die Gründe sind bei Männern und Frauen etwas unterschiedlich.

Bei Männern tritt das Unbehagen eher dann ein, wenn sie sonst die »Macher« im Bett sind – denn auf diese Weise können sie den Akt so gestalten, dass sie auf jeden Fall ihre Erektion behalten und/oder den Höhepunkt erreichen.

Bei Frauen tritt das Unbehagen eher ein, wenn sie befürchten, dass der Mann sie mit seiner Initiative überrollen könnte (da ein aktiver Sexpartner ja nicht nur genau das ausführt, was uns gefällt – wie in unseren erotischen Fantasien –, sondern vielleicht auch einiges, was nicht ganz nach unserem Geschmack ist). Hier hängt ihre Befürchtung natürlich von ihrer eigenen Offenheit ab, aber auch von schlechten Erinnerungen und vor allem vom

Vertrauen in den aktuellen Partner – respektiert er ihre Grenzen, auch wenn sie ihm komplett das Ruder überlässt?

Ein weiterer Grund für Unbehagen könnte sein, dass manche Menschen beiderlei Geschlechts sexuell besser »funktionieren«, wenn sie aktiv und gebend sind – denn beim Nehmen kriegen sie ein schlechtes Gewissen und befürchten, dass der Partner sie selbstsüchtig findet. Es kann außerdem Druck auslösen, wenn man meint, dass der Körper bei der Hingabe »ordnungsgemäß« reagieren sollte. Beispiel: Eine Frau mit Orgasmusproblemen, die hin und wieder durch Oralsex kommt, verweigert ihrem aktiven Liebsten eben dies. Sie denkt nämlich, sie sei dann »verpflichtet« zu kommen (kann aber dafür eben nicht garantieren). Ähnliches gilt bei Männern mit Erektionsstörungen.

Tipp: Schaffen Sie es wirklich, im Bett ganz bewusst die Kontrolle abzugeben und den andern machen zu lassen? Achten Sie einmal darauf. Falls Sie sich dabei seltsam fühlen, machen Sie sich klar:
- Sie müssen nicht »funktionieren«, ihr Körper ist keine Maschine!
- Sie sind weder eine Lusche noch egoistisch, wenn Sie sich auch mal zurücklehnen und nichts tun. Insofern Ihr Partner spürt, dass Sie sich genüsslich seiner Führung überlassen, sich hingeben und körperlich »mitgehen«, kann es auch für den Gebenden ein erfüllendes Erlebnis sein.
- Vielleicht steht ihr Körper auch unter einer leichten Daueranspannung, die Ihnen nicht auffällt, weil Sie es anders gar nicht kennen? Hier hilft es oft, sich innerlich zu sagen: »Ich habe Vertrauen, ich lasse mich fallen, ich

gebe mich hin, ich bin ganz weich – und es fühlt sich schön an.«

Übungen

1. ROLLENTAUSCH

Es ist gar nicht so leicht, sich in den Körper einer Person des anderen Geschlechts hineinzuversetzen, denn deren Art von Sexualität ist nun mal eine ganz andere! Wenn Sie Ihrem Schatz erklären wollen, was Sie stört, was Sie gern hätten und was genau er machen soll, bitten Sie ihn/sie doch einfach, sich ganz passiv hinzulegen. Dann stellen Sie in aller Ausführlichkeit mit ihm/ihr klar, was er/sie bei Ihnen machen soll. Sprechen Sie dabei ruhig auch und kommentieren Sie Ihr Tun (beispielsweise: »Das hier fühlt sich für mich besser an als ...«).

Hilfreich ist diese Übung auch, um sich typisches Rollenverhalten, das Gefühl von Geben und Empfangen, aktiv und passiv bewusst zu machen. Die Frau übernimmt dabei den Part, den normalerweise eher er innehat – etwa die aktivere, treibende Kraft zu sein, ihn zu verführen und zu »nehmen«. Er versucht dann umgekehrt der Empfangende zu sein und nicht ins Geschehen einzugreifen. Sie werden merken: Die ungewohnte Rolle kann ziemlich schwer sein!

2. DIENEN UND SICH BEDIENEN LASSEN

Die Version für Mutige und Fortgeschrittene: Bieten Sie Ihrem Partner an (vielleicht zu seinem Geburtstag?), einen ganzen Tag lang sein/e »Diener/in« zu sein. Er darf alles befehlen und alles mit Ihnen machen. Und irgendwann dürfen Sie dann mal Gebieter/in sein.

3. Erotik mit verbundenen Augen

Wenn das Auge ausgeschaltet wird, intensivieren sich die anderen Sinneswahrnehmungen: Spüren, Hören, Riechen und Schmecken. Mit diesem Mechanismus kann man spielen – indem man dem Partner beispielsweise die Augen verbindet, ihm alle möglichen Sinnesreize bietet (die man sich vorher zurechtgelegt hat) und ihn raten lässt, was es jeweils ist. Es können duftende Dinge sein, kleine Essenshäppchen oder auch Dinge zum Berühren wie weiche Stoffe, Vibrierendes, Kinderspielsachen. Zur Ideenfindung kann man einfach durch die Wohnung oder ein Kaufhaus gehen und sich inspirieren lassen.

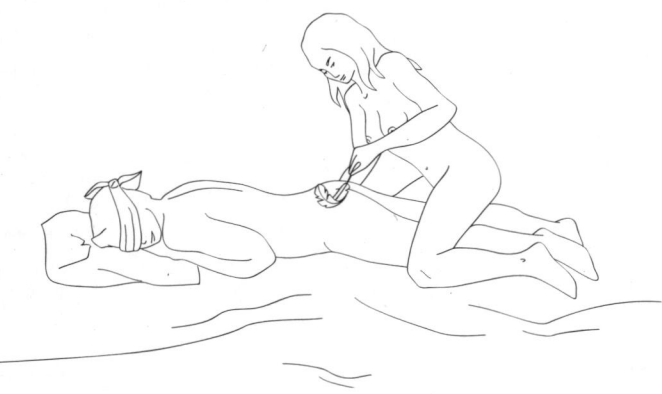

4. Fesseln

Fesseln kann ein witziges und prickelndes Spiel sein. Sie können und sollten jedoch vorher mit dem Partner genau besprechen, wozu Sie bereit sind und wozu nicht. Gut ist es auch, ein Stichwort, beispielsweise »Stopp«, zu vereinbaren. Dies ist besonders wichtig, wenn zugleich ein Rollenspiel stattfindet, in dem man sich nicht immer sicher sein kann, ob der Partner nur die Rolle des Jammernden spielt oder es ihm sehr ernst damit ist! Sind Sie gefesselt und er will etwas ausprobieren, was Ihnen wehtun könnte (zum Beispiel Analsex), können Sie mit diesem Stichwort eindeutig signalisieren, dass er sofort aufhören muss.

Neben absolutem Vertrauen gehören zum Fesseln auch die passenden Zutaten. Vielen vergeht schon beim Gedanken an metallene Handschellen, klobige Fußketten oder harte Schnüre die Lust. Besser erst einmal nur ein zartes Band (zum Beispiel Schal, Tuch, Strumpfhose) um die Hände binden, das der Gefesselte zur Not auch selbst lösen kann. Die Fessel ist dann mehr symbolisch, sie vermittelt ein Gefühl des Ausgeliefertseins, beide können sich dem Spiel voll hingeben (denn ein Spiel ist es ja, mehr nicht), aber es macht nicht völlig wehrlos. Wenn das erste Experiment gut geklappt hat, kann man auch fester fesseln, die Füße hinzunehmen oder die Augen verbinden.

Liefern Sie sich aus! Sich auszuliefern hat für die meisten Leute eher etwas Negatives – doch es kann großartig sein, wenn es auf gegenseitigem Vertrauen und einem gesunden eigenen Selbstbewusstsein basiert. Auch Ihr sexuelles Selbstbild muss es zulassen, dass Sie passiv bleiben können und sich »nehmen« lassen dürfen. Es bringt natürlich genauso viel Spaß, die Rollen dann entsprechend einmal umzukehren ...

TEIL 2

Easy Sex für bequeme Paare

Die Basics

Sind Sie auch oft zu faul oder zu schlapp für Sex? Das Phänomen ist heutzutage so weitverbreitet, dass es unlängst sogar einen Namen erhielt: Panda-Syndrom.

Es stimmt ja auch: Beruf, Haushalt, Familie, Körperpflege, Fitness und überhaupt der ganze Alltagswahnsinn – das alles ist anstrengend genug, da wollen sich viele nicht auch noch im Bett verausgaben. Das Dumme ist nur, dass diese Einstellung immer öfter Frauen *und* Männer betrifft, sodass letztlich in vielen Beziehungen kaum noch etwas stattfindet. Schade!

In diesem Teil des Buches zeige ich Ihnen, dass ein Paar sich keineswegs abmühen und verkrampfen muss, um wundervollen Sex zu haben, »Easy Sex« eben. Dafür brauchen Sie lediglich Folgendes:

Easy-Sex-Zutaten für bequeme Paare

- Sie haben einen Partner, der Sie wirklich liebt oder begehrt – am besten beides.
- Sie besitzen Selbst-Bewusstheit und Selbst-Akzeptanz. Das heißt, Sie wissen, was Sie wollen, brauchen oder ablehnen – und Sie können auch einschätzen, ob Ihre Einstellungen so weit in Ordnung sind.
- Sie sind auch in körperlicher und erotischer Hinsicht selbstbewusst: Sie haben kein Problem mit Nacktheit, reden freimütig über Ihre Sexualität, gehen offen mit den Anregungen Ihres Partners um und probieren gerne auch einmal etwas Neues aus.
- Sie räumen dem Sex ausreichend Zeit ein sowie einen Ort, der dafür gut geeignet ist (beispielsweise ein aufgeräumtes und ansprechendes Schlafzimmer).

> – Ihr Körper ist so gepflegt, dass er für Ihren Partner von
> oben bis unten appetitlich ist.
>
> Sollte es auch nur an einem dieser Punkte fehlen – bitte
> zurück zum ersten Teil des Buches!

Easy-Sex-Grundregeln

1. ACHTEN SIE IHREN PARTNER UND SEINEN KÖRPER: Das ist
die allerwichtigste Regel für ein anhaltend gutes Sexualleben (selbst wenn es mal auf kleinem Niveau stattfindet)!
Alberne Bemerkungen oder ein allzu herzhafter Umgang
mit den Intimzonen, wenn er/sie es nicht mag, fördern
nicht gerade ein positives Gefühl gegenüber Sex. Manche
Menschen scheinen leider zu denken: »Wenn ich eine Beziehung eingehe, erwerbe ich mir damit automatisch das
Recht auf Sex und auf die Genitalien meines Partners.«
Falsch!

2. GESTALTUNG: Ein anhaltend gutes Liebesleben kommt
nicht von selbst. Ein paar kleine Vorbereitungen und Inves-
titionen – etwa für Auswärtsakte, Zutaten, Toys oder andere
»Antörner« – lassen das Feuer stetig brennen! Sie wenden
vielleicht ein, dass Sie mein Buch lesen, weil Sie genau diesen Aufwand eigentlich vermeiden wollten? Nun ja – schlechter, fauler Minimalsex macht sich ja auch nicht von ganz
alleine, und er kostet indirekt eine Menge mehr Energie,
weil er für Missstimmung in der Beziehung sorgt.

3. REDEN IST GOLD: In meinen Interviews zu diesem Buch
wollte ich wissen: »Was machen Sie, wenn Sie beim Sex

mal weniger tun möchten?« Alle Menschen mit einem erfüllten Liebesleben erwiderten: »Ich sage es ihm/ihr einfach.« Und wenn der andere damit nicht so glücklich ist, verhandelt man eben.

Ein offener Austausch ist das »Ah und Oh« für Easy Sex, denn es geht ja nicht nur darum, dass Sie horizontal prinzipiell wenig tun wollen, sondern dass Sie auch das eine oder andere in Ihr Liebesleben einbringen, das ich Ihnen hier vorschlagen werde. Wenn Sie schon Mühe damit haben, um einen Ortswechsel zu bitten, werden Sie noch weniger über die Lippen bringen, dass Sie Toys oder Rollenspiele testen wollen. In diesem Fall sollten Sie sich meine Kommunikationstipps zu Gemüte führen (siehe S. 61 ff.). Hilfreich: das gemeinsame Lesen erotischer Literatur liefert übrigens Stoff für lustvolle Gespräche und Experimente.

4. GEBEN SIE EINANDER POSITIVE BESTÄTIGUNG: Sagen Sie beispielsweise: »Ich mag es, wenn du mein Gesicht berührst/meinen Penis massierst/meine Brüste küsst«. Sollte Ihnen so etwas schwerfallen, dann sprechen Sie es zunächst für sich selbst aus, alleine.

5. BEDANKEN SIE SICH: Auch wenn es Ihnen selbstverständlich erscheint, dass man in einer Beziehung Zärtlichkeiten und Sex austauscht: Bedanken Sie sich öfter einmal, nachdem Ihr Schatz Ihnen viele Streicheleinheiten, einen schönen Akt, einen leidenschaftlichen Abend oder was auch immer beschert hat. »Danke« ist ein tolles Zauberwort – und völlig gratis!

Start-Probleme

Das Problem bei vielen Paaren ist nicht der Verkehr selbst, sondern das Vorspiel oder was auch immer man braucht, um überhaupt verkehrstüchtig zu sein und Spaß daran zu haben. Im ersten Teil des Buches habe ich ja schon erläutert, worin die Grundlagen der Lust und der Bereitschaft zum Sex bestehen. Da ich diese also nun bei Ihnen voraussetze, soll es jetzt mehr ums Praktische gehen.

Die elementarste Information in puncto Frauen ist Ihnen ja bekannt: Die meisten Damen haben nun mal eine längere Anlaufzeit als Männer, sie brauchen mehr Warm-Up, und es gibt leider keine Standardkniffe und -griffe – weder für Frauen im Allgemeinen noch für eine einzelne. Erstens haben wir eine geschlechtsimmanente Abneigung gegen Routine, Monotonie und Abkürzungen und zweitens: Der Leib vom Weib ist launisch. Mary (28) beschreibt Folgendes:

Der Sex mit mir ist schwierig, weil mein Körper so unterschiedlich reagiert. Mein Freund und ich reden öfter darüber, was besonders gut an dieser oder jener Technik war, beziehungsweise an seiner Stimulation, aber leider schwankt es so enorm bei mir. Was beim letzten Mal schön war, ist beim nächsten Mal unangenehm. Manchmal fühlt sich direkte Stimulation einfach nicht gut an, ein andermal kann ich nicht genug davon kriegen. Woher kommt das, ist das normal?

Ja, das ist ziemlich normal. Die weibliche Lust und die körperliche Reizbarkeit sind starken Schwankungen unterworfen – hier sind die beiden wichtigsten Faktoren:

DIE ZYKLUS-PHASE: Viele Frauen sind um den Eisprung herum sehr empfänglich, kurz vor oder während der Periode aber eher wenig.

DER ERREGUNGSZUSTAND: Bei der Mehrzahl der Frauen fühlt sich direkte Stimulation nicht gut an, solange die Frau insgesamt unerregt ist. Wenn Marys Intimzone oder Brüste nicht gut auf die Stimulation ihres Freundes reagieren, macht er es entweder nicht richtig, das Vorspiel hat sie nicht genug in Wallung gebracht oder sie ist aus anderen Gründen nicht »in Stimmung« (PMS, Müdigkeit, Alkoholkonsum, eine zu geringe Raumtemperatur etc.).

Wie gut kennen Sie sich?

Sie können sich selbst problemlos zum Orgasmus bringen? Fein – das ist ein Grundpfeiler für erfüllten Sex. Aber da gibt es noch mehr.

Sie haben ein waches Bewusstsein für sich selbst: worauf Sie gut reagieren, worauf nicht – und wann! Wer beispielsweise weiß, was die eigene Empfänglichkeit für Reize und Stimulation herabsetzt, ist den »Launen« seines Körpers nicht mehr ausgeliefert, sondern kann innerlich entspannen oder gegensteuern.

Sie informieren sich umfassend über Sexualität und Anatomie: Manchmal verbauen auch Wissenslücken den Weg zur Erfüllung. Und: Mit Fachliteratur kann man schwarz auf weiß widerlegen, was der Partner vielleicht gerne behauptet (»alle Frauen schlucken« oder »Männer können immer«).

Sie sind experimentierfreudig in Bezug auf sich selbst (was dann wiederum auch Ihren Zweiersex bereichert) und kennen zudem Ihre Grenzen, aber überschreiten diese manchmal auch ganz bewusst, um neue Möglichkeiten zu entdecken.

Die elementarste Information über Männer lautet: Die meisten sind tatsächlich so gradlinig, wie es in Witzen oder Comedies oft dargestellt wird. Seltsamerweise geben sich viele jahrzehntelang mit demselben Vorspiel zufrieden (wenn sie überhaupt eines brauchen), Hauptsache, Penis und Hoden werden einbezogen; andere wiederum brauchen mit den Jahren mehr Variation. Die beiden häufigsten Zündfunken, bei denen Männer anspringen, sind: Erstens die Lust und Erregung der Frau zu erleben und zweitens visuellen Reiz (die Gesamtfigur oder einzelne Körperpartien der Frau, bestimmte Körperhaltungen oder etwa verführerische Dessous).

Zusammengefasst lässt sich festhalten: Frauen brauchen in puncto Vorspiel und Zuwendung mehr Abwechslung, Männer in puncto Optik und Reaktion der Partnerin. Falls die Sache aber irgendwann zu eingefahren scheint und es an Ideen für mehr Abwechslung fehlt, schadet es nicht, sein Repertoire in Sachen Erregung und Lustmacher zu erweitern:

Effektive Erreger –
das ABC der An- (und Ab)törner

Alkohol

Wie wir alle wissen, fördert Alkohol insofern das Horizontale, als er beim Abschalten vom Alltagsstress helfen und Hemmungen senken kann. Feine Sache, möchte man meinen: Schatz betanken, bettwärts wanken. Aber ist planloses Gejuckel mit glasigem Blick oder ein halbkomatöses Gegenüber wirklich eine erstrebenswerte Vorstellung?

Auch für uns selbst ist ein hoher Alkoholpegel nicht das Gelbe vom Ei. Jeder kennt das: Je betrunkener man ist, desto länger braucht man, um etwas wahrzunehmen oder zu reagieren – und man wird unempfindlicher. Meist kommt dazu ja auch noch die Müdigkeit. Es ist nur logisch, dass in diesen Situationen oft keine wirkliche Erregung (oder Erektion) erreicht wird, vom Orgasmus ganz zu schweigen.

Alkohol in Maßen mag okay sein, um ab und zu etwas lockerer zu werden (Männer: ein bis zwei Drinks mit normalem Umdrehungsgehalt, Frauen: nur einer!!), aber Vorsicht: Die Grenze zur Betäubung ist schnell überschritten. Übrigens: Wer immer Alkohol braucht, um Sex haben zu können, ist ein Fall für die Couch!

Augen auf!

Viele Leute halten beim Sex – nicht selten vom Küssen bis zum Orgasmus – fast ununterbrochen die Augen geschlossen. Das wird zwar gerne damit begründet, dass man dann intensiver fühlen könne – aber ist es nicht eher wie »Augen zu und durch«? Und manche haben sie geöffnet, sind aber trotzdem abwesend. Der Partner (oder man selbst) wird praktisch ausgeblendet. Das ist keine böse Absicht, sondern eher so eine Art Selbstschutz: damit der Sex überhaupt »funktioniert«, damit man so viel Nähe überhaupt zulassen kann oder damit man nichts mit ansehen muss, was einem vielleicht nicht gefallen könnte (etwa der glasige Blick des Partners). Den meisten ist es nicht einmal bewusst – so sehr sind sie es gewohnt.

Um mit dem Partner in Verbindung zu bleiben, sollte man die Augen öfter einmal aufmachen: beim Küssen, beim Vorspiel und beim Verkehr. Nicht nur für den gegenseitigen Blickkontakt oder um ihm ein Lächeln zu zeigen, sondern auch, um ihn und seine Reaktionen intensiver wahrnehmen zu können. Dazu braucht man nur ein bisschen Licht (etwa eine Kerze in der Ecke oder oben auf dem Schrank).

Anfangs kostet es Willenskraft, die Augen offen zu halten. Es ist auch ein wenig ablenkend oder verwirrend, denn dabei entsteht eine Intimität und Nähe, die so intensiv werden kann, dass man sie kaum noch aushält. Es kann auch sein, dass Ihr Partner irritiert ist oder sich vielleicht »beobachtet« fühlt. Beruhigen Sie ihn, sagen Sie, dass Sie ihm nahe sein wollen und bitten Sie ihn, es auch einmal zu versuchen. Doch erwarten Sie nicht, dass er es sofort erwidert – man muss sich wirklich erst daran gewöhnen. Es kann sogar sein, dass es bei den ersten Malen mit dem Erregungsanstieg und dem Orgasmus hapert (oder dass der Mann zu schnell kommt). Versuchen Sie trotzdem dabeizubleiben. Es lohnt sich!

Fiona (36) berichtet:

Für mich war es revolutionär. Normalerweise hatte ich beim Vorspiel und beim eigentlichen Sex fast immer die Augen

zu, was zur Folge hatte, dass ich mich gedanklich zu oft
»ausgeklinkt« habe. Als ich sie immer öfter offen ließ, fühlte
es sich zuerst komisch an, meinen Freund beim Sex direkt
anzuschauen – mitsamt seinem Mienenspiel und Stöhnen –
und zu wissen, dass er mich auch so sah! Es war nicht leicht,
mich ihm so zu zeigen. Man gibt sich preis. Es ist entlarvend
und zugleich aufregend intim! Anfangs war ich auch ein
bisschen erschrocken über sein Gesicht, wenn es bei uns richtig zur Sache geht, aber jetzt finde ich es richtig sexy! Ich
hätte es nie gedacht, aber das törnt mich mehr an, als wenn
ich die Augen schließe.

Beckenboden

Die Beckenbodenmuskulatur, unser Unterleibs-Motor, ist
immens wichtig für die Durchblutung, Gesundheit und
Empfindsamkeit der Genitalien (ja, auch der des Mannes!) – und daher auch fürs erotische Vergnügen. Genau genommen sind es mehrere Muskelstränge, die eine
Art Platte bilden und unter anderem dazu dienen, Harnröhre und Anus zu schließen und die Bauchorgane zu
stützen.

Viele Leute verbinden mit dem Unterleib ausschließlich
Sexuelles – sie haben ihn oft von der sonstigen Körper-
wahrnehmung abgespalten und keinen richtigen Zugang
dazu. Folge: Die BB(= Beckenboden)-Muskulatur ist unterentwickelt und unbeweglich oder chronisch verspannt
(oder sogar beides). Das kann zu Schmerzen, Blockaden,
Lust-, Erektions- sowie Orgasmusprobleme führen, bei Männern auch zur vorzeitigen Ejakulation. Die Muskulatur verkümmert auch, wenn jemand weder regelmäßigen Sex hat
noch Sport treibt, oder sie wird durch Schwangerschaft und
Geburt überdehnt und schlapp. Ein schwacher BB zeigt

sich oft auch an einer schlechten Körperhaltung – etwa an einem Hohlkreuz.

Wer hingegen seinen Beckenboden trainiert, kann die eigene träge Libido wieder anschieben und die Muskeln beim Sex aktiv einsetzen (und sich selbst sowie dem Partner den Spaß vergrößern). Wenn man außerdem lernt, bis ins Zwerchfell und den BB zu atmen, geraten Bauch und Becken in Schwingung, lockern sich und füllen sich mit Energie. Der Unterleib wird empfindungsfähiger.

Auch wenn Beckenboden-»Training« anstrengend klingt – es sind nur minimale Bewegungen, durch die Sie weder ins Schwitzen noch außer Atem kommen werden. Außerdem brauchen Sie für die Basis-Übungen nicht einmal Extra-Zeit aufzuwenden, es geht auch ganz nebenbei und unauffällig: auf der Toilette, beim Fernsehen, Telefonieren oder Auto fahren, auf der Arbeit ...

Viele kennen Beckenbodentraining nur als »Rückbildungs-Gymnastik« nach einer Geburt oder als Hilfe gegen Blasenschwäche. Aber dass gut trainierte Beckenbodenmuskeln auch die weibliche Orgasmusfähigkeit kräftig ankurbeln, entdeckte schon der Gynäkologe Kegel in den 1950er-Jahren. Menschen ohne Gipfelprobleme spannen diese Muskeln automatisch kurz vor dem Orgasmus an, alle anderen können sie bewusst einsetzen – nicht nur als Sprungbrett zum Gipfel, sondern auch schon während des Koitus, um noch intensiver zu fühlen.

Große Studien haben auch die Wirksamkeit der Übungen gegen Potenzprobleme belegt. Über die Hälfte der Probanden wurden ihre Störungen durch intensives Training los (!), bei knapp 30 Prozent der Teilnehmer trat eine Verbesserung ein.

Unterleibs-Workout

Zuerst ein kleiner Test:

Für die Frauen: Legen Sie einen Finger in die Vagina und versuchen Sie, ihn komplett mit Ihren Scheidenmuskeln zu umschließen. Für die Männer: Bewegen Sie den Penis nur mittels Ihrer internen Muskulatur (wackeln, zucken). Geht nicht oder kaum? Dann sind Ihre Beckenbodenmuskeln unterentwickelt, und Training ist dringend angesagt! Aber auch, wenn es funktioniert hat: Die folgenden Übungen bringen unglaublich viel.

Übung 1: Unterbrechen Sie beim Harnlassen den Strahl – bitte nicht gänzlich, sondern nur für eine Sekunde. Wiederholen Sie dies mehrere Male, also: laufen lassen – halten – laufen lassen – halten usw. Führen Sie diese Übung am besten bei jedem Toilettengang aus.

Übung 2 (nicht auf Toilette, sondern »trocken«): Spannen Sie die Muskeln in Ihrem Unterleib ein paar Sekunden an, entspannen Sie kurz, spannen Sie dann wieder an. Wiederholen Sie dies 10 bis 20 Mal, gönnen Sie sich 3 bis 5 Minuten Pause, wiederholen Sie die Einheit, machen Sie wieder eine Pause und wiederholen Sie die Einheit ein drittes Mal. Probieren Sie auch, die Anspannung weiter vorn (Penis/Scheide) und weiter hinten (Anus) auszuführen. Gelingt Ihnen diese Übung irgendwann ohne großes Nachdenken, versuchen Sie zusätzlich beim Runterlassen in den Unterleib hineinzuatmen – Sie sollten dabei spüren, wie sich der Beckenboden nach unten wölbt – und beim Anheben wieder auszuatmen.

Übung 3: »Fahrstuhl fahren«. Stellen Sie sich dabei vor, Sie ziehen den Scheideneingang/die Hoden und den Anus nach innen und oben – und zwar in mehreren »Etagen«. Das heißt, ziehen Sie die Muskeln zunächst nur ein kleines Stückchen hoch, dann noch eines und – wenn es geht – noch eines. Lassen Sie die Muskeln anschließend langsam wieder herunter ins Erdgeschoss – und in den Keller (BB leicht nach unten und außen drücken). Das wiederholen Sie einige Male. Die Übung lässt sich auch gut mit der Atmung abstimmen.

Übung 4: Legen Sie sich auf eine feste Unterlage (eine Matte oder einen Teppich). Winkeln Sie die Beine an, stellen Sie die Füße mit der ganzen Sohle auf den Boden, etwa hüftbreit – Ihr Rücken sollte sich dabei gut anfühlen. Bei jeder Ausatmung stellen Sie sich intensiv vor, dass Sie etwas durch die Scheide oder den Penis nach innen ziehen. Wenn Sie bei dieser Übung mit dem Körper gut mitgehen, wird sich Ihr unterer Rücken jedes Mal ein kleines bisschen rund machen und Ihren Po etwas anheben. Bei jedem Einatmen lassen Sie wieder locker. 10 bis 15 Wiederholungen, dann Pause, im Anschluss noch einmal ein bis zwei Einheiten.

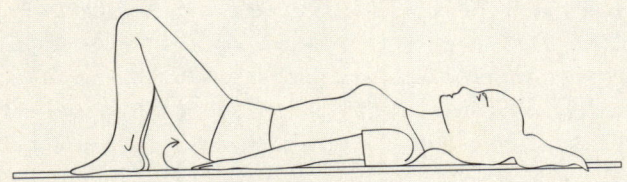

Übung 5: Behalten Sie die Rückenlage der Übung 4 bei, heben Sie die Hüfte so an, dass Bauch und Beine eine gerade Linie bilden und die Beine ab den Knien einen rechten Winkel. Senken Sie die Hüfte bis kurz vor den Boden (nicht berühren, nicht ablegen!) und drücken Sie sie dann wieder hoch in die Ausgangsposition. Alles bitte ganz langsam! Spannen Sie Ihren Po dabei an. Auch hier können Sie mit dem Atem arbeiten: Atmen sie beim Runterlassen in den Unterleib ein und beim Anheben wieder aus.

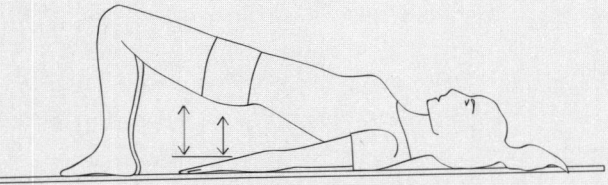

Machen Sie die Übungen mindestens ein Mal am Tag, besser mehrmals!
Weitere Anleitungen und viele Hintergrund-Informationen liefern Ihnen diverse Bücher zum Thema – unter dem Stichwort »Beckenboden« finden Sie eine Menge.

Cunnilingus und Fellatio

Kaum eine Praktik macht beide Geschlechter so leicht »beischlafbereit« wie der Oralsex. Einer Frau kann der Cunnilingus (die kundige Zunge, die weicher und feuchter ist als ein Finger) die schönsten Wonnen schenken – so er denn »richtig« ausgeführt wird! Zur Not kann sie dem Partner auch an seiner Hand demonstrieren, wie sie es lieber hätte.

Umgekehrt kann der Mann seiner Partnerin auch gleich an ihrem Daumen zeigen, wie er es gerne hätte (falls in diesem Bereich ebenfalls noch Optimierungspotenzial besteht). Ist sie mit Hingabe und Freude dabei, macht sie sich keineswegs zur unterwürfigen Liebesdienerin (was leider etliche Frauen befürchten). Fellatio (oder ganz einfach »blasen«) steht bei Männern ganz oben auf der Wunschliste. Der Mund umschließt sein bestes Stück ähnlich wie eine Vagina, aber beweglicher – also abwechslungsreicher und aufregender für ihn. Außerdem handelt es sich hier um eine der wenigen Sex-Situationen, die Männern erlauben, vollkommen passiv und empfangend zu sein (abgesehen von denen, die meinen, mit der Hand am weiblichen Hinterkopf Takt und Tiefe vorgeben zu müssen – das vergällt den meisten Frauen diese Praktik nachhaltig!)

Sie geben oder nehmen nicht gerne orale Geschenke, weil Ihr Partner nicht besonders gut schmeckt oder Sie so etwas von sich selbst befürchten? Eine Frau oder ein Mann mit einem gesunden Intimbereich, die/der sich täglich wäscht und pflegt, sollte eigentlich nicht »eklig« riechen. Falls dies doch der Fall sein sollte, sagen Sie es Ihrem Partner – auch wenn es ein heikles Thema ist. Bei »müffelnden« Frauen kann beispielsweise auch einmal eine Scheideninfektion die Ursache dafür sein – hier sollte sie einen Gynäkologen zurate ziehen.

Nun gibt es leider unter Frauen und Männern gleichermaßen einige Hygienemuffel, dabei ist es so einfach: Zur täglichen Reinigung der Intimzone (auch dem Bereich unter der Vorhaut!) reicht ein frischer Waschlappen mit warmem Wasser; aggressive Seifen und Waschlotionen sind nur schlecht fürs »natürliche Klima«, auch bitterer Geschmack und Parfümierung können stören.

Ob des Mannes wie auch des Weibes Saft mundet, hängt auch stark davon ab, was der- oder diejenige isst und trinkt. Bier lässt ihn schal und scheußlich schmecken, Knoblauch faulig-muffig, Fleisch und Spargel bitter. Günstig und erfrischend für den Intimgeschmack ist eine Ernährung mit viel Obst und Gemüse (vor allem Ananas, Sellerie, Erdbeeren und exotische Früchte). Es gibt sogar Tabletten mit dem konzentrierten Wirkstoff (siehe www.semenex.de).

Übrigens: Wenn er sie mit dem Argument zum Schlucken bewegen will, sein Samen enthalte wertvolles Protein, so kann sie das entkräften: Ein »Schuss« enthält gerade einmal vier bis sechs Milligramm davon. Das heißt, um auch nur ein Zehntel ihres Tagesbedarfs an Eiweiß zu decken, bräuchte sie mindestens 700 davon ...

Weitere hilfreiche Tipps für den Oralsex finden Sie im dritten und vierten Teil des Buches.

Dirty Talk

Gut dosiert und klug eingesetzt kann Dirty Talk ein echter Aufheizer, Akt-Verstärker und Vorspiel-Verkürzer sein. Für viele Männer kann es antörnend sein, von ihrer Süßen zu hören: »Ich brauche jetzt Sex!« Andere Männer und vor allem Frauen springen eher auf ein »Ich will dich!« an. Reichlich Anregungen zum Dirty Talk finden Sie im dritten und vierten Teil des Buches.

Durchblutung

Ist die Durchblutung gestört, liegt auch manches andere im Argen. Der kleine Freund des Mannes füllt sich eventuell nicht mehr richtig und auch die Frau besitzt Schwellkörper, die mit einem guten Blutzufluss viel mehr Vergnügen bescheren: Die Klitoris und die Schamlippen vergrößern sich und werden reizempfänglicher, die Scheide plustert sich auf und setzt Gleitsäfte frei. Der ganze Körper reagiert intensiver auf Berührungen, wenn er warm und gut durchblutet ist.

Alles, was die Durchblutung ankurbelt, wirkt sich also günstig auf unser Sexleben aus. Dazu gehören Bewegung (alles bleibt im Fluss), eine gesunde Lebensführung (Nikotin beispielsweise verengt und verhärtet die Blutgefäße und zu viel »schlechte« Fette sorgen darin für Ablagerungen) und – vor allem in den kühleren Jahreszeiten – von außen zugeführte Wärme durch Bäder, Wechselduschen, ein geheiztes Schlafzimmer oder warme Speisen. Als besonders wärmend gelten Kohlehydrate (vor allem in Kartoffeln, Nudeln, Reis und Vollkornprodukten) und rotes Fleisch (Wild oder Rind), aber auch Gewürze und Gewürzpasten – alles, was scharf ist, macht auch »scharf«, wie Cayennepfeffer, Chili, Pfeffer, Meerrettich oder scharfer Senf. Ähnliches gilt für Gewürze wie Zimt, Kardamom, Ingwer, Galgant, Muskatnuss oder Nelkenpulver und heiße Getränke – vor allem Kaffee und Gewürztees.

Tipp: 1 TL Rosmarin-Öl mit einem Becher Sahne verrühren und in ein Wannenbad geben – das ist anregend und fördert die Durchblutung.

Erogene Zonen

Das gängige Klischee lautet: Bei Frauen liegen die erogenen Zonen über den ganzen Körper verteilt, beim Mann nur im Schritt. Bei vielen Menschen mag das durchaus zutreffen. Es gibt aber natürlich auch Männer, die es hassen, wenn die Partnerin sich sofort auf ihr bestes Stück stürzt, und im Gegenzug Frauen, die es wahnsinnig macht, wenn sich der Lover allzu lange mit Knöcheln, Kniekehlen & Co aufhält.

Wie immer gilt auch hier: Es ist reine Zeit- und Energieverschwendung, ein Standardprogramm abzuspulen – erforschen Sie einfach Ihren Partner (dieser Rat geht auch an Frauen)! Denken Sie dabei auch an Zonen, die Sie nicht unbedingt mit Sex in Verbindung bringen, wie Arme, Waden, Hände oder Gesicht. Die erogene Zone »Ohr« wird gerne etwas überschätzt. Die meisten törnt ein heißer, geflüsterter Satz mehr an als die Zunge in der Muschel.

Die erogensten Zonen kennt jeder: die Genitalien. Aber ist das weibliche Geschlechtsmerkmal »Brust« per se eine erogene Zone? Für Männer schon – für die Besitzerinnen jedoch hängt ein gutes Gefühl meist von mehreren Faktoren ab. Viele Männer, die sich auf die Nippel stürzen wie früher auf Mamis Milchdrüsen, wissen nicht, dass die Brustwarzen oft so ähnlich reagieren wie unsere Klitoris: Ohne eine gewisse Grunderregung fühlt sich die Stimulation dort eher unangenehm an. Also, liebe Frauen: Machen Sie ihm klar, dass er erstens ganz woanders anfangen soll und dass Ihr Busen zweitens nicht nur aus den kleinen Dingern in der Mitte besteht. Diese sind übrigens bei etwa der Hälfte aller Männer erogen (und meist ebenso erst dann, wenn der Besitzer erregt ist). Probieren Sie es einfach aus oder fragen Sie Ihren Partner direkt danach.

Erotika

Zumindest bei Männern können erotische Filme, Bilder oder Texte aus Büchern und dem Internet den Lustfunken ziemlich schnell zünden – weil das meiste davon eben für Männer gemacht ist! Wenn sich ein Paar davon stimulieren lassen will, sollte man also unbedingt darauf achten, dass diese Anmacher auch der Frau zusagen. Zwar gibt es auch Filme für Ladies, doch die sind ebenso Geschmackssache (und da der Markt dafür klein ist, ist auch das Budget für die Filme klein – was leider nur allzu oft deutlich zu sehen ist).

Viele Frauen lieben aber erotische Literatur – die könnte man sich ja auch gemeinsam zu Gemüte führen oder einander vorlesen. Gehen Sie mal in einer großen Buchhandlung stöbern – Klassiker sind zum Beispiel die Bücher von Nancy Friday.

Feuchtigkeit

Die Eigenbefeuchtung der Frau ist ebenso wankelmütig wie ihre Lust, hängt aber nicht immer direkt davon ab. Natürlich sind erregte Frauen prinzipiell feuchter als unerregte. Manche jedoch sind von Natur aus eher feucht oder werden es recht schnell, sind aber deswegen dann noch nicht unbedingt »scharf«; andere sind oft noch vollkommen trocken, obwohl sie schon voller Verlangen sind.

Betty (26) schreibt: »Ich werde extrem feucht. Das nervt beim Sex, weil ich irgendwann den Penis kaum noch spüre. Kann man da etwas machen?«

Eigentlich kann Betty ja froh sein, dass sie nicht zu den 34 Prozent der Frauen gehört, die sich mit trockener Scheide und Schmerzen beim Verkehr herumquälen! Ihre natürliche Feuchtigkeit ist ein Zeichen, dass ihre Vagina quietschlebendig ist und mit ihrem Partner im Bett auch alles zu »laufen« scheint. Wenn die Feuchtigkeit aber wirklich zum Problem wird, eignen sich folgende Maßnahmen:
– Ein kleines Handtuch ins Bett legen und sich zwischendurch »untenrum« kurz abwischen;

- die BB-Muskeln trainieren (siehe S. 107 ff.). Dadurch wird die Scheide nicht nur fester (fühlt sich also »enger« an), frau kann sie auch bewusst anspannen und so den Penis intensiver spüren;
- ein Kondom benutzen, da die Reibung des Gummis Hitze erzeugt, die trocknend wirkt;
- das »Rein-Ganz-Raus-Spiel« (siehe S. 152 ff.) spielen, da der Penis dabei oft an der Luft ist und trocknen kann.

Das häufigere Problem ist und bleibt jedoch die Trockenheit. Es kommen viele Ursachen infrage, und bei den meisten Frau treffen gleich mehrere zusammen:
- Ihre Lust ist nicht groß genug (etwa weil sie den Mann nicht begehrt, weil das Vorspiel nicht nach ihrem Geschmack ist, weil sie Angst vor Schmerzen oder einer Schwangerschaft hat etc.).
- Hormonelles Ungleichgewicht: Dies kann durch Untergewicht, Übergewicht, Mangelernährung, extrem viel Sport, längere Diäten, starkes Rauchen oder Dauerstress entstehen; bei manchen reduziert sogar die Pille die Scheidenfeuchtigkeit.
- Bereits ab Mitte 30 können die Drüsen, die die Feuchtigkeit erzeugen, in ihrer Produktion aus Alterungsgründen nachlassen. Am stärksten trifft es Frauen, die ihre Tage nicht mehr bekommen – ein Zeichen, dass der Körper zu wenig Östrogen produziert, was die Trockenheit verstärkt. Ärzte verschreiben dagegen eine östrogenhaltige Scheidencreme, die recht gut helfen soll, und empfehlen zusätzlich Gleitmittel zu verwenden.
- Etliche Frauen trinken viel zu wenig, sodass der ganze Körper unterversorgt ist. Die tägliche Trinkmenge sollte mindestens zwei Liter betragen (exklusive Koffein und Alkohol), bei Sportlerinnen auch mehr!

- Einige Erkrankungen, wie Fieber oder Infektionen, sowie einige Medikamente, zum Beispiel Anti-Allergika.
- Die Verwendung von Kondomen (siehe oben).
- Slipeinlagen, Tampons, zu enge Kleidung, langes Radfahren oder zu häufiges Waschen im Intimbereich (mit aggressiver Seife) trocknen die Scheide aus.

Bis die obigen Punkte abgeklärt sind, benutzen Sie Gleitmittel. Am besten haben Sie immer eines zur Hand – also direkt neben dem Bett oder in der Handtasche. Falls aber hauptsächlich Ihre Unlust eine Rolle spielen sollte, sollten Sie dieser natürlich schleunigst auf den Grund gehen!

Gleitmittel

Viele nehmen Vaseline. Sie ist zwar billig, aber falls Sie per Kondom oder Diaphragma verhüten, dürfen Sie nichts Fetthaltiges benutzen, denn das macht Gummi porös. Und allzu viel Fett *in* der Scheide ist auch nicht gut, denn Keime mögen so etwas gerne als Nährboden. Körperlotion und Cremes ziehen zu schnell ein und enthalten Parfüm, Spucke trocknet zu rasch. Mein Tipp: Kaufen Sie im Sexshop, im Internet-Versand, in der Drogerie oder Apotheke ein richtiges Gleitmittel ohne Fett. Sie werden staunen, wie angenehm Sex damit ist; es macht auch die Fingerarbeit geschmeidig – bei ihr und bei ihm. Die meisten Männer schätzen es beim »Handjob« sehr!

Manche mögen Gleitgel auf **Wasser-Glycerin-Basis** (zum Beispiel »BIOglide«, »AQUAglide« oder »Durex Play«). Diese Art Gleitgel ist natürlicher, preisgünstiger und schmeckt besser (die meisten sind essbar), hat aber den Nachteil, dass es nach einer Weile klebrig oder krümelig werden kann. Statt neu zu schmieren, ist es oft besser, das bereits aufgetragene Gel mit Wasser aufzufrischen – zum Beispiel aus einer griffbereiten Spielzeugpistole oder Sprühflasche. Verwenden Sie von diesem Gel jeweils einen halben bis einen Teelöffel voll.

Für längeren Verkehr ist ein Gel auf **Silikonbasis** (zum Beispiel »Eros«, »Pjur«, »Slick 'n' Slide«) gut geeignet, weil es nicht trocknet. Es haftet stattdessen so lange auf der Haut, dass man es hinterher mit einem Tuch oder einem Waschlappen abreiben muss! Dies ist der eine kleine Nachteil. Der andere Nachteil: Es schmeckt oft nicht besonders gut. Dafür ist diese Art Gel aber sehr ergiebig; oft reichen schon zwei bis drei Tropfen.

TIPP: »Hyalofemme« ist ein Scheiden-Gel mit Hyaluron – anwendbar zur Pflege und als Gleitgel. Es heilt sofort kleine Risse, lindert Wundsein und Scheidentrockenheit und eignet sich sogar für äußere Verletzungen! Den Wirkstoff gibt es auch als Zäpfchen, die frau vor dem Verkehr ganz diskret einschieben kann.

Viele Menschen verwenden auch gerne **Öl** – zumal man damit nahtlos von der Körpermassage in den Intimbereich übergehen kann. Achten Sie darauf, dass es nicht parfümiert ist, beziehungsweise nicht zu sehr nach irgendetwas riecht, denn das kann nicht nur die Erregung der Frau stören (der Geruch in der Nase überlagert dann alle andere Empfindungen), sondern ist auch für den Oralverkehr nicht sehr angenehm. Am besten eignen sich reine Öle mit einem angenehmen Eigengeruch, wie Mandel- oder Nussöl.

Handarbeit

Tipps für die manuelle Stimulation finden Sie auf den Seiten 120, 141 ff., 215-221, 233 f., 286 ff.

Hormone

Hormone beeinflussen unser Begehren und unseren Spaß am Sex viel mehr, als wir vielleicht ahnen.

Mangelt es dem Manne an seinem bedeutendsten Hormon, dem Testosteron, fühlt er sich schlapp, antriebs-, kraft- und lustlos, vielleicht ist er sogar schlecht gelaunt oder depressiv. Er bildet weniger Muskeln als andere Männer aus, neigt zum Fettansatz und zeigt im gesamten Auftreten meist weniger »typisch männliche« Eigenschaften wie selbstsicheres Auftreten oder Durchsetzungsvermögen.

Bei deutlich zu niedrigen Werten kann der Arzt eine Ersatztherapie verordnen. Die früheren Darreichungsformen (Spritze, Pflaster, Tablette) hatten leider sehr viele Nebenwirkungen. Seit ein paar Jahren gibt es ein Testosteron-Gel, das viel besser vertragen wird. Es wird auf Schultern, Armen und Bauch aufgetragen und gelangt über die Haut ins Blut. Hunderte von Männern mit Testosteronmangel testeten es ein halbes Jahr. Die meisten Probanden waren begeistert: Schon nach einem Monat besserten sich Lust, Potenz und Laune merklich, nach ein paar Monaten hatten sie Körperfett verloren und Muskeln zugelegt und fühlten sich voller Energie.

Was kurbelt die Produktion des Testosterons auf natürliche Weise an?
- Vollwertige Ernährung (mageres Fleisch, Fisch, Vollkorn, Gemüse, Obst, Nüsse)
- Sport (je mehr Muskeln beansprucht werden, desto besser fürs Testosteron, das heißt, auch Krafttraining und Gymnastik nützen)

- Tageslicht und Bewegung an frischer Luft
- Ausreichend Schlaf (sieben Stunden genügen – wenn es guter Schlaf ist)
- Sex (mit der Partnerin und auch ohne)

Es gibt allerdings nicht allzu viele Männer, die von echtem Hormonmangel betroffen sind – wohingegen wir Frauen unsere Hormone fast dauernd zu spüren bekommen! Da der weibliche Zyklus hormonell gesteuert wird, ist es in gewissen Phasen (etwa vor und während der Periode) ganz normal, dass wir weniger Lust haben als etwa um den Eisprung herum. Es ist jedoch nicht unbedingt das weibliche Haupthormon Östrogen alleine, das unsere Lust begünstigt (wie oft behauptet wird), sondern – unter anderem – eine günstige Balance zwischen Östrogen und Gestagen. Eine solche Balance bewirkt, dass wir uns wohl und sexy fühlen und stärker auf den Mann reagieren. Genau das ist auch der Grund, warum die Pille bei vielen Frauen auf das Verlangen drückt: Sie kann diese feine Balance stören und stellt damit den Gegenpart zum Testosteron dar – dem Lusthormon schlechthin, das die Kerle triebhaft macht! Im weiblichen Körper kursiert es ebenfalls, natürlich in kleineren Mengen. Bei manchen Frauen herrscht ein deutlicher Mangel an Testosteron (ausgelöst zum Beispiel durch die Menopause). Die Folgen sind Stimmungstiefs, Lustlosigkeit und Antriebslosigkeit. Es gibt zwar medizinische Abhilfe für solche Fälle, offiziell erlaubt ist das Testosteronpflaster für Frauen bisher jedoch nur für diejenigen, deren Eierstöcke und Gebärmutter entfernt wurden.

Ein Mangel an Östrogen dagegen wirkt sich eher indirekt auf die Lust aus:

- Die Scheidenschleimhaut wird dünn, trocken und schmerzempfindlich. Auch die äußeren Teile der Genitalien sind trocken (sodass einem der Spaß dann oft schon beim Vorspiel vergeht) und jucken quälend.

- Die Blutgefäße werden weniger durchlässig, was eine gute Durchblutung verhindert.
- Die Energie und das Abwehrsystem werden schwächer, ebenso wie das Bindegewebe und die Versorgung von Haut und Haaren. Das bedeutet auch, die Betroffenen fühlen sich unattraktiv, müde und kränklich – nicht grade die beste Basis für Erotik.

Als Ausgleich gibt es alle möglichen, auch lokal wirkende Östrogenpräparate. Die sind rezeptpflichtig – im Gegensatz zu solchen mit phyto-östrogenen Wirkstoffen, also pflanzlichen Stoffen mit östrogenartiger Wirkung (Sojaprodukte, Hopfen, Wanzenkraut, Melisse, Rotklee).

Falls Sie einige der oben genannten Beschwerden an sich bemerken, gehen Sie zu einem guten Endokrinologen (Facharzt für Hormone). Schildern Sie Ihre Beschwerden so deutlich wie möglich und lassen Sie einen ausführlichen Hormonstatus machen. Der Arzt wird feststellen, welche Ursachen Ihre Beschwerden haben. Im Falle eines Falles kann er eine Hormonersatztherapie so einstellen, dass die Gefahr von Nebenwirkungen sehr gering ist. In den Medien werden meist nur die Risiken und weniger der Nutzen geschildert.

Intimmassage

Sie hat ihre Periode, eine Entzündung (der Scheide, der Blase) oder ist noch wund vom Sexmarathon der letzten Nacht? Er kann gar nicht oder braucht sehr lange zum Orgasmus? Die Alternative: Petting für Fortgeschrittene! Die Zutaten: Gleitgel (Vaseline oder Öl), eine bequeme Sitzposition (in der man beide Hände einsetzen kann, ohne zu erlahmen), die Aufmerksamkeit für die Reaktionen des Partners und eventuell Gegenstände, die den Berührungsreiz aufregender machen (etwa Vibrierendes oder Noppen-Fingerlinge aus dem Erotikhandel). Dann können Sie einfach loslegen oder den Partner um Anregungen bitten! Versuchen Sie doch auch mal eine Mini-Massage mit Öl am Penis, Hoden oder Damm, beziehungsweise am Venushügel, den Schamlippen oder am Anus.

Tipp: Als Teil des Vorspiels können Sie sich zum Beispiel auch die Schamhaare ganz oder teilweise abrasieren – entweder sich selbst unter den Blicken des Partners oder, noch besser, gegenseitig. Danach können Sie dann nahtlos zur Schammassage übergehen.

Kuss

Küssen ist kein Kraftakt und wer es nicht wie einen Programmpunkt abhakt, sondern mit Einsatzfreude und Einfühlung tut, hat schon das halbe Vorspiel in der Tasche. Für die meisten Frauen gehört Küssen jedenfalls dazu – viele würden sogar eher auf Sex als auf Küsse verzichten.

Leider ist es bei den Männern umgekehrt: Nur 44 Prozent küssen richtig gerne, 45 Prozent finden es »okay« und elf Prozent mögen es gar nicht – nicht einmal beim Akt! Wenn es um eine neue Flamme geht, sind Männer allerdings kussfreudiger: 52 Prozent möchten schon beim ersten Date »Mund zu Mund« probieren (bei den Frauen 44 Prozent). Hier steht wohl mehr die intime Kontaktaufnahme im Vordergrund, denn leider lässt der Eifer schnell nach: heftiges Knutschen wird innerhalb der ersten Wochen eingestellt und Zungenküsse zunehmend durch »Bussis« ersetzt. Vielleicht ist das einer der Gründe, warum bei den Frauen häufig die Bereitschaft zum Sex zurückgeht ...

Warum nur küssen sich so viele Paare nach einiger Zeit nicht mehr leidenschaftlich? Ist es etwas zu Intimes? Es gibt sicher etliche Gründe, das Schnäbeln zu vermeiden: Der Partner macht es zu lasch oder ist zu passiv, er hat schlechten Atem (vom Rauchen, rohen Zwiebeln oder kaputten Zähnen) oder man befürchtet, dass dies auf einen selbst zutreffen könnte. Viele haben »gutes« Küssen auch nie richtig gelernt oder sind unsicher, wie es der andere gerne hätte.

Tipps: Sorgen Sie für beiderseitige Mundfrische und überwinden Sie sich, ganz offen darüber zu sprechen. Fragen Sie Ihren Partner ganz direkt, wie er es gerne hätte und erzählen Sie, was Ihnen gefallen würde. Wenn er es nicht gleich richtig macht: Bleiben Sie dran! Manche Dinge müssen erst ein wenig geübt werden, bevor sie einem in Fleisch und Blut übergehen.

Die häufigsten Klagen über üble Küsser:
– Die Zunge wird zu schnell in den Mund gestoßen und wild hin- und herbewegt.
– Sie küssen zu hart mit spitzen Lippen.
– Sie schlabbern ziellos mit sehr viel Spucke.
– Sie »parken« ihre Zunge und verharren ohne viel Bewegung.

Hingegen mein Freund knutscht dermaßen gut, dass oft ein intensiver Kuss von ihm genügt, um mich anzuheizen. Darf ich Ihnen verraten, wie er das macht?

Er beginnt mit einem zarten Kuss, unsere Münder sind nur ein wenig geöffnet. Er drängt mit der Zunge nicht gleich vor, sondern spielt erst ein wenig mit meinen Lippen, nimmt Fühlung auf. Vielleicht geht er mit der Spitze ganz sanft dort entlang, wartet einen Moment auf mein Entgegenkommen. Er stubst meine Zunge mit der seinen kurz an, um sich dann wieder zurückzuziehen. Vielleicht zieht er auch meine Unterlippe sanft zwischen seine Lippen oder knabbert oder saugt ganz sachte daran. Wir spielen miteinander, jeder reagiert auf den anderen, man wagt sich ein Stückchen vor, macht wieder einen Rückzieher; so wird das Ganze allmählich intensiver und kann auch mal in ein heftiges Gemenge ausarten – doch er merkt genau, wann ich genug habe!

Ein guter Kuss ist immer ein Wechselspiel zwischen beiden Partnern. Legen Sie öfter einmal eine Pause ein, danach kann es ja wieder losgehen. Und auf jeden Fall sollte es immer abwechslungsreich sein!

Lust zeigen

Wie ich bereits erwähnte, ist es für Männer ein echter Antörner, die Lust und Erregung der Frau zu erleben. Ein Klient von mir antwortete auf meine Frage, warum er den Sex mit seiner Freundin nicht so aufregend findet:

Es kann unter anderem daran liegen, dass wir meistens in ihrem Zimmer miteinander schlafen (dünne Wände, viele Nachbarn) und sie sich deswegen sehr zurücknimmt. Wir hatten ein paar Mal Sex in meiner Wohnung, wo sie dann zumindest in der Lautstärke schon intensiver war. Aber ihre stille Art macht mich einfach nicht an, sie ist ohnehin von Natur aus nicht so leidenschaftlich. Sie sagt nicht oft, was sie will und wie sie es will. Sie streichelt mich zwar, macht mich heiß und verwöhnt mich auch oral (und dann haben wir Verkehr), aber mir fehlt einfach dieses »Komm, nimm mich!« und das Fordernde.

Auch Frauen haben solche Probleme! Melissa (26) schreibt:

Ich habe Probleme, meinem Freund zu sagen, was ich beim Sex denke und fühle. Wir beide mögen Sex, aber ich komme dabei nie aus mir raus, weil er immer den Eindruck macht, dass ihn alles langweilt. Er zeigt mir nie, dass ihm etwas besonders gefällt, deswegen traue ich mich nicht neue Sachen auszuprobieren: Ich käme mir vollkommen blöd vor, wenn dann keine Reaktion von ihm kommt. Hätte ich jemanden daliegen, der stöhnt oder auch mal nur einen Ton von sich geben würde und ich merken würde, dass es ihm Spaß macht, könnte auch ich mal aus mir herausgehen – aber so geht das nicht.

Dies Beispiel zeigt: Auch Männer müssen ihre Lust zeigen. Zu starkes Fordern und eine zu penetrante Demonstration des männlichen Drangs kann zwar kontraproduktiv sein, aber deren Ausbleiben fast noch mehr! Zu große Passivität lässt bei Männern wie Frauen nicht allzu viel Lust aufkommen – es sei denn, man hat ein sehr dickes Fell oder ohnehin nicht viel Interesse an seinem Partner.

TIPP: Sagen Sie mit Ihren Augen, Ihren Lauten, Ihrem ganzen Körper: »Ich will dich bei mir haben und in mir haben/ in dir sein. Es gefällt mir, was wir grade machen!«

Massage

Ihr Schatz schätzt eine gute Massage als Vorspiel? Dann sollten Sie in jedem Fall folgende Anregungen und Tipps beherzigen:

- Wärme ist wichtig: Heizen Sie das Zimmer gut, bedecken Sie immer unbearbeitete Körperteile, reiben Sie Ihre Hände aneinander und wärmen Sie das Massageöl in den Händen vor.
- Massieren Sie möglichst immer mit einem hochwertigen, hautfreundlichen und reichhaltigen Öl, zum Beispiel Mandel-, Traubenkern- oder Avocadoöl.
- Eine Bein- und Po-Massage kann sehr anregend sein: Reichlich Öl auf die Hände geben, kurz anwärmen und dann herzhaft zulangen. Wechseln Sie zwischen Kneten, Streichen und Zupfen hin und her – aber Vorsicht bei empfindlichen oder zarten Hautpartien!
- Lassen Sie immer beide Hände auf dem Körper, auch wenn eine Hand einmal nicht massiert.
- Eine erotisierende Massage ist eher sanft als fest – oder Sie beginnen mit ihr wie mit einer normalen Massage und gehen allmählich ins Streicheln über.
- Meiden Sie die Intimzone so lange wie möglich – lassen Sie Ihren Partner zappeln!
- Lassen Sie sich am besten von Fachliteratur anregen oder holen Sie sich genaue Anleitungen ein.

TIPP: Falls Sie oft zu schlapp zum Massieren sind, nutzen Sie entweder Massagegeräte (siehe S. 188 ff.) oder beschränken Sie sich auf kleine Bereiche wie etwa Füße, Nacken oder Kopfhaut.

Für die Füße: In der Mitte der Fersen-Unterseite sitzt die Reflexzone, die mit dem Becken verbunden ist. Durch kreisförmiges, einfühlsames Massieren mit mäßigem Druck aktivieren Sie die Energie im Unterleib. Und wenn Sie sich einweisen lassen in die Kunst der Fußreflexzonenmassage, haben Sie damit ein sehr erfolgreiches Instrument in der Hand, jemanden hörig zu machen! Ähnliches gilt für die Hände und Ohren: Auch sie besitzen Reflexzonen, die mit dem ganzen Körper verbunden sind.

Besonders zärtlich und sehr intim ist eine Gesichtsmassage. Setzen Sie sich bequem aufs Sofa oder Bett, legen Sie ein Kissen in Ihren Schoß und lassen Sie Ihren Schatz seinen Kopf darauf betten. Verteilen Sie eine geschmeidige Hautcreme im Gesicht und massieren Sie sie mit vorsichtig streichenden und kreisenden Bewegungen ein. Die Augenpartie dabei auslassen, aber den Halsansatz nicht vergessen! Auch mit einer Nackenmassage hat schon so mancher Don Juan eine kühle Dame »erwärmen« können.

Tipp: Bitten Sie Ihren Partner, Ihnen genau zu sagen oder vorzuführen, wie er die Massage gerne hätte.

Nase

Umfragen zeigen immer wieder, dass der Geruch eines der wichtigsten Kriterien bei der Partnerwahl ist (vor allem für Frauen). Diese Auswahl per Nase läuft meist eher unbewusst ab. Sie hat erstens mit Pheromonen, also (Sex)-Lockstoffen zu tun, die fast geruchlos sind. Zweitens spielt die individuelle Prägung eine Rolle: Eine Frau erinnert Ambra an das Rasierwasser des geliebten Papas, die andere an den verhassten Mathelehrer. Drittens kann unser Immunsystem angeblich bereits am Geruch eines potenziellen Partners erkennen, ob der gemeinsame Nachwuchs gesund sein wird. Diese Fähigkeit wird allerdings durch die Pille behindert, und so kann es beim Absetzen der Pille passieren, dass eine Frau ihren Partner plötzlich nicht mehr riechen kann und kaum noch Lust auf ihn hat. In diesem Falle sollte sie ihn anregen, gesünder zu leben: Je gesünder ein Mensch ist, desto besser riecht er generell. Das gilt natürlich auch für Frauen. Eine gesunde Lebensführung lohnt sich also auch für die Partnersuche und Riech-Lust!

ErotiSIERENDE Düfte: Natürlich kann man seinem Eigengeruch mit einer anregenden Note auch etwas auf die Sprünge helfen. Doch hier gilt: Was den einen scharf macht, »stinkt« dem anderen. Allgemein aber wirken zum Beispiel Moschus, Sandelholz, Ylang-Ylang und Vanille anregend, Bergamotte, Jasmin oder Rosmarin fördern die Hingabe, Kardamom und Zimt machen warm und Minze, Basilikum oder Zitrusdüfte frisch und wach.

Sollten Sie sich mit diesen Düften umgeben wollen, verwenden Sie reine und hochwertige Essenzen; die sind in der Regel recht teuer, aber auch sehr ergiebig. Ein paar Tropfen in einem guten Öl reichen. Experimentieren Sie auch mit Mischungen und halten Sie sie Ihrem Schatz unter die Nase. Sie finden diese Essenzen bei einigen Parfümherstellern oder auch in gut sortierten Naturwarenläden. Das Zeug in Drogerien sollte man eher vergessen – es sind meist billige, synthetische Ersatzstoffe!

Sex-Parfums aus dem Erotikhandel: Manche Hersteller vertreiben Pheromon-Düfte, die für beide Geschlechter zugleich gedacht sind. Davon halte ich nicht viel, weil Männer und Frauen meines Erachtens auf unterschiedliche Pheromone anspringen. Ich habe zwei davon erprobt und hatte den Eindruck, dass sie gar nichts bewirken. Es gibt sogar

Pheromon-Parfums für Schwule und Lesben. Oft sind die Ergebnisse subjektiv, sie können von der Tagesform abhängen oder davon, inwieweit der Duft überhaupt zur eigenen Persönlichkeit passt. Am besten einfach ausprobieren, ob das Wässerchen die gewünschte Wirkung zeigt. Pheromon-Parfums finden Sie in Sexshops und im Erotikhandel im Internet.

Oralsex

Siehe »Cunnilingus und Fellatio« und weitere Tipps im dritten und vierten Teil!

Fantasien

Keine Frage: Unser Gehirn ist der mächtigste Antörner, und Fantasien können die Glut manchmal mehr anfachen als die reale körperliche Stimulation. Trotzdem machen sich das viele (vor allem Frauen) viel zu wenig zunutze. Dabei könnte man sich damit ganz gezielt in Stimmung bringen ...

Gerade Frauen haben oft ein schlechtes Gewissen, wenn sie beim Schäferstündchen mit dem Liebsten gedanklich woanders sind (zum Beispiel bei drei anderen nackten Prachtburschen) – das ist aber völlig unnötig! Erstens dient Ihre erhöhte Wollust ja auch ihm, zweitens, was glauben Sie, wo er gedanklich gerade ist, wenn er so einen entrückten Blick bekommt? Drittens sind Sie ja (hoffentlich) mental nicht dauernd abwesend.

Zudem kann man den Partner ja an seiner Fantasiewelt teilhaben lassen, indem man sich gegenseitig seine erotischen Kopfgeburten erzählt. Das kann ein großartiges Lust-Katapult sein – aber Vorsicht: Absturzgefahr!

- Nötigen Sie Ihren Partner nicht, seine Fantasien preiszugeben. Hält er sie zurück, tut er das mit gutem Grund – vielleicht, weil es darin um heikle andere Personen geht, weil die Szenen zu »fies« sind und Sie verstören könnten oder weil die Fantasien für ihn nur erregend sind, solange sie wirkliche Geheimnisse bleiben. Sie können sich auch gemeinsam erotische Geschichten ausdenken, die für Sie beide an- und erregend sind.
- Wichtig: Fantasien sind nicht dasselbe wie Wünsche – müssen also nicht unbedingt in die Tat umgesetzt werden. Oft heizen sie gerade an, weil man sie in der Realität nie tun würde! Das Schmutzige, Verbotene, Gefährliche und Ungewisse sind die Zutaten, die der Lust in unserem Kopf erst so richtig Zunder geben. Wenn Ihre Süße ausplaudert, dass sie in ihrer Vorstellung Gruppensex hat, und Sie organisieren gleich eine Orgie, wird sie höchstwahrscheinlich eher das Weite suchen.
- Überlegen Sie sich gut, was Sie preisgeben. Falls Ihr Schatz viel Bestätigung von Ihnen braucht, wird er nicht gut damit umgehen können, dass es in Ihren erotischen Fantasien auch um andere und um anderes geht als um ihn und Ihre gemeinsamen Sex-Gewohnheiten. Es ist aber völlig okay, wenn Ihr Partner von ungewohnten Praktiken mit anderen Leuten fantasiert – ob das den anderen entsetzt, ist keine Frage der Liebe, sondern des Selbstbewusstseins.

Bei alldem kommt es natürlich auch auf das Ausmaß an. Aber angenommen, die obigen Punkte sind so weit erfüllt und beide trauen sich, etwas von ihrem Kopfkino beim Bettgeflüster auszuplaudern oder gar umzusetzen – das kann Ihrem gemeinsamen Sex ganz neue Impulse geben (siehe auch »Rollenspiele«, S. 178 f.)!

Tipp: Lassen Sie Ihrer Fantasie nach dem Ping-Pong-Prinzip gemeinsam freien Lauf: Ein Partner fängt zum Beispiel an, eine Situation zu schildern, in der er gerne Sex hätte, der andere führt die Geschichte ein bisschen weiter, was der eine Partner wieder aufgreift und weiterspinnt ...

Quickie

Siehe dazu S. 227 ff.

Reizcreme

Früher gab es im Sexshop nur einige ominöse Produkte, heute kann man sich dank Globalisierung alles Mögliche zum Auftragen für den Intimbereich kaufen. Laut Hersteller wird damit dann alles besser: die Durchblutung, die Sensibilität, der Orgasmus ...

In den meisten dieser Mittel sind Substanzen, die vor Ort ein leichtes Brennen und ein Wärmegefühl, manchmal auch so etwas wie ein Kribbeln erzeugen (zum Beispiel Chili, schwarzer Pfeffer, Ingwer, Menthol, Rosmarin oder Nelke). Aber meine eigenen Testreihen ergaben, dass diese Effekte sehr schnell nachlassen – nach maximal zehn Minuten –, und dann bleibt oft nur ein klebriger Film, der nicht besonders erotisch ist.

Einige der modernen Präparate enthalten auch Stoffe, die normalerweise nur oral eingenommen werden, um die Vitalität und die Sexualhormone anzukurbeln (siehe »Wundermittel«, S. 138 f.). Ob so etwas dann auch lokal über eine so kleine Fläche wie die Klitoris, die Schamlippen oder den Penis funktioniert, wage ich zu bezweifeln.

Wie auch immer – Prickelndes zum Auftragen können Sie auch selbst herstellen. Verwenden Sie die oben genannten Gewürze und/oder ätherische Öle und mischen Sie sie mit einer Grundlage wie Gleitgel, Vaseline oder Rapsöl. Aber bitte nie unverdünnt auf die sensibelsten Körperstellen geben und mit einer sehr niedrigen Konzentration anfangen! Sehr Vorsichtige können die Mixtur auch erst an einer harmloseren Stelle testen, etwa der Armbeuge.

Selbstbefriedigung

Was hat denn das hier in der Liste der Antörner verloren?

Erstens: Je weniger man seine Fortpflanzungsorgane nutzt (allein oder mit dem Partner), desto mehr »rosten« sie ein. Selbstbefriedigung kann sie lebendig und reaktionsfähig halten – solange man es nicht zu exzessiv betreibt.

Zweitens: Offenheit und Selbstbewusstsein vorausgesetzt, lässt sich Selbstbefriedigung auch als gelegentlicher Anheizer nutzen. So mancher Mann wünscht sich, dass seine Partnerin vor ihm masturbiert – darum ist dies auch regelmäßiger Bestandteil von Sex-Filmen. Vielleicht möchte so mancher die eine oder andere Sache wirklich für sich behalten – und wenn nicht die Selbstbefriedigung, was dann? Dennoch finde ich es eine Überlegung wert, ob wir unseren Partner nicht ab und zu auch daran teilhaben lassen sollten – oder uns damit schon mal aufwärmen, wenn er zum Beispiel spät nach Hause kommt ...

Telefonsex

Mit Telefonsex meine ich nicht die kommerziellen Angebote, die Sie zuhauf in der Regenbogenpresse finden, sondern den erotischen fernmündlichen Austausch eines Paares. Eva (31) fragte mich:

Mein Freund und ich haben eine gute Vertrauensbasis, aber wir führen eine Fernbeziehung. Zur Überbrückung behelfen wir uns auch ein bisschen mit Telefonsex, nur fehlen mir da die Ideen. Kennst du irgendwelche verrückt-erotischen Telefonspiele (vor allem solche, die ihn heißmachen) oder E-Mail- und SMS-Texte?

Zunächst einmal sagte ich ihr, dass Sprüche, die nur ihn heißmachen, wenig bringen. Und vorgegebene Texte funktionieren ebenfalls nicht, da der andere meist merkt, ob man dabei authentisch ist. Fällt die Künstlichkeit auf, kann es schnell ins Lächerliche oder Gequälte abrutschen.

Im Grunde geht es ja nur darum, den anderen anzutörnen und ihm zu vermitteln, dass man Lust auf ihn hat. Das klappt am leichtesten, indem man dem Partner beschreibt, was man gerade macht (sich streicheln, sich nackt im Spiegel betrachten, sexy Dessous tragen), was man gerne mit ihm machen würde und/oder welche sexuellen Fantasien man hegt (am besten solche, in denen der Partner die Hauptrolle spielt). Mit SMS und E-Mails verhält es sich ähnlich: Schreiben Sie, worauf Sie Lust haben oder was Ihren Liebsten/Ihre Liebste beim nächsten Treffen erwartet – oder machen Sie ihm/ihr sexy Komplimente.

Toys

Siehe »Geräte machen das Leben leichter – und den Sex auch«, S. 182–193.

Unterwäsche

Sprechen wir zuerst von **Damenwäsche**: Heiße Dessous machen 70 Prozent der männlichen Deutschen heiß (– dabei spreche ich nicht zwangsläufig von Reizwäsche aus dem Sexshop, die entblößt, was Dessous neckisch verbergen). Auch arm muss man beim Kauf von heißer Wäsche nicht werden: Bei jeder großen Textilkette gibt es heutzutage sexy Sachen zu kleinen Preisen. Eine Frau, die sich auch dort mit schönen Stoffen und Formen umgibt, wo es (fast) keiner sieht, ist sich selbst etwas wert – und mit Sicherheit eine Genießerin. Und, liebe Ladies, Dessous sind nicht nur eine wirkungsvolle Methode, um Kerle zu sabbernden Liebessklaven zu machen – sie helfen frau auch dabei, sich richtig begehrenswert zu fühlen und sich selbst in Stimmung zu bringen!

Liebe Männer: Kaufen Sie ihr Dessous nie eigenmächtig – sie wird nur davon scharf, wenn sie es selbst will (und dann besitzt sie vermutlich schon eine Kollektion). Außerdem: Nirgends sind Frauen so eigen wie bei Unterwäsche. Wenn sie auch nur ein klein wenig zu eng/zu weit/zu schief sitzt oder nicht hundertprozentig unserem Stil entspricht, landet sie auf Nimmerwiedersehen in der hintersten Schublade. Beispielsweise stehen fast alle Männer auf String-Tangas, bei den Frauen selbst sind es weit weniger. Also drängen Sie ihr keinen String auf, wenn Sie noch nie einen an ihr gesehen haben. Im Zweifelsfall, wenn Sie wissen, dass Ihre Partnerin prinzipiell auf sexy Unterwäsche steht, können Sie ihr auch einen Dessous-Gutschein schenken.

Falls Sie einfach nur wollen, dass sie öfter verführerische Lingerie trägt, müssen Sie es auch immer registrieren, sobald sie es tut. Sagen Sie ihr, wie umwerfend sie darin aussieht und behandeln sie ihre »Venus in Dessous«

wie ein kostbares Geschenk, das sie vorsichtig und genüsslich auspacken (oder sich während des Aktes seitlich hineinschummeln, was oft weitaus mehr antörnt, als die Unterbekleidung herunterzuzerren). Mehr zum Thema Dessous ab S. 244.

In Sachen **Männerunterwäsche** entscheiden vor allem zwei Faktoren über den weiblichen Appetit: Gepflegtheit und Form.

Viele Männer scheinen zu denken: »Sieht ja keiner, dann muss ich auch nicht viel dafür ausgeben.« Oder sie tragen gedankenlos ihre Uralt-Lappen auf, bis sie auseinanderfallen, nur weil sie ja so bequem sind! Wir Frauen schauen uns aber durchaus auch mal näher an, was unsere Jungs da tragen und was unterm Bett so liegen bleibt. Alles, was nach »tagelang nicht gewechselt« aussieht, gibt Ekel-Minuspunkte, ebenso Flecken und ausgeleierte, verwaschene Unterhosen.

Penetrante »Sex-Dessous« für Männer, wie sie im Erotikfachhandel und manchen Schwulenläden zu finden sind (etwa G-Strings, Minikram aus Lack, Leder oder Latex, mit Reißverschluss oder anderen Kinkerlitzchen) haben unter der weiblichen Bevölkerung nur wenig Anhänger. Die meisten Männer sehen aber auch im schlichten Minislip nicht gut aus.

Selbst Boxershorts (diese schlabbernden Zelte, in denen alles haltlos herumbaumelt) sind nicht mehr beliebt. Frauen finden sie zwar okay, aber nicht allzu sexy, da sie seine Rundungen zu sehr verbergen, die Hüften oft zu breit wirken lassen und im schlimmsten Fall mit albernen Motiven bedruckt sind. Sollen wir einen Kerl erotisch finden, der sein bestes Stück mit Mickeymäusen oder kleinen Elefanten umgibt?

Die größte weibliche Anhängerschaft haben die sogenannten »Pants«, schmal anliegende Shorts aus dehnba-

rem Material. Diese Unterhosen gibt es mittlerweile überall zu kaufen, oft sogar aus Haut schmeichelndem Material:
fühlt sich gut an und wird von Frauen gern befummelt.

Noch eins: Warum nur kaufen so viele Männer ihre Unterhosen eine Nummer zu klein? Nehmen sie einfach die
Größe, die Ihnen in der Pubertät gepasst hat? Pants sollten
zwar anliegen, aber keinesfalls kneifen. Häufig quillt oberhalb des Bundes leider ein Ring heraus, der optisch nicht
wirklich gut kommt. Kleiner Tipp: Öfter mal in Unterhosen vor einen großen Spiegel stellen. Eine selbstkriti-
sche Inspektion kann den meisten Männern nicht schaden.
Und wenn etwas hübsch verpackt ist, packen wir es auch
viel lieber aus.

Viagra® & Co

Viagra®, Cialis® und Levitra® sind die derzeit wohl wirk-
samsten Potenzmittel – die überwiegende Mehrheit der
Erektionsschwachen wird damit wieder verkehrstüchtig.
Alle drei Mittel hemmen ein Enzym (PDE-5), das die Erektion beendet oder abschwächt (daher auch »PDE-5-Hem-
mer«). Aber: Es sind keine direkten Lustmittel! Sie wirken
erst, wenn der sexuelle Reiz, beziehungsweise die Lust ohnehin schon stark genug ist. Ob dieser Reiz von außen
kommt oder im Kopf des Betreffenden stattfindet, spielt
keine große Rolle – er muss nur stark genug sein. Bei Männern reicht als starker Reiz manchmal schon der Gedanke,
endlich einmal wieder »verkehren« zu können. Bei den
Damen ist das offenbar nicht so einfach – jahrelange Testreihen erbrachten keine nennenswerten Erfolge in puncto
Reizstimulation.

Viagra® & Co kurbeln also nicht die Libido an, sie fördern nur die Durchblutung der Genitalien, vor allem bei

den Frauen, bei denen sie aus medizinischen Gründen vermindert ist. Ähnliches gilt für andere Newcomer, von denen man sich eine Erhöhung der oft zähen weiblichen Lust versprach. Derzeit wird an einem neuen Wirkstoff geforscht, Bremelanotid (ehemals PT-141), der in Form eines Nasensprays der Lust von Männern und Frauen auf die Sprünge helfen soll.

Wie auch immer: Viagra® & Co haben das Sexualleben vieler Männer revolutioniert, die aus Alters- oder medizinischen Gründen keinen Verkehr mehr haben konnten. Studien haben inzwischen die Wirksamkeit und Sicherheit von PDE-5-Hemmern belegt, obwohl es anfangs viele Unkenrufe gab. Mittlerweile wurden viele angebliche Gefahren widerlegt. Die Nebenwirkungen sind verkraftbar (darunter hauptsächlich leichte Hitzewallungen, Hautrötungen, Anschwellen der Nasenschleimhaut, Schwindel, Kopfweh), und das Gute ist, dass diese Mittel manchmal sogar die körpereigene Erektionsfähigkeit wiederherstellen.

Man kann diesen möglichen Effekt mit der Reparatur eines verrußten und eingerosteten Motors vergleichen: Manchmal reicht es, ihn zu schmieren und einmal kräftig durchzujagen, damit er wieder läuft. Bei manchen Männern ist der Erfolg so durchschlagend, dass sie schon nach wenigen Anwendungen den PDE-5-Hemmer weglassen können; bei anderen kann eine mehrmonatige, kurartige Einnahme nötig sein, vor allem wenn die körperlichen Störungen schon sehr lange bestehen. Die Kölner Uni-Klinik hat diese Kur an »impotenten« Männern getestet: Fast 60 Prozent waren nach einigen Monaten der Einnahme auch ohne Medikamente wieder »verkehrstüchtig«!

Ein bisschen komplizierter ist bisweilen der Einbau des Mittelchens ins gemeinsame Liebesleben. Viele Anwender nehmen es heimlich, weil Potenzprobleme mit viel Scham und Peinlichkeit behaftet sind. Wenn die Partnerin nicht eingeweiht ist, spielt sie eben oft nicht mit und wundert sich vielleicht, warum ihr der lange inaktive Partner plötzlich auf die Pelle rückt und gibt ihm eine Abfuhr. Aber auch bei einer eingeweihten Frau muss man miteinander abstimmen, wann das Mittel genommen wird, denn wenn Frauen ebenfalls auf Knopfdruck »können« sollen, geht ja oft erst recht nichts.

Ein Paar spricht sich also am besten darüber ab, es einmal mit einem PDE-5-Hemmer zu versuchen und legt ihn neben dem Bett bereit. Wenn Partner dann in einer intimen Stunde Lust aufeinander haben, nimmt er es einfach ein. Die Wirkung tritt bei Viagra® und Levitra® meist bereits nach einer Viertel- bis einer halben Stunde ein – und die lässt sich gut mit Zärtlichkeiten oder anderen erotischen Spielchen überbrücken. Bei Cialis® kann die Wirkung etwas länger dauern, sie hält dafür allerdings auch viel länger an (Viagra®/Levitra®: 4–5 Stunden, Cialis®: etwa 24 Stunden).

Voyeurismus

Es steckt in jedem von uns: die leise Erregung beim Beobachten erotischer Szenen oder Nacktheit. Obschon Männer meist weitaus voyeuristischer sind als Frauen, lässt uns so etwas auch nicht völlig kalt. Ganz reeller, unkommerzieller Live-Sex ist für die meisten zufälligen oder absichtlichen Augenzeugen eben immer noch weit aufregender als ein Porno. Im engeren Sinne sind richtige Spanner Menschen, die gerne hautnah dabei sind, aber zu feige, es wirklich mit einem Partner zu tun. Zum Glück sind Sie da anders, nicht wahr? Sie wollen nicht nur zuschauen, sie wollen selbst Sex – und zwar gemeinsamen.

Viele Männer schreiben mir, sie würden gerne voyeuristische Elemente (etwa Filme, FKK-Urlaub, Besuch im Swinger-Club) in die Paar-Erotik einbeziehen. Viele Frauen schreiben mir, dass ihr Partner sie zu so etwas drängt, sie selbst aber bereits durch seinen Pornokonsum völlig abgestoßen sind und daher die Lust zu so etwas in ihnen erst gar nicht aufkommt.

Was wäre die logische Konsequenz? Der Mann sollte seinen visuellen Solotrip beenden (oder zumindest zukünftig sehr gut vor ihr verheimlichen) und überlegen, ob er sie mit den gewünschten Elementen bloß auf eine für ihn bequeme »Spur« bringen will, anstatt sich näher mit ihr zu befassen. Die Frau kann sich selbstkritisch fragen, welche inneren Barrieren sie davon abhalten, sich auch einmal ihrer Schaulust hinzugeben und sich stimulieren zu lassen, und/oder welche optischen Reize sie eher antörnen würden (siehe auch »Erotika«, S. 113 f.)!

Wundermittel

Es gibt haufenweise Tabletten, Tropfen, Pülverchen und Salben zu kaufen, und täglich werden neue Substanzen und alte Naturmittel (wieder)entdeckt. Aber gibt es wirklich Mittelchen, mit denen streikende Organe oder unsere Libido wieder angekurbelt werden können?

Wenn auch nur eines der Wundermittel in den Regalen der Apotheken bei allen gleich durchschlagend wirken würde, wäre der Hersteller schwerreich. Doch so einfach funktioniert unsere Sexualität eben nicht. Auch die Stoffe, die ich Ihnen gleich auflliste, kurbeln *nicht* das Begehren im Kopf an, sie können jedoch die körperliche Grundlage, teilweise auch die Grundstimmung, verbessern.

Bei welchen Beschwerden und wie gut sie helfen, ist sehr unterschiedlich. Zum einen gibt es zahllose Ursachen für Sexualstörungen, zum anderen reagiert jeder Mensch anders auf Naturheilmittel. Falls Sie etwas davon testen, dann testen Sie es mehrere Wochen lang – bei einmaligem Gebrauch tut sich in der Regel nichts. Außerdem sind leider auch viele Präparate zu niedrig dosiert oder unsinnig zusammengesetzt – ein kritischer Blick auf die Zutatenliste lohnt sich. In jedem Fall sollten Sie sich vorab unbedingt ausführlich von Ihrem Arzt oder Apotheker darüber beraten lassen, ob ein Mittel für Sie geeignet ist oder Ihnen im Gegenteil unangenehme Nebenwirkungen bescheren kann (falls Sie zum Beispiel unter Bluthochdruck oder Ähnlichem leiden).

DIE HÄUFIGSTEN INHALTSSTOFFE KÄUFLICHER LUSTMITTEL:

Yohimbe bezeichnet die Rinde eines afrikanischen Baumes und ist eines der besterforschten Potenzmittel. Bei vielen Männern und Frauen verbessert es die Durchblutung der Genitalien und die sexuelle Reaktionsfähigkeit; manchen Männern hilft es zudem, die Erektion länger zu halten. Der Wirkstoff selbst heißt **Yohimbin** und ist in diversen Formen erhältlich, aber verschreibungspflichtig. Bitte ärztliche Anweisung und Beipackzettel genau beachten!

Damiana (*Turnera Diffusa*) ist eine Pflanze, deren Wurzel als Tee in Südamerika schon seit Jahrhunderten gegen Impotenz, Orgasmusprobleme, weibliche Sterilität und Blaseninfekte getrunken wird. Außerdem soll sie die Produktion von Sexualhormonen anregen und die »Erholungszeit« des Mannes verkürzen.

Muira Puama (Potenzholz, *Ptychopetalum olacoides*) stammt von einem Baum aus dem Amazonas-Gebiet. Bei uns wird es bisweilen gegen Rheuma, Menstruations- und Nervenstörungen eingesetzt – und als Aphrodisiakum. Am wirkungsvollsten sind Rinde und Wurzeln. Günstig ist die Kombination mit Yohimbe und/oder Damiana.

Sibirischer Ginseng (*Eleutherococcus senticosus*): Viele Sportler nutzen diese leistungssteigernde, stimmungsaufhellende, vitalisierende und das Immunsystem stärkende Substanz – alles auch sehr nützlich für horizontale Aktivitäten. Manche Heilkundler sagen, sie wirke harmonisierend auf die Geschlechtshormone.

Chinesische Angelika (*Angelica sinensis*): Gilt als der »weibliche Ginseng« und dient in der chinesischen Medizin schon seit 2000 Jahren zur Stärkung bei Zyklusstörungen und in/nach den Wechseljahren.

Vitamin E wird vielen Präparaten zum Einnehmen oder Auftragen beigemischt. Es kann die Empfindung verbessern und den Hormonhaushalt regulieren.

Koffein, Taurin und **Guaraná** machen wach, kurbeln Kreislauf und Durchblutung an und sind daher Bestandteil vieler Lustmittel.

XL-/XS-Penis

Was tun, wenn Ihr Liebling nicht mit Normalmaß ausgestattet ist, sondern deutlich darüber oder darunter? Mich erreichen sehr oft E-Mails von Männern, die mich fragen, wie groß »er« denn sein sollte, was Frauen wirklich wollen, welche Vergrößerungsmethoden es gibt etc. Deswegen hier ein für alle Mal: Den idealen Zipfel gibt es ebenso wenig wie die ideale Vagina!

Entgegen der Annahme von Männern, ihr bester Freund könne gar nicht groß genug sein, macht Kingsize vielen Frauen schon im Vorfeld Probleme: Wie soll ich den um Himmels willen unterbringen? Und beim Verkehr selbst kann es unangenehm drücken oder gar wehtun.

Ein weit »kleineres« Problem stellt der lütte Lümmel dar, denn im Gegensatz zu den Männern können wir Frauen die Größe unseres Organs verändern (da es von Muskeln umgeben ist). Eine gut trainierte Vagina kann sogar einen Bleistift packen und spüren! Wenn Sie zwei Mal täglich Beckenbodentraining machen, werden Sie staunen, dass es tatsächlich so etwas wie einen »Muschi-Muskelkater« geben kann. Der Einsatz lohnt sicher aber in jedem Fall!

Und »was wollen Frauen wirklich«? Wir wollen einfallsreiche, einfühlsame und leidenschaftliche Liebhaber, denen bewusst ist, dass zu gutem Sex viel mehr gehört als ihr bestes Stück.

Zärtlichkeit

Zu diesem Punkt bekomme ich vor allem von Frauen massenweise Klagen zu hören, teils aber auch von den Männern selbst. Manuel (35) schreibt:

Ich bin seit zehn Jahren mit meiner Frau zusammen, aber offenbar habe ich von Zärtlichkeit keine Ahnung. Das ist zumindest ihre Antwort auf die Frage, warum wir immer seltener Sex miteinander haben. Ich selbst fand unseren Sex eigentlich ganz gut und habe sie auch geküsst und ab und zu massiert. Mir reicht das – den Frauen nicht?

Nein! Frauen wollen im Durchschnitt weit mehr Zärtlichkeiten als Männer. Zum einen liegt das sicher immer noch an der Erziehung (mit Jungs wurde und wird nicht so häufig geschmust wie mit Mädchen, es gehört eben nicht zum Bild eines »richtigen Kerls«). Und Männer, für die Zärtlichkeit in der Kindheit nicht unbedingt alltäglich war, fühlen sich als Erwachsene dabei oft unwohl – sie sind es eben nicht gewöhnt. Zudem ist der Mann – ob durch Biologie oder Sozialisation – stärker auf Sex »gepolt«. Vereinfacht kann man sagen: Für ihn drückt sich Liebe auf der körperlichen Ebene eher über Sex aus, für die Frau eher über Zärtlichkeit. Und wenn er nur zielgerichtet zärtlich ist, weil er Beischlaf will, beschleicht sie das Gefühl: Ihm geht es nur darum und nicht um mich.

Etliche Frauen kritisieren auch, dass der Partner sie zu fest, zu lieblos, zu mechanisch streichelt oder die Abwechslung fehlt – etwa ein Wechsel zwischen überaus zarten und intensiveren Berührungen.

TIPP 1: Probieren Sie es am besten erst in aller Ruhe am eigenen Leib aus, denn im »Ernstfall«, also mitten im Akt, hat man die Anleitung nicht mehr unbedingt im Kopf.

TIPP 2: Sie sollten alle Bestandteile Ihrer Hände einsetzen: Handfläche, Fingerspitzen, Nägel, Knöchel, Handrücken, Daumenballen usw. Sie können flächig streichen oder nur ganz winzige Partien bearbeiten, Sie können zupfen, trommeln, kleine Kreise beschreiben, Buchstaben auf ihre Haut malen und sie raten lassen ... Nutzen Sie auch das Potenzial Ihres Mundes (Zähne, Zunge, Lippen) und lecken, lutschen, saugen, küssen, knabbern Sie oder lassen Sie die Zungenspitze kreisen. Sie können auch mit der ganzen Fläche Ihres Armes, Beines oder Gesichtes über ihren Körper gehen oder Gegenstände mit einbeziehen (Tücher, Pinsel, Federn, Lebensmittel, weiche Bürsten). Schauen Sie sich mal in der Wohnung, im Kaufhaus oder im Internet um. Im Web finden Sie zum Beispiel so ausgeklügelte Streichelhelfer wie den »Chi-Stimulator«: Der sieht aus wie ein großer Schneebesen, nur ist er unten offen und an den Enden mit Heilsteinen versehen. Er dient eigentlich der Kopfmassage, tut aber auch am Körper Gutes!

TIPP 3: Bitten Sie Ihre Partnerin, Ihnen einmal eine Stunde lang genau die Zärtlichkeiten zukommen zu lassen, die sie gern von Ihnen hätte – davon können Sie garantiert einiges lernen! Diese Anregungen in Kombination mit Ihrer eigenen Kreativität könnte Sie zum Schmusegenie (und Spitzenliebhaber) machen.

ANMERKUNG: Obige Anregungen gelten selbstverständlich auch für Frauen – wir kommen schließlich auch nicht als Kosekünstler auf die Welt.

Entschleunigung

Warum verbreiten viele Menschen – vor allem die Herren – beim Sex eine solche Hektik? Sie haben ein Höllentempo drauf, wechseln blitzschnell die Stellungen und schieben die Damen quer durch Bett und Wohnung. Oder sie veranstalten ein richtiges »Programm« mit festen Abläufen wie Brustmassage, großer Oraleinlage und spektakulären Positionen – da ja »normaler« oder langsamer Sex ihrer Meinung nach fade ist (zu den eigentlichen Gründen komme ich später noch). Die Frau hingegen lässt sich oft von dieser Hektik anstecken, da sie an der Seite eines so ungestümen und feurigen Hengstes nicht lahm, langweilig oder verklemmt aussehen will. Aber wie soll sie so in Ruhe ihre Gipfelfahrt durchziehen?

Ich rate generell zur Verkehrsberuhigung und den Frauen zu klaren Worten. Sagen Sie ihm, dass Ihnen bei seiner Hektik alles vergeht, dass Sie es lieber gedehnt und schön mögen als kurz und zappelig. Und dass er bitte schön *langsam* machen soll! Noch besser wäre es, Sie geben ihm eine genaue Anleitung dazu, wie langsam es sein sollte.

Also: Gehen Sie vom Gas – und zurück zu den Basics! Sie müssen lernen, auch wieder Kartoffelsuppe und Schwarzbrot zu genießen – das dann dafür aber intensiv und mit all Ihren Sinnen!

Gehen Sie vom Gas, um zu spüren

»Mach bitte langsam, damit ich dich fühlen kann«, sagte ich einmal mitten im Akt zu meinem Freund – und meinte damit auch »damit *du* mich fühlen kannst«. In diesem Moment wurde mir klar: Wilder Sex kann zwar heiß sein, verläuft aber im wahrsten Sinn des Wortes oft auch »blindlings«: Die Schwingungen des Partnerkörpers (was er braucht und möchte) werden dabei kaum noch wahrgenommen – und die eigenen Gefühle auch nur begrenzt. Nur im Stillstand oder in Zeitlupe können beide Partner es richtig auskosten, den anderen ganz zu »erfassen« und seine Bewegungen, seinen Körper und auch seine Reaktionen intensiv zu spüren.

Haben Sie, verehrte Männer, je mit Ihrem Penis die Scheide rundum »ertastet«? Das sollten Sie unbedingt probieren! Haben Sie, liebe Frauen, je mit Ihrer Scheide den Penis bewusst umschlossen, mit kleinen Bewegungen geneckt oder gierig »eingesogen«? Die Scheide mag innen nur wenige Nerven haben, aber sie hat Nerven! Und in einem »stilleren« Moment, in dem man sich darauf konzentriert, lässt sich ein Penis auch ganz erfühlen. Aber wenn einem der Impuls oder auch die Gewohnheit ein bestimmtes Tempo vorgibt, ist ein solches Innehalten oft gar nicht so einfach!

Je kleiner die Bewegung, desto besser wird Ihrer beider Wahrnehmung. In einem solchen Moment bekommen Sie auch mehr von den Mechanismen mit, die sich zwischen Ihnen beiden abspielen. Beispielsweise erwartet so manche Frau zwar, dass sich der Mann komplett auf ihre Sexualität einstellt, überlässt im Bett jedoch ihm das Steuer. Er wiederum nimmt sich, was er kriegen kann, weil er als Jugendlicher damit immer durchkam (»Wenn du mich wirklich liebst, dann lässt du mich jetzt auch mal ran.«).

Aber die Muster, die früher funktioniert haben, versagen später ihren Dienst. Irgendwann wirft sie ihm dann vor: »Du gehst beim Sex nie auf mich ein!«, und er kontert: »Du überlässt immer alles mir.« Es erspart viel Zeit und Kraft, wenn beide Partner Augen, Ohren und alle anderen Sinne darauf ausrichten, die Bedürfnisse und Gefühle des Partners wirklich erspüren zu wollen!

Vielfach geht es auch gar nicht um bestimmte Techniken oder Handlungen, sondern um etwas Grundlegenderes. Yasmin sagt ihrem Mann beispielsweise immer wieder, dass sie beim Vorspiel mehr Zärtlichkeit braucht: »Du tust es, als ob du es nicht gern tust, sondern so mechanisch, wie eine Art Pflichterfüllung.« Er versteht nicht recht, was sie meint und Yasmin kann ihm nicht genau erklären, wie sie es »eigentlich« haben will. Wie kann sie das herausfinden?

Tipp: Fragen Sie sich: »Was möchte ich dabei fühlen und spüren?« Ihre Antwort an den Partner könnte sein: »Dass du mich liebst/respektierst/dabei ganz bei mir bist ...«

Oder Sie erklären ihm: »Wenn du das auf diese Art und Weise machst, habe ich das Gefühl, dass ... Ich möchte dabei aber eigentlich lieber spüren, dass ... Könntest du bitte versuchen, mir dieses Gefühl zu vermitteln?«

Und wie soll der Partner so etwas schaffen? Die wirksamste Methode lautet: Stellen Sie Ihre Sensoren auf vollen Empfang, erspüren Sie Ihre/n Liebste/n, nehmen Sie Kontakt zu ihr/ihm auf!

So entsteht »echte« Tuchfühlung

Beim Sex wirklich engen Kontakt zu haben, bedeutet

— sich in die Augen zu sehen, mit den Gedanken und Gefühlen sehr oft auch beim Partner zu sein und dessen Körpersprache zu erfassen;

— den anderen zu »hören«: zuhören, was er sagt (auch die Botschaft zwischen den Zeilen), zu verstehen versuchen, seine Laute wahrzunehmen, beim Akt miteinander zu reden;

— den anderen zu spüren: seine (auch minimalen) Bewegungen, seine erotischen Schwingungen, seine Spannung und Entspannung und

— auf diese Wahrnehmungen entsprechend zu reagieren.

Natürlich gehört auch die Gegenseite dazu – selbst auf Senden zu schalten! Sind Sie während des Aktes wirklich bei Ihnen und Ihrem Partner? Lassen Sie sich zu 100 Prozent drauf ein? Oder wird ein Teil von Ihnen zurückgehalten oder abgelenkt, und Sie sind nicht ganz bei der Sache? In diesem Fall bekommt der andere zu wenig Signale und kann sich nicht auf Sie einstellen. Das heißt, auch *SIE* müssen sich vom Partner sehen, hören, spüren und schmecken lassen – selbst wenn das manchmal einige Überwindung kostet!

Manche nehmen sich nicht aufgrund von Hemmungen zurück, sondern haben gelernt: Wenn sie richtig mitgehen, kann dies beim anderen entweder Ablehnung oder ein zu schnelles Vorpreschen auslösen (vielleicht auch einen vorzeitigen Erguss). Das ist jammerschade, denn mit solchen Vorsichtsmaßnahmen bleibt der Sex zwangsläufig immer auf einem gedämpften Niveau.

Viele konzentrieren sich auch eher auf die Technik als auf ihr Gegenüber. Die Folge: Man(n) bekommt nicht wirklich mit, was oder ob es dem Partner gefällt, erhält zu wenig positives Feedback, legt aus Unsicherheit noch einen Zahn zu und wird hektisch oder mechanisch.

Tipp: Die beste Technik nützt nichts, wenn Sie kein Feeling für Ihren Partner haben! Im Zweifelsfall ist ein aufmerksames Erspüren, was dem anderen gefällt und was nicht, viel wirkungsvoller als eine ausgefeilte Technik. Damit es nicht zu langsam und langweilig wird, eignen Sie sich am besten ein gutes Gespür und eine Auswahl an Techniken an, dann wird auch »kleiner« Sex zum guten Sex.

Soul-Sex

Beim Soul-Sex spüren Sie nicht nur die Anatomie und die sexuellen Bewegungen Ihres Partners, sondern auch sein Inneres. Eine solche Verbundenheit befriedigt körperlich und seelisch gleichermaßen – für viele rückt dabei sogar der Orgasmus in den Hintergrund. Es spielt keine Rolle, ob Sie beim Soul-Sex ganz normalen »Blümchensex« haben oder einen ausgefallenen Akt – entscheidend ist eine starke seelische Verbindung: Ich lasse mein Gegenüber beim Sex nicht nur in meinen Körper hinein, sondern auch in meine Seele (über die Augen, den Gesichtsausdruck, die Berührungen, die Hingabe) und mein Gegenüber versucht dasselbe.

Eine solche Nähe ist für viele Menschen anfangs kaum zu ertragen, aber wenn man mit seinem Partner erst einmal eine solche Stufe erreicht hat, entsteht beim Verkehr und durch den Verkehr nicht nur ein starkes Band – der Sex bekommt auch eine ganz besondere Qualität. Zudem zeigt diese Verbundenheit, dass Sie eine gewisse Reife und Stärke erlangt haben, als Paar und als Individuum. Zum Soul-Sex gelangen Sie am besten durch intensive Kontaktaufnahme, eine wache Präsenz (siehe oben) und langsamen Sex (siehe auch »Slow Sex« S. 152 ff.).

Allerdings kann folgendes Handicap dabei im Weg stehen:

Er kann nur »hart und heftig«?

Wenn der Mann nur über eine sehr kräftige, teils sogar harte oder sehr lange Stimulation eine richtige Erektion und/oder einen Orgasmus erreicht, kann das für beide zur Plackerei oder sogar zu einer drögen Rammelei werden. Und dann kneifen nicht nur die Frauen oft schon im Voraus. Mögliche Hintergründe können (müssen aber nicht) sein:

- Die Partnerin liefert zu schwache Reize (ihre Scheide ist beispielsweise nicht eng genug, ihr Partner findet sie nicht »reizvoll« genug).
- Die Empfindsamkeit des Penis ist durch Beschneidung und/oder Kondom herabgesetzt.
- Der Penis ist von Natur aus nicht sehr sensibel.
- Es liegen Erkrankungen vor (Nervenleiden, Zuckerkrankheit, Bluthochdruck oder Ähnliches).

Weit öfter aber ist es schlichtweg so, dass sein bestes Stück sich zu sehr an eine starke Stimulation gewöhnt hat – durch häufigen Verkehr im Presslufthammer-Stil oder hartes Onanieren (meist in Kombination mit extremen optischen Reizen).

Immer mehr Menschen konsumieren Pornos – ein paar Klicks am PC und schon öffnen sich die heißesten Aussichten. Die Versuchung ist groß, sich das immer wieder anzuschauen und sich an diese starken Reize zu gewöhnen. Während des Onanierens muss es ja dann auch oft schnell gehen (um nicht dabei überrascht zu werden). Um nicht abzustumpfen, muss die Dosis dann irgendwann steigen – und auch die Stimulation immer härter werden. Als Folge reicht vielen der »normale« Sex mit der Partnerin als Reiz dann nicht mehr aus.

Viele Betroffene stellen diese Situation als gegeben und unabänderlich hin. Aber früher haben diesen Männern kleine Reize ja auch ausgereicht – ein bisschen Knutschen, der Busen der Freundin in ihrer Hand, ihr leises Stöhnen, ihre zarten, noch etwas ungelenken Finger am Penis. Sie waren also auch einmal empfindsamer und leichter zu erregen. Und es ist durchaus möglich, den Penis, die Hoden und auch den mentalen Motor wieder sensibler zu machen und auf ein »normales« Level zu bringen:

Re-Sensibilisierung des Penis und der Sinne

Es ist wie mit so vielen unguten Gewohnheiten! Wer fast nie raucht, merkt eine einzige Zigarette sofort körperlich und registriert auch den unangenehmen Geruch an der Kleidung, der Haut oder im Mund. Wenn Sie stark rauchen, passiert da nicht mehr viel – Ihr Geruchs- und Geschmackssinn ist abgestumpft. Viele Menschen, die mit dem Rauchen aufhören, sind dann völlig überrascht, wie intensiv sie plötzlich wieder riechen und schmecken können. Sie schütteln den Kopf und begreifen gar nicht, warum sie sich diese Genussfähigkeit so lange selbst vorenthalten haben.

Da der Drang nach »hart und heftig« beim Verkehr selten von alleine nachlässt, sondern eher noch stärker wird, müssen Sie erst einmal die Notbremse ziehen. Verzichten Sie eine Zeit lang komplett auf Onanie, Pornos und Hardcore-Sex zu zweit. Verlegen Sie sich stattdessen auf feine Reize und zarte Stimulation. Die können Sie zum Beispiel auch durch sanften, langsamen Verkehr haben. Vermutlich wird es bei dieser leisen Gangart erst mal mit Penishärte und Erguss holpern, aber diese Ansprüche an ihr bestes Stück sollten Sie ohnehin eine Weile ruhen lassen. Dafür werden Sie und Ihre Liebste zur Belohnung bald ganz neue, intensivere und weniger mühsame Sexerlebnisse teilen.

ÜBUNGEN:
- Geben Sie Gleitgel oder Öl auf den Penis, streicheln Sie ihn ganz leicht auf verschiedene Arten: kreisend, tup-

fend, streichend usw. Legen Sie sich währenddessen völlig entspannt hin oder setzen Sie sich in aller Ruhe. Schließen Sie dabei die Augen und konzentrieren Sie sich ganz auf die Empfindungen.

- Streicheln Sie Ihren Penis (ohne Gleitmittel) auch einmal mit einer Feder, einem Wattebausch oder einem Nylon-Strumpf.
- Nehmen Sie einen Faden (zum Beispiel Nähseide) in die Hand, lassen Sie ihn auf die freigelegte Eichel herabhängen, betupfen Sie sie damit. Spüren Sie diese Berührung noch? Falls nicht, wiederholen Sie die Übung so oft (an verschiedenen Tagen), bis Sie wieder etwas dabei spüren. Versuchen Sie es auch mit einem (längeren) Haar. Bei beschnittenen Männern ist diese Übung schwieriger, da die Nerven durch die fehlende Vorhaut weniger sensibel werden.
- Bitten Sie Ihre Liebste um die oben genannten Dinge, während Sie nicht hinsehen. Der Vorteil dabei ist, dass Sie nicht wissen, was sie tun wird (was das Erspüren intensiviert) – sie kann zum Beispiel auch ihren Mund einsetzen. Sie können auch ein Ratespiel daraus machen: Ihre Partnerin berührt Sie mit verschiedenen Dingen, und Sie müssen mit verbundenen Augen erraten, um was es sich handelt.

Eine deutliche Verbesserung Ihrer Sensibilität stellt sich natürlich nicht schon nach ein, zwei Übungseinheiten ein. Machen Sie die Übungen mindestens alle zwei Tage, über einige Wochen hinweg – und ohne die einschlägigen Bildchen oder die übliche Onaniertechnik! Sie wissen ja: Auch eine einzige Zigarette oder ein einziges Glas Alkohol kann einen Entzug zunichtemachen. Der Gewinn für Sie und Ihre Liebste sollte den Verzicht wirklich wettmachen.

Anmerkung für die Frau: Zeigen Sie ihm am besten, dass Sie seinen »Weichen« mögen und dass sich auch damit die Stimulation schön anfühlen und er sie genießen kann, anstatt dauernd daran zu denken, dass er härter werden sollte.

Re-Sensibilisierung für Frauen

Auch Frauen können versuchen, mit den oben genannten Techniken ihre Empfindungsfähigkeit wiederzubeleben, falls diese abgestumpft ist. Es gibt weit weniger weibliche Betroffene, da eine sexuelle Abstumpfung durch Masturbation und Pornokonsum bei Frauen sehr selten auftritt. Die »Reizbarkeit« der Frauen kann aber aus anderen Gründen nachlassen: Durch Gefäßleiden, Nerven- und Stoffwechselstörungen, häufige Entzündungen oder andere Erkrankungen, psychosomatische »Taubheit« (etwa durch Missbrauch oder Vergewaltigung), Waschzwänge oder auch ein ständiges »Scheuern« an ihren sensibelsten Teilchen (durch zu enge Hosen und Slips oder durchs Radfahren). Siehe auch »Hegen Sie Ihren Lustgarten«, S. 78).

Slow Sex

Das **»Rein-Ganz-Raus-Spiel«** wird Ihnen beiden viel Fühl-Freude bereiten: Er zieht nach jedem Stoß seinen Penis ganz heraus, dringt dann wieder ein, zieht ihn wieder komplett heraus und so weiter – immer schön bedächtig und rhythmisch. Dazu muss er gut zielen können und sie sich relativ weit öffnen, zum Beispiel mit der Hüfte auf der Bettkante, während er zwischen ihren Beinen kniet.

Variante 1: Nur ein kleines Stückchen ganz langsam eindringen, dann langsam wieder heraus, noch ein bisschen weiter hinein, innehalten, dann tiefer oder zurück gehen – je nach Lust und Laune. Damit kann ein Mann eine Frau zum Zittern bringen vor Verlangen (vor allem, wenn sie dabei die Augen verbunden hat)! Apropos: Wenn er von hinten in sie eindringt und dann nur zur Hälfte, kann er auch eine Fingerkuppe (etwa die des Daumens) mit leichtem Druck auf ihren Anus legen. Die Frau kann nun durch Eigenbewegung bestimmen, wie tief sie den Penis (und den Finger) in sich spüren will.

Variante 2: Mit der Eichel über die Vulva, eventuell auch die Klitoris streichen. Sie können etwas Gleitgel hinzunehmen. Streichen Sie rhythmisch an ihrer Vagina entlang – am besten führen Sie dazu den Penis mit der Hand (dies geht auch gut mit einem nicht ganz harten Glied). Dann beginnen Sie, nur die Eichel in der Vagina zu bewegen,

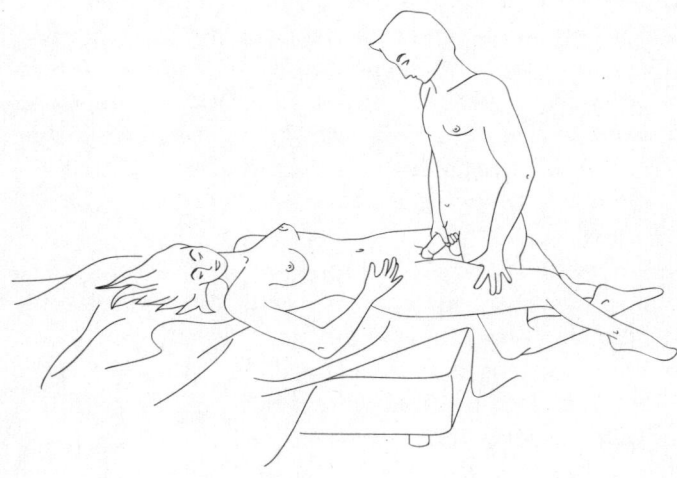

und zwar in kleinen Kreisen. Gehen Sie ganz langsam ein bisschen tiefer und fahren Sie an den Scheidenwänden entlang.

VARIANTE 3: Probieren Sie auch andere Stoßwinkel aus als nur gerades »Rein-Raus«, zum Beispiel, indem er seine Hüften kreisen lässt, seitwärts bewegt oder den Penis etwas schräg führt. Diese Varianten müssen vorsichtiger und gefühlvoller ausgeführt werden als »normales« Stoßen, damit er ihr nicht wehtut.

VARIANTE 4: Bei der sogenannten **Tao-Technik** dringt er neun Mal nur mit der Eichel ein und einmal sehr tief, danach acht Mal mit der Eichel, zwei Mal tief und so weiter. Ist er bei »neun Mal tief« angelangt, geht es wieder rückwärts zum Anfang.

Männer sollten beim Slow Sex ruhig auch mit ihrer Liebsten spielen – etwa, indem sie noch langsamer werden, als frau es erwartet. Hier sind noch einige schöne Ideen:

- Sie liegt mit gespreizten Beinen unter ihm, die Körper berühren sich nicht und beide sind bewegungslos. Seine Eichel spielt zwischen ihren Schamlippen. Er kann den Penis mit seinen Muskeln etwas steuern, ohne den restlichen Körper zu bewegen oder die Hände zu benutzen. Dies geht am besten in der »Randstellung«, S. 161.
- Die Eichel gleitet über ihren G-Punkt – wenn sie sich langsam daran reibt, spürt er eventuell sogar diese »Rubbelwelle«. Mehr zum G-Punkt auf S. 301 ff.
- Er dringt stetig, aber ganz langsam so tief es geht in sie ein, hält dort inne und bewegt sich ganz langsam und stetig wieder hinaus.

Auch Frauen können damit spielen: Verengen Sie zum Beispiel die Scheide, als wollten Sie ihn festhalten, sobald er beim Stoßen zurückgehen möchte. Dringt er ein, lassen Sie locker, geht er ein Stück heraus, »umfassen« Sie ihn – das fühlt sich für beide sehr schön an! Dasselbe können Sie in der Reiterstellung ausprobieren: beim Hochgehen anspannen, beim Runtergehen locker lassen.

Oder Sie reizen ihn in der Reiterstellung, indem Sie mit dem Unterleib so über den seinen rutschen, dass Ihre Intimzone ganz leicht seine Eichel berührt – lassen ihn aber noch nicht eindringen! Spielen Sie ein bisschen mit ihm, reiben Sie sich an ihm, küssen Sie seinen Mund und seine Brust und machen ihn heiß. Sie haben das Kommando – sobald er es übernehmen will, gebieten Sie ihm Einhalt. Er wird sich wundern, aber es wird ihm gefallen. Sie können ihn auch anweisen, Sie währenddessen zu liebkosen. Verwirren Sie ihn, treiben Sie ihn zum Wahnsinn. Und wenn Ihnen danach ist, »nehmen« Sie ihn richtig.

Stiller Penis, aktive Scheide

Für diese schöne Sache braucht die Frau gute, bewegliche Vaginalmuskeln und der Mann eine brauchbare Erektion (sollte es hier haken: siehe S. 306 ff.)

Nehmen Sie eine bequeme Sex-Stellung ein; es spielt keine Rolle, welche, sie sollte nur unbedingt für beide bequem sein. Verbinden Sie Ihre Genitalien, machen Sie zu Beginn ein paar sanfte, langsame, tiefe Stöße, dann halten Sie beide still. Atmen Sie im selben Rhythmus. Wenn sich der Atem synchronisiert hat, beginnt die Frau, ihre Scheidenmuskeln so zu bewegen, wie es für sie und ihn angenehm ist. Eigentlich sollte ihr Becken dabei äußerlich ruhig sein (seines auch!), aber sie kann es zur Unterstützung des vaginalen Rhythmus auch ganz leicht bewegen (oder vielleicht auch nur ihre Po-Muskeln).

Der Mann darf nur dann zwischendurch ein paar Stöße ausführen, wenn er seine Erektion zu verlieren droht. Falls er gute Beckenbodenmuskeln hat, kann er auch nur damit seinen Penis ein wenig wackeln oder zucken lassen – für die still verharrende Frau ein entzückendes Gefühl!

Tantra-Variante: Dazu setzt er sich auf das Bett oder eine Matte und legt die Beine nach vorne oder im Schneidersitz ab. Sie setzt sich so auf seinen Schoß, dass Penis und Scheide zusammengefügt werden können. Dann streckt oder verschränkt sie ihre Beine hinter seinem Rücken. Verbinden Sie nun ihre Münder und Hände oder umarmen Sie einander, sehen Sie sich in die Augen, atmen Sie zusammen und stellen Sie sich vor, dass Sie beide einen »energetischen Kreis« bilden, dessen unteres Ende Ihre Genitalien sind. Dann fahren Sie fort wie oben beschrieben. Manche Menschen erleben auf diese Weise einen besonders intensiven »spirituellen« Orgasmus.

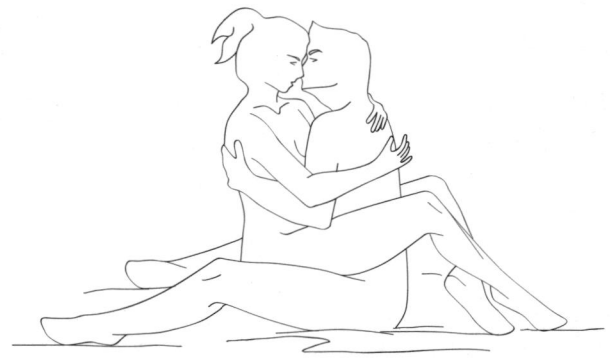

CAT-Technik

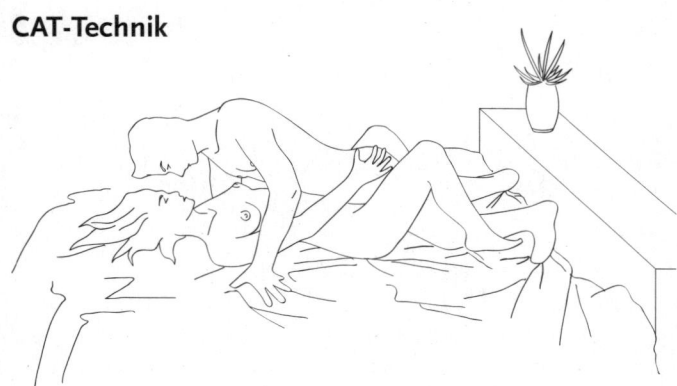

Bei der sogenannten *Coital Alignment Technique* richtet sich der Mann in der Missionarsstellung so aus, dass er nicht von unten in die Frau eindringt, sondern von schräg oben. Dazu dringt er zuerst wie üblich ein, rutscht dann mit dem Becken vorsichtig nach oben (eventuell mit ihrer Hilfe), bis der Penis dicht an der Klitoris, aber auch noch gut in der Scheide sitzt. Dann sollte er vorsichtig stoßen. Diese Technik hat für viele Frauen den Vorteil, dass der Kitzler mehr »abbekommt« – vor allem, wenn sie den Mann an den Hüften packen und genau so dirigieren, wie es sie am meisten erregt. Und er muss sich natürlich willig dirigieren lassen!

Tipp: Falls sie diese Methode zwar mag, jedoch auch einen starken und gleichmäßigen Druck braucht, kann er seine Füße abstützen – zum Beispiel gegen das Bettende oder gegen eine Wand – und kleine, aber präzise Bewegungen machen.

Variante: Während sein Penis in ihr ist, schmiegt er sein Schambein an ihres und bewegt sich sachte von links nach rechts. Diese sanfte Seitwärtsbewegung auf ihre Klitoris fühlt sich »sexy« und wohlig an.

Wie schnell darf's denn sein?

Stefan (42) wandte sich an mich, weil er seine Freundin selbst nicht fragen wollte:

> *Ich gehe beim Sex gerne längere Zeit langsam rein und raus, um nicht zu früh zu kommen. Es erregt auch meinen Penis mehr, und er wird dadurch steifer, als wenn ich schnell bin. Ich habe aber das Gefühl, dass Frauen es fast durchweg nur schnell und hart mögen. Mache ich langsam, stöhnt meine Freundin viel weniger. Mache ich nur schnell und hart, komme ich rasch, sie aber gar nicht. Ich versuche es schon immer einmal schnell, einmal langsam, um uns beiden gerecht zu werden. Ich weiß einfach nicht, wie es ihr gefällt.*

Die meisten Frauen sind keineswegs entzückt, wenn der Partner beim Verkehr stets einen auf Formel 1 macht. Viele von uns bevorzugen eine Mischung – am besten zu Anfang des Verkehrs langsam und mit zunehmender Erregung fester und auch schneller. Auch ein Wechsel der Gangart kann für uns sehr animierend sein.

Manche Frauen mögen es auch *nur* langsam, weil sie damit leichter kommen und der Mann länger durchhält, aber das alles hängt auch vom Penisumfang ab. Ist der Penisumfang recht gering, haben wir oft den Eindruck, hartes Stoßen bringt es mehr. Natürlich kommt es auch darauf an, ob unser Liebster seinen Luststängel variantenreich einsetzt und, mal wieder, ob die Lady trainierte Scheidenmuskeln hat und damit umzugehen weiß.

Easy und »reizend«:
die besten Stellungen

Ich könnte Ihnen jetzt natürlich Hunderte und wahnsinnig exotische Positionen aufzählen, aber dann wäre nicht nur das Buch in Windeseile voll, sondern auch das Thema verfehlt. Sie sollen sich ja weder verrenken noch unnötig anstrengen oder einen Stellungsmarathon aufführen müssen. Müde und gestresste Leute mögen sich oft nicht mal unter der Bettdecke hervorbewegen – das heißt, alles was größere Aktionen verlangt, fällt meist völlig flach. Ich erläutere Ihnen daher hier auch nur die »Basics« und wie Sie diese so hinbekommen, dass sie wenig Mühe erfordern und dennoch »reizvoll« sind.

Missionar

Die klassische Missionarsstellung ist nicht gerade eine optimale Position für faule Menschen – das heißt, für Frauen natürlich schon, doch die Männer murren oft, dass sie sich dabei nicht einfach entspannt ablegen dürfen. Folgende Varianten stimulieren besser und führen eher zum Ziel:

SCHERE: Sie geht in den normalen Missionar, er führt den Penis ein und nimmt dann ein Bein nach außen, sodass einer ihrer Schenkel zwischen seinen Beinen eingeklemmt ist – das ergibt mehr Reibung für beide. Die Übung eignet sich auch, wenn sein bester Freund eher schmächtig ist.

KLEMME: Wie die »Schere«, nur dass der Mann beide Beine nach außen nimmt. Diese Stellung bringt noch mehr Rei-

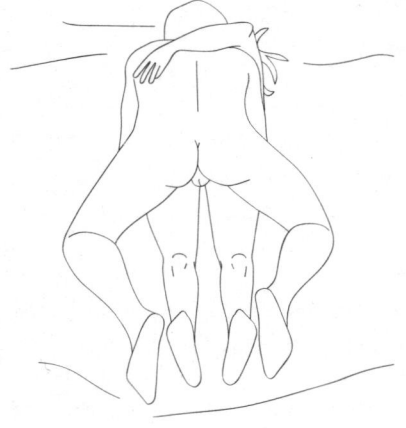

bung, er kommt dabei allerdings nicht allzu tief. Das kann bei einem kurzen Penis Probleme bereiten, ebenso bei einem sehr dicken (falls die Frau nicht richtig feucht ist, können Schmerzen auftreten). Optimal eignet sich diese Stellung für ein langes, schmales Glied.

Kröte: Sie zieht die Knie nah an die Brust, er dringt sehr tief ein. Zugleich legt er einen gewissen Druck auf den Penis, den sie auch spürt. (Er kann sich dabei eventuell abstützen, indem er ihre Füße hält.) Gut für kurze Schmale.

Bei der folgenden Stellung entfällt das anstrengende Abstützen:

Fauler Missionar: Der Mann stützt sich nicht mit gestreckten Armen ab, sondern legt sich halb seitlich auf einem seiner Unterarme ab und die Seite seines Beckens ein Stück auf ihren Schenkel. Hier muss die Frau sagen, wenn es ihr zu unbequem ist – er kann meist noch entsprechend korrigieren.

Die gerade genannten Stellungen funktionieren nicht so gut, wenn er einen dicken Bauch oder sie sehr voluminöse Schenkel hat. Dann eignet sich die folgende Stellung besser:

RANDSTELLUNG: Sie legt sich mit der Hüfte so an die Bettkante, dass ihre Füße auf dem Boden sind und der Mann, der zwischen ihren Beinen kniet, gut in sie eindringen kann. Diese Stellung ist komfortabel und zugleich sehr intensiv! Er hat die Hände frei, um sie festzuhalten oder zusätzlich zu stimulieren; sie hat die Hände ebenfalls frei und kann sich an der Kante festhalten, um ihm mehr Widerstand zu bieten, oder sich selbst berühren. Sorgen Sie für etwas Weiches unter seinen Knien – etwa eine Bettdecke oder ein Kissen. Die Position eignet sich auch gut für Schwangere und Männer mit Arm-, Schulter- oder Rückenproblemen.

Seitliche Stellungen

Diese Stellungen sind besonders für Menschen mit Rücken- oder Knieproblemen entlastend oder für diejenigen, die altersbedingt weniger beweglich sind. »Löffeln« und »Brücke« eignen sich auch gut für Frauen mit dickem Bauch, zum Beispiel Hochschwangere.

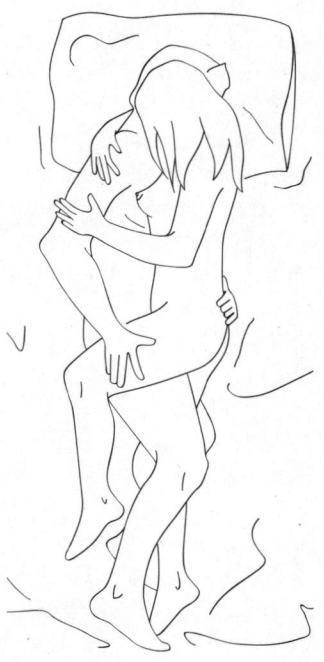

SEITLICH FACE TO FACE: Diese Stellung ist meist nur befriedigend, wenn kein dicker Bauch im Weg ist und der Penis lang genug, um beim Stoßen nicht immer wieder hinauszurutschen. Außerdem ist die Bewegungsfreiheit hier nicht grade gigantisch. Wenn man aber ohnehin beieinanderliegt und schmust, eignet sie sich gut für eine süße kleine Einleitung – ein gemächlicher Anfang ist ja oft durchaus reizvoll.

Dabei kommt er besser heran/hinein, wenn sie ihren unteren Schenkel zwischen seinen Beinen durchstreckt und ihren oberen über seine Lenden legt. (Siehe Grafik S. 161) Er kann für mehr Schubkraft ihren Schenkel packen oder sie an der Hüfte stützen.

Löffeln: Wie wunderbar beim Schlafengehen oder Aufwachen, wenn er sich von hinten an sie kuschelt, sie hier und da ein bisschen streichelt, ihren Nacken küsst und beknabbert und dann … in sie hineingleitet. Löffeln ist auch eine gute Sache für müde oder in der Bewegung eingeschränkte Männer, weil die Partnerin viel Eigenbewegung einbringen und ihn entlasten kann.

Bei Paaren mit deutlichem Unterschied in der Hüftbreite kann das Eindringen Probleme bereiten. Hier muss der Breitere etwas in die Schräglage gehen oder der Schmalere sich etwas unterlegen (zum Beispiel ein Polster oder eine gefaltete Wolldecke). Eine schöne Alternative dazu ist Folgendes:

Brücke: Er liegt auf der Seite mit angewinkelten Beinen, sie liegt vor ihm auf dem Rücken, und zwar so, dass sie ihre Beine über seinen oberen Schenkel schlägt und ihre Kehrseite vor seinem besten Stück liegt. Es soll so aussehen, als ob sie seitlich auf seinem Schoß sitzt – nur eben in der liegenden Variante.

Die Brücke ist wunderbar gemütlich und innig, weil man sich dabei ins Gesicht sehen oder sich küssen kann. Und es ist eine der besten Stellungen für sie, um einen

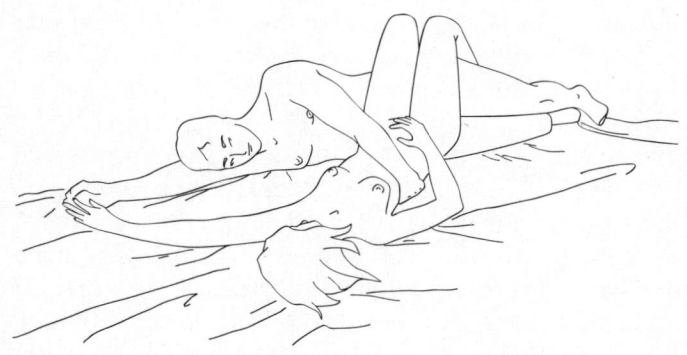

Orgasmus zu bekommen, während er in ihr ist: Beide können sich gut bewegen, und beide haben mindestens eine Hand frei, um ihre erogenen Zonen zu streicheln. Frauen finden es besonders sensationell, hierbei seinen Penis in sich zu haben, seine Hand am Kitzler und seinen Mund an ihrem Busen – alles zugleich. Übrigens: Männer mit Bauch können in dieser Stellung den Oberkörper etwas abrücken.

Sex im Sitzen

Sitz-Position: Sie funktioniert sowohl auf dem Bett als auch auf einem Stuhl. Im Bett eignet sich dazu die Tantra-Variante (siehe S. 156). Er kann sich dabei auch mit einem Kissen an die Wand lehnen. Auf einem Stuhl setzt sie sich auf ihn – entweder Auge in Auge oder mit dem Rücken zu ihm. Das Anlehnen hat drei Vorteile: Erstens ist es für ihn bequemer, zweitens hat man die Hände für den Partner frei und drittens ist es so ähnlich wie in der beliebten Reiterstellung, nur noch intimer. Auch sie kann sich an der Lehne festhalten. Von Vorteil ist, wenn sie mit den Füßen gut auf den Boden kommt. Sind ihre Beine zu kurz: sehr hohe Absätze anziehen oder niedrigeren beziehungsweise verstellbaren Stuhl wählen.

TV-Stellung: Er setzt sich entspannt auf einen Sessel oder das Sofa, die Lehne im Rücken; sie platziert sich seitlich auf seinem Schoß, stützt ihre Füße an der Seitenlehne (falls vorhanden) und ihren Oberkörper seitlich am Partner oder an der Rückenlehne ab. Er stützt sie zusätzlich mit einem oder beiden Armen. Diese Stellung bietet keinen Raum für große Stöße, aber für zärtliches Wiegen – eine feine Begleitung zu einem erotischen Film!

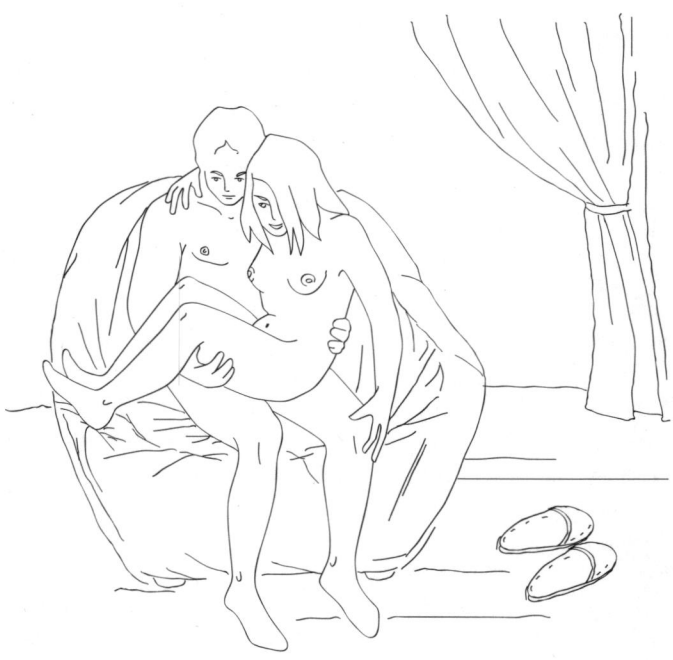

FERSEN-STELLUNG: Er setzt sich auf seine Fersen, die Frau legt sich mit geöffneten Beinen direkt vor seine Knie und er hebt ihre Hüften so auf seine Oberschenkel, dass er eindringen kann. Dabei hält er sie weiterhin an der Hüfte und schiebt sie sachte vor und zurück. Oder er überlässt ihr die Bewegung und streichelt sie stattdessen dort, wo sie es am liebsten hat. Das geht auch recht gut, wenn beide Partner ein Bäuchlein haben.

Stellungshelfer

- Ein längliches festes Polster nützt bei vielen Positionen: Wenn frau es im Missionar unter den Po legt, kann der Mann besser eindringen (auch geeignet für sehr dicke Damen). Beim »Löffeln« kann es unter der Hüfte des Schmaleren kleine »Höhenunterschiede« ausgleichen. Für die »Randstellung« und die »Reiterin« leistet es unter den Knien gute Dienste und in der »Sitz-Position« oder »Fersenstellung« unter seinem Allerwertesten (falls Sie es auf dem Boden tun). Lagern Sie das Polster immer in Bettnähe! Je schwerer Sie sind, umso fester und unnachgiebiger muss es sein.

- Falls Sie einen Tisch, einen Stuhl, eine Ablage oder die Waschmaschine für eine Stellung nutzen wollen, ist es ratsam, vorher die Stabilität zu testen. Im Zweifelsfall muss das Ding Sie beide tragen können!

- Viele etwas unbewegliche Menschen tun sich beim Sex leichter, wenn sie vorher ein kleines Warm-up machen, etwa mit Stretching. Das hilft zum Beispiel Frauen mit sehr dicken Schenkeln, sie weit genug öffnen zu können.

- Für sehr dicke Männer, vor allem wenn sie wegen Knie- und Rückenproblemen nur mit einer »Reiterin« verkeh-

Reiterstellung

Das Paradies für Männer mit Rücken-, Knie- oder Armproblemen, mit Bauch, Konditionsdefiziten und/oder ausgeprägter Faulheit. Ein Kissen unter dem Kopf sorgt außerdem für erotische Ausblicke, ohne dass er die Halsmuskeln betätigen muss.

KLASSISCHE REITERIN: Sie kniet über ihm und bewegt ihr Becken mithilfe der Oberschenkelmuskeln auf und ab oder vor und zurück. Diese Stellung eignet sich nicht sehr gut für unsportliche Frauen und solche, die nicht nur dicke Schenkel haben, sondern auch insgesamt zu viel Gewicht auf die Waage bringen – dann können die Knie oder auch das ganze Bein nämlich schmerzen.

Da etwas allzu Nachgiebiges (zum Beispiel eine weiche Matratze) ihre Schufterei verdoppelt, geht es auf dem Boden besser – für Frauen mit Knieproblemen allerdings keine gute Idee. Auf jeden Fall sollte man sich etwas Weiches unter die Knie legen. Oder: Er setzt sich aufs Bett und lehnt sich mit dem Rücken bequem gegen das Kopfteil des Bettes. Sie kniet sich über seinen Schoß und hält sich am Kopfteil fest. Das entlastet die Schenkel etwas.

Hier kommen einige Varianten, die größtenteils weniger mühsam sind – suchen Sie sich diejenigen aus, die für Sie am reizvollsten sind. Vieles hängt hier von der Anatomie ab – also einfach ausprobieren!

SITZ-REITERIN: Sie kniet nicht, sondern sitzt auf ihm und stützt sich mit den Händen ab – entweder nach hinten auf seine Beine (das ist eine gute G-Punkt-Position) oder nach vorne auf seine Brust. Sie kann sich in dieser Stellung nicht richtig bewegen, sie führt mehr zu einem gemächlichen Schaukeln. Er kann auch ihre Beine oder Hüften packen und den Takt vorgeben. Eine gute Stellung für Frauen mit schwachen Knien. In dieser Position kann sie auch ihre Schenkel zusammennehmen – das verengt die Vagina.

KLEMM-REITERIN: Zuerst geht sie in die normale Reiterstellung, dann spreizt er seine Beine und ihre Beine gehen vorsichtig nach innen, sodass sie zwischen seinen Schenkeln kniet: Sie nimmt seinen Penis also mithilfe der Oberschenkel in die »Kneifzange«. Eine sehr intensive Stellung, auch für die Klitoris! Hier reichen meist kleine, schnelle und rhythmische Bewegungen.

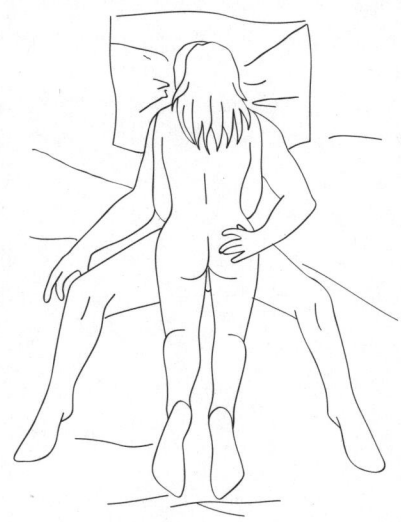

HOCK-REITERIN: Sie geht über ihm in die Hocke. Der Vorteil: Der Scheideneingang verengt sich, und sie hat volle Stoßgewalt. Der Nachteil: Es ist anstrengend!

Auch diese Stellung lässt sich leichter auf dem Boden ausführen, zumal frau dann nicht noch zusätzlich Muskelkraft zum Balancieren aufwenden muss. Der Mann kann sie stützen und gleichzeitig sein eigenes Vergnügen vergrößern, indem er sie an den Pobacken hält und diese im Rhythmus zusammendrückt, je nachdem, wie es ihm zusagt. Dazu braucht man unbedingt einen festen Untergrund – das Bett ist zu wackelig, um die Stellung lange zu halten.

AMAZONE: Diese Stellung funktioniert wie die Klassische Reiterin, nur umgedreht: Sie wendet ihm den Rücken zu. Dabei soll er seine Beine so anwinkeln, dass sie sich an den Knien festhalten kann und dort stabilen Halt findet. Oder er soll die Arbeit erledigen, indem er ihren Po packt – ähnlich wie bei der Hock-Reiterin.

LIEGE-REITERIN: Aus der klassischen knienden Position heraus nimmt sie ihre Beine nach hinten, lehnt den Ober-

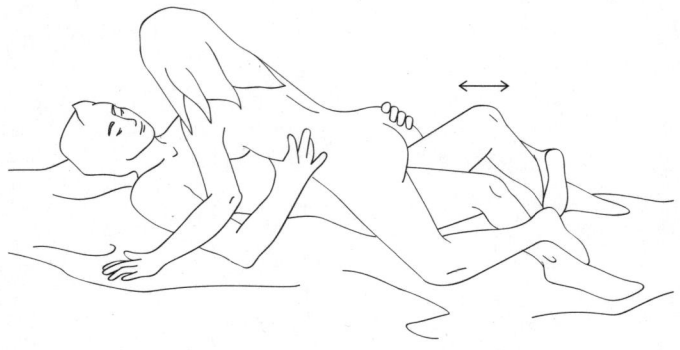

körper nach vorn und stützt sich ab. Wenn er seine Beine anwinkelt, kann sie ihre Füße an seinen Schienbeinen einhaken und er kann sie »ruckeln« lassen. Die Übung ist für schwere Frauen oder Frauen mit sehr dickem Bauch eher ungeeignet.

Von hinten

Diese Stellungen eignen sich gut für Übergewichtige – außer der »Eidechse« oder eventuell »Sitzen a tergo«. Meist kommen auch Leute mit Rückenproblemen ganz gut mit ihnen zurecht, es sei denn, die Frau muss zu lange ins Hohlkreuz gehen. Die Stellungen von hinten sind für Menschen mit Knieproblemen dagegen meist ein Problem.

KLASSISCHE HUNDESTELLUNG: Die Frau ist auf allen vieren und stützt sich auf den Händen oder Unterarmen ab, der Mann kniet hinter ihr und hat die Hände eher an ihren Hüften. Männer finden diese Stellung meist »herrlich animalisch«, zumal sie dabei freie Sicht auf den weiblichen Po und ihren eigenen aktiven Penis haben. Frauen finden sie leider oft »schrecklich animalisch«, da man sich nicht ins Gesicht sehen kann, bei einigen Männern in dieser Stellung tatsächlich »das Tier« durchkommen kann und sie loslegen wie die Rammler. In dieser Stellung kann das für viele Frauen richtig schmerzhaft sein, vor allem bei einem langen Penis und/oder einem ungünstigem Winkel (zum Beispiel eher von oben als von hinten).

Bei extremem Größenunterschied kann sie sich das Polster unter die Knie legen, das ich unter »Stellungshelfer« empfehle. Die Frau sollte außerdem ausprobieren, ob es sich für sie mit Hohlkreuz oder mit rundem Rücken besser anfühlt – oder wenn sie den Oberkörper und Kopf ganz auf das Bett absenkt. Letzteres hat den Vorteil, dass sie die Hände frei hat – etwa um den Schaft des Mannes zu umfassen und das Eindringen kontrollieren zu können oder um sich selbst zu stimulieren.

Außerdem möchte ich an die Männer appellieren, in dieser Stellung ihren Trieben keinesfalls freien Lauf zu lassen – es sei denn, Sie wissen ganz genau, dass Ihre Gefährtin darauf steht. Für viele Frauen wird »von hinten« erst dann zu einer ihrer Lieblingsstellungen, wenn Sie sie so ausführen, wie ich es unter »Slow Sex« vorschlug: sachte, langsam und nur zum Teil eindringend. Ihre Partnerin wird es Ihnen signalisieren, sobald sie mehr haben will. Treiben Sie es doch auch einmal frontal vor dem Spiegel – das hilft vielen Männern sich zu zügeln und Frauen dabei, den Akt durch Augenkontakt inniger zu gestalten.

RANDSTELLUNG VON HINTEN: Legen Sie etwas Weiches vors Bett oder Sofa. Sie kniet sich so vor den Rand, dass sie den Oberkörper auf der Fläche ablegen kann. Er kommt wie gewohnt von hinten und legt seine Hände auf seine Partnerin oder auf das Möbelstück. Diese Stellung ist schön mühelos, außerdem bietet die Kante von Bett oder Couch einen Widerstand, der das Gefühl intensiviert.

EIDECHSE: Sie liegt auf dem Bauch, er auf ihrem Rücken. Er hat die Beine schmal zwischen ihren Beinen liegen oder er umschließt ihre Beine mit seinen von außen. Meist muss sie kurz das Becken nach oben recken, damit er eindringen kann, und möglicherweise muss sie

auch so bleiben, damit er beim Verkehr nicht heraus-
rutscht. Das geht für sie viel leichter, wenn er sich abstützt
und sie ein Polster unter ihr Becken legt – oder wenn sie
sich so an den Bettrand legt, dass sie ihren Oberkörper
Richtung Boden senken kann. Er sollte eher kleine, gezielte Stöße machen. Der Vorteil dieser Stellung: Sie reizt
wunderbar kräftig ihren Scheideneingang, ihren Damm
und sogar ein wenig die Klitoris (und sein bestes Stück
sowieso).

SITZEN A TERGO: siehe »Sitz-Position«.

Sex im Stehen

Das ist eigentlich nicht die richtige Stellung für Faule und
Müde, möchte man denken. Aber erstens haben die doch
sicher auch mal gerne Quickies – und die gehen oft nur im
Stehen –, und zweitens kommen hier einige Tipps, die das
Ganze entspannter machen:
- Man sollte sich etwas zum Anlehnen oder Abstützen suchen: Am besten lehnt sie sich dabei mit ihrem Rücken
  gegen eine Wand oder eine Fensterbank.
- Beide sollten ungefähr dieselbe Beinlänge haben – oder
  man gleicht den Unterschied durch hohe Absätze, Sche-
  mel, Telefonbücher oder Treppenstufen aus.
- Sie kann ihm einen günstigen Penetrationswinkel bieten, indem sie ein Bein um seine Hüfte schlingt und er
  es mit einer Hand stützt.
- Sehr hilfreich ist auch ein Stuhl: Sie stellt einen Fuß
  auf die Sitzfläche und hält sich an der Lehne fest, er
  kommt von hinten. Ganz perfekt ist diese Variante in
  einem Treppenhaus mit einem Geländer zum Festhalten. (Siehe Grafik S. 172)

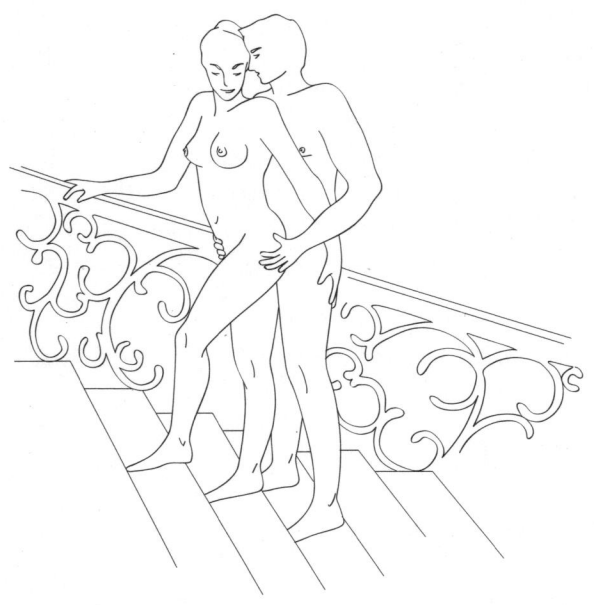

Und hier noch zwei bequemere Alternativen:

NEW YORKER: Sie sitzt auf einem Tisch, das Becken nahe an der Kante, und er steht zwischen ihren geöffneten Beinen. Die Stellung eignet sich auch gut für Kommoden, Küchenzeilen oder Fensterbretter und spart Kraft in den Armen.

Versuchen Sie mal die klassische Waschmaschinen-Nummer: Man stellt das Gerät auf Schleudergang, und er stößt währenddessen nicht großartig zu, sondern verharrt in ihr – die Bewegung kommt von der Maschine. Der New Yorker eignet sich gut für Menschen mit Knie- und Schulterproblemen. Das gilt auch für die folgende Stellung.

172

Stier: Die Stellung ähnelt dem New Yorker, nur dass sie ihren Oberkörper auf den Tisch zurücklegt. In kaum einer Position kann er gleichzeitig so bequem und kontrolliert stoßen: kraftvoll wie ein Stier oder neckend-spielerisch. Wenn er mag, kann er sie auch noch zusätzlich mit seinen Händen verwöhnen. Für sie ist es ratsam, eine Decke unterzulegen. Falls es eine Wolldecke ist und der Tisch eine glatte Oberfläche hat, kann der Mann sie auch an Schenkeln oder Hüfte greifen und sie (statt seines Unterleibs) vor- und zurückbewegen. Die Stellung eignet sich auch gut für Schwangere und wohlbeleibte Frauen und Männer.

Sex ohne Penetration

Sollte »Beischlaf mit Eindringen« für die Frau einmal nicht möglich oder erwünscht sein – aufgrund von Entzündungen, Wundsein, Schmerzen oder der Periode –, kann der »Oberschenkel-Koitus« eine echte Alternative sein. Dabei nimmt sie ihre Beine eng zusammen, und er dringt von vorne oder hinten ein, reibt seinen Penis aber nur außen an ihrer Vulva. Wenn er dabei auch die Klitoris stimuliert, kann das auch für sie eine richtig lustvolle Sache sein! Mit einer großen Portion Gleitmittel wird es für ihn noch gefühlsechter.

Dasselbe geht auch mit ihrer Achselhöhle (und nennt sich dann »italienisch«) oder mit ihrem Busen (»spanisch«) – falls dieser groß genug ist: Sie oder er drückt ihn dann von der Seite her zusammen und kann das Ganze mit rhythmischen Bewegungen unterstützen.

Sexperimente und Sonderwünsche

Wie aufgeschlossen sind wir Deutschen gegenüber Dingen, die über Blümchensex hinausgehen? Spitzenreiter ist laut einer Umfrage der Oralverkehr: Bei 71 Prozent der Deutschen ist oder war er schon einmal Bestandteil des Sexlebens. An zweiter Stelle folgt Outdoor-Sex – zwei Drittel haben es schon außerhalb der Wohnung getan. Immerhin ein Drittel peppt den Sex durch Reizwäsche, Vibratoren oder Gleitmittel auf, 29 Prozent haben Analverkehr ausprobiert und 20 Prozent Fesselspielchen. Je ein Sechstel bezog schon mal Rollenspiele oder gefühlsverstärkende Kondome ein, zwölf Prozent den Flotten Dreier, sechs Prozent einen Penisring, fünf Prozent Tantrasex und vier etwas aus dem SM-Bereich.

Etwas anderes als solche Sexperimente (die ja meist beide Partner wollen) sind die »Sonderwünsche«: Dabei hat einer der Partner bestimmte sexuelle Vorstellungen, die vom anderen grundsätzlich abgelehnt werden, die selten oder noch nie gemeinsam ausprobiert wurden oder die er sich bisher erst gar nicht zu äußern wagte. Es kann sich dabei um etwas handeln, was man unter »Spezielle Neigungen« einordnen kann, aber auch um etwas, das für andere Paare völlig selbstverständlich ist. Kürzlich kam ein Mann in meine Beratung, der sich nichts sehnlicher wünschte, als nach 23 Jahren Ehe seiner geliebten Frau seinen Finger in die Vagina stecken oder gar seine Zunge an ihr Heiligtum legen zu dürfen – beides war bisher rigoros von ihr abgewehrt worden ...

Unter den Menschen, die »Sonderwünsche« hegen, sind die Männer deutlich in der Überzahl. Warum sind wir Mädels da so zurückhaltend, wenn wir uns gleichzeitig nach Abwechslung im Bett sehen? Es gibt zwei Hauptgründe:

Erstens befürchten wir, dass er – wenn wir uns einmal offen zeigen – immer mehr und immer seltsamere Dinge von uns will oder während des Ausprobierens etwas außer Kontrolle geraten könnte. Aber wenn eine Frau von vornherein »dicht macht«, wie soll sie dann je herausfinden, ob etwas von seinen Vorschlägen auch ihr gefallen könnte? Und wozu hat der liebe Gott uns eine Stimme gegeben? Sagen Sie ihm alle ihre Ängste (selbst wenn sie albern klingen mögen) und wie weit Sie zu gehen bereit sind. Sollten Sie dann beim Experimentieren feststellen, dass die jeweilige Praktik Ihnen nicht zusagt, können Sie immer noch »Stopp!« rufen – aber Sie haben es immerhin probiert. Zum Ausprobieren gehört natürlich auch, dass man dem Partner vertraut und von ihm respektiert wird. Trifft beides nicht zu, sollten Sie erst einmal an der Basis arbeiten.

Zweitens, und dieser Grund ist noch gewichtiger, entspricht das, was *er* will, nicht unbedingt dem, was *ihr* gefällt! Ein schönes Beispiel dafür kommt von Mike (40):

> *Ich führe eine gute Ehe und habe mit meiner Frau schon viel im Bett erleben dürfen. Sie ist eher eine ruhige Liebhaberin, die man lange erobern muss. Ich stehe sehr auf Nacktfotos von ihr. Hin und wieder lässt sie es zu, dass ich sie fotografiere, sie befürchtet jedoch immer, dass unsere Kinder diese Bilder entdecken könnten. Ich versichere ihr dann, mit solch intimen Sachen sorgfältig und diskret umzugehen. Als ich einmal mit dem Vorschlag kam, scharfe Reizwäsche für unser Liebesspiel zu besorgen, reagierte sie ablehnend. Würde ich sie bedrängen oder unter Druck setzen, wenn ich einfach etwas kaufen würde?*

Ja – so etwas nennt man »überrumpeln«, und das kommt bei den meisten Frauen gar nicht gut an, vor allem, wenn sie in sexueller Hinsicht sensibel sind.

Mike ließ nicht locker: »Es muss doch eine Möglichkeit geben, mit ihr unsere Sexualität ausleben zu können, ohne darauf warten zu müssen, dass die Kinder aus dem Haus sind.«

Anscheinend denkt Mike, seine Frau wolle keine Reizwäsche, weil sie genau wie bei den Fotos befürchtet, dass die Kinder diese finden könnten. Das ist jedoch nicht der eigentliche Grund. Es scheint vielmehr so, dass seine frivole Schaulust sie einfach nicht antörnt, sondern teilweise sogar eher abstößt. Nur weil ihr Mann nicht locker lässt, gibt sie manchmal nach.

Für Mike bedeutet »unsere Sexualität auszuleben«, dass er Nacktfotos von ihr macht und sie in Wäsche aus dem Sexshop steckt. Die meisten Frauen würden sich darunter jedoch wohl etwas völlig anderes vorstellen! Wenn ihm wirklich daran liegt, ihre gemeinsame Sexualität auszuleben, sollte er sich als Erstes bemühen, auch die erotischen Wünsche seiner Gattin herauszufinden und nach Möglichkeit mit ihr zusammen umzusetzen. Da seine Frau in dieser Hinsicht eher zurückhaltend scheint, bedarf es seinerseits dafür eines besonderen Feingefühls.

Wie sag ich's meinem Schatzi?

Die erste Voraussetzung für das Äußern von Sonderwünschen ist, dass man nicht erst seit ein paar Nächten zusammen ist, sondern ein gutes und vertrauensvolles Sexualleben teilt. Doch selbst dann sind Blitzaktionen (also den anderen zu überrumpeln) fast immer eine schlechte Idee. Besser ist es vorzufühlen, ob es ihm/ihr überhaupt genehm wäre – und schon dabei gilt es, seine Worte oder Taten mit Bedacht zu wählen.

Ein Beispiel: Wenn Guido seine Eva damit überfällt, dass er gerne einmal Pinkelspiele oder Sado-Maso-Elemente einbringen würde, riskiert er nicht nur, dass sie sein Begehren sofort abschmettert, sondern auch, dass sie eine negative Haltung entwickelt und sich vielleicht fragt: »Genüge ich ihm nicht mehr? Denkt er beim Sex mit mir immer, er hätte lieber was anderes? Welche Abgründe werden sich da noch auftun?« Vollkommen ablehnend wird sie mit Sicherheit dann reagieren, wenn er ihr mit »Argumenten« kommt, wie: »Die anderen, mit denen ich was hatte, haben das auch alle gemacht!« oder »Ich will das unbedingt ausprobieren, und wenn du es nicht magst, muss ich mich wohl anderweitig umschauen«.

Am besten ist es, die eigenen Sonderwünsche erst einmal neutral zu erwähnen: Man hat es gehört, gelesen, im Fernsehen gesehen oder davon geträumt. Guido könnte zum Beispiel zwei Filme (Spielfilme, keine Sexfilme!) für den gemeinsamen DVD-Abend ausleihen – und in einem davon spielt sein Wunsch eine Rolle. Beim gemeinsamen Anschauen könnte er dann ganz nebenbei das Gespräch darauf bringen und warten, wie Eva reagiert. Und nur bei einer wirklich positiven und interessierten Reaktion ihrerseits sollte er seine eigenen Vorstellungen enthüllen – und auch dann nur häppchenweise.

Am besten fängt er mit dem Aussprechen eines kleinen, erfüllbaren Wunsch an – vielleicht gefällt seine Umsetzung ja dann beiden so gut, dass sie weitermachen wollen. Ist sie zögerlich oder hat Ausreden, sollte er sie gezielt nach ihren Befürchtungen oder Gründen fragen – und darauf eingehen! Meist lassen sich Lösungen oder Kompromisse finden. Die Gewissheit, dass er ihre Grenzen kennt und achtet, macht es ihr auch leichter, etwas Neues zu wagen.

Auch wenn sie nicht sofort darauf anspringt, wird das Thema in ihr arbeiten. Er sollte es dann ruhen lassen und ihr Zeit geben. Denn auch Drängeln erzeugt Abwehr. Ich habe zwar bereits mehrmals erwähnt, wie wichtig es ist, über seine sexuellen Bedürfnisse zu reden – damit ist aber gemeint, dass auch schüchterne Menschen sich überwinden sollten und nicht, dass man bereits geäußerte Wünsche nach einem »Nein« noch öfter und noch nachdrücklicher einfordert.

Eine Anmerkung noch für diejenigen, deren Schatzi Sonderwünsche äußert: Er/sie will etwas Spezielles, aber Sie lehnen ab, weil es Ihnen »unnatürlich«, »abstoßend« oder »irgendwie bekloppt« vorkommt? Vielleicht erscheint Ihnen das alles aber nur so, da Sie es einfach nicht gewohnt sind? Etwas Neues auszuprobieren kann sich lohnen. Es gibt so viele spannende, aber vielleicht eher ungewöhnliche Ideen: Dirty Talk, Reizwäsche, Sex-Toys, Intimrasur oder auch das Folgende:

Rollenspiele

Rollenspiele haben eine Menge Vorteile: Indem man kurzfristig in eine andere Identität schlüpft, kann man das Alltags-Selbstbild abstreifen, seine üblichen Hemmungen über Bord werfen und darüber hinaus spielerisch die eigenen Facetten ausleben oder überhaupt erst erkunden (extrem spannend!).

Die meisten stellen sich unter Rollenspiele vor, dass man bestimmte Verkleidungen, Accessoires und eine entsprechende Umgebung braucht, beispielsweise als Sultan und Haremsdame oder Königin und Sklave. Eine aufwändige Inszenierung kann zwar aufregend sein, es geht aber auch im Kleinen – durch eine Veränderung der Stimme, der

Sprechweise, der Körperhaltung und/oder des gesamten Auftretens.

Eva spielt zum Beispiel gerne die naive Unschuld, die Unnahbare oder die laszive Dame, ihr Freund Guido spielt im Gegenzug den Latin Lover, den Unerfahrenen oder den Gebieter. Als Guido Eva eine seiner Fantasien verrät, in der eine strenge Lehrerin vorkommt, steigt sie auch darauf ein: Sie ermahnt ihn mit schneidender Stimme und erhobener Hand, seinen »Hausaufgaben« nachzukommen. Ein paar Tage später bringt sie sogar ein Lineal ins Bett, mit dem sie ihm Sanktionen androht, wenn er nicht dies und jenes tut.

MEIN RAT: Nur keine falsche Scham – setzen Sie ein paar Ideen in die Tat um! Natürlich kann manchmal dabei auch etwas Peinliches herauskommen, aber was soll's? Es gibt etwas zu lachen und beim nächsten Mal versuchen Sie eben wieder etwas anderes. Im Endeffekt ist der Zugewinn aber immer höher. Nichts hält die Lust und das Liebesleben so frisch wie zwei Menschen, die wandlungsfähig und spontan sind.

Anal-Erotik

Da sich unheimlich viele Männer mit diesem Thema in meiner Beratung an mich wenden (und auch einige Frauen), möchte ich hier explizit darauf eingehen, obwohl das Wollen und Gefallen bei den beiden Geschlechtern meist ziemlich auseinanderklafft. Die Mehrzahl der Männer mag Analsex oder hätte ihn gerne einmal; die meisten Frauen sind davon nicht gerade begeistert, bei manchen löst allein das Wort bereits Panik oder Stress aus.

Aber: Da der Anus fast so viele Nerven wie die Klitoris besitzt, wäre es schade, diesen Quell der Lust von vornherein aus seinem Sexleben auszuschließen, nur weil man Analverkehr vielleicht zu schmutzig findet und/oder Angst vor Schmerzen hat. Obwohl es die meisten nicht zugeben: Bei vielen Frauen (wie auch Männern) kann ein Finger am oder im Anus wirkungsvoller und viel antörnender sein als Rückenmassage & Co. Es muss ja nicht unbedingt Verkehr (im Sinne eines eindringenden Penis) sein – und natürlich können und sollten Sie jederzeit bestimmen, wie weit es gehen darf.

Vortasten durchs Hintertürchen

In Ihren Sexfantasien spielt Anal-Erotik eine große Rolle, aber Sie wissen nicht, ob es Ihnen in der Realität auch gefallen könnte? Ihr Partner möchte schon lange oder ist zumindest nicht abgeneigt? Fangen Sie mit einer äußeren Stimulation an: streicheln oder massieren des Anus und dessen Umgebung mit oder ohne Gleitmittel. Alleine das kann ihr oder auch ihm den Wollust-Kick geben – wenn man es denn zulassen kann (also nicht verkrampft).

Falls Sie Lust darauf haben, dass etwas eingeführt wird, können Sie eventuell einen ersten Selbstversuch mit einem schmalen Dildo machen. Manche nehmen statt eines Anal-Dildos auch Griffe von Haar- oder Zahnbürsten, Möhren und dergleichen, aber dabei sollte man extrem aufpassen, dass nichts in den Körper rutscht oder abbricht! Ich finde, ein Finger eignet sich für den Anfang immer noch am besten – der ist weicher und sensibler als ein unbelebter Gegenstand und kann zudem bewegt werden.

Wenn Sie möchten, können Sie Ihren Partner dann bitten, sich ganz behutsam vorzutasten. Vier Tipps dazu:

1. Fingernägel kürzen!
2. Vorher unbedingt viel Gleitmittel auf den Anus geben, das senkt auch die Gefahr von Hautrissen! Benutzen Sie etwas Geeignetes, im Erotikhandel gibt es sogar Gleitgel speziell für den Analbereich.
3. Aus hygienischen Gründen kann man auch ein Kondom über den Finger ziehen.
4. Wenn Sie richtig erregt sind, sind Sie auch weniger empfindlich – also bitte ordentlich »vorspielen«!

Der erste Finger macht Freude? Dann soll er noch einen zweiten hinzunehmen. Nur wenn das wirklich »Lust auf mehr« macht, kann der Penis einen Vorstoß wagen: mit viel Gleitgel, ganz vorsichtig, Millimeter für Millimeter – ob das gut geht, hängt auch von seinem Umfang ab. Brechen Sie auf jeden Fall ab, sobald es unangenehm wird!

WICHTIG: Der Mann darf auf keinen Fall mit Druck eindringen, sonst gehen Sie an die Decke! Atmen Sie aus, während er tiefer hineingeht, oder drücken Sie ein bisschen, ähnlich wie beim Stuhlgang. Ist er in Ihnen, soll er sich erst einmal gar nicht bewegen, damit Sie sich an das Gefühl gewöhnen können. Am besten streichelt er dabei mit einer Hand Ihre Klitoris oder andere für Sie angenehme Stellen. Sobald Sie sich bereit fühlen, geben Sie ihm Bescheid, dass er langsam anfangen kann, sich zu bewegen – oder übernehmen Sie die Bewegungen. Sollte er jedoch einen Rückzieher machen wollen, muss er dies bitte auch ganz langsam tun!

Geräte machen das Leben leichter – und den Sex auch!

Warum soll man die Hände, die Zunge oder den ganzen Körper bemühen, wenn es auch Geräte gibt, die einem einen Teil der Arbeit abnehmen? Vor allem mit Vibrationen erreichen Sie eine Menge. Sie sind der schnellste Weg zum weiblichen Orgasmus und können auch allerlei Vorspielhandlungen vereinfachen – vorausgesetzt, das entsprechende Spielzeug passt zur Person und diese ist bereit, es zu verwenden. Deswegen der Liebsten am besten nicht auf gut Glück einfach mal eben einen Vibrator aus dem Erotikshop mitbringen, dann besteht durchaus die Möglichkeit, dass das Ding unbenutzt in den Müll fliegt.

Die meisten Leute, vor allem Schüchterne, müssen sich erst mal ganz allein und in Ruhe mit Sextoys vertraut machen, bevor sie sie irgendwann – wenn überhaupt – in den Zweiersex integrieren. Letzteres ist nicht selbstverständlich. Für viele Menschen (auch selbstbewusste) sind Sexspielzeuge nur etwas für die Selbstbefriedigung, das heißt, sie mögen sie nicht mit dem Partner zusammen anwenden.

Beide – Mann und Frau – sollten es also gleichermaßen wollen und am besten gemeinsam in den Erotikshop gehen. Manche mögen härteres Material, da es ein intensiveres Gefühl erzeugt, manche etwas Weicheres. Auch in der Form, der Vibrationsstärke und der Handhabung gibt es riesige Unterschiede.

Kauftipps für Einsteigerinnen

— Finden Sie heraus, ob es in Ihrer Nähe einen Erotikshop für Frauen gibt oder zumindest einen gepfleg-
ten »normalen«, aus dem Sie nicht sofort wieder hin-
ausstürmen wollen. Oft kann man sich auch schon
vorher im Internet über das Geschäft und dessen Wa-
renangebot schlaumachen. Die Läden für Frauen führen in der Regel praxiserprobte und ästhetische Geräte,
die nicht wie abgeschnittene Geschlechtsteile oder Fol-
terinstrumente aussehen, aber auch der »normale«
Sexhandel hat hier in den letzten Jahren mächtig aufge-
holt.

— Hemmungen oder peinliche Gefühle sind überflüssig!
Jede zweite deutsche Frau besitzt mittlerweile mindestens ein Toy. Lieblingskategorie: Vibratoren.

— Lassen Sie sich Zeit; nehmen Sie das, was Sie optisch
anspricht, in die Hand: Fühlt es sich gut an? Riecht es
gut? Was Sie nicht riechen können, sollten Sie auch
nicht an/in Ihre sensibelsten Körperteile lassen.

— Schalten Sie das Gerät an oder bitten Sie die Verkäu-
ferin darum. Unbedingt! Gefallen Ihnen die Vibrations-
stärken? Ist das Gerät leicht zu bedienen? Wie viele
Einstellungsmöglichkeiten gibt es? Ist es auch nicht zu
laut?

— Sparen Sie nicht am falschen Ende. Billigware ist oft
schnell hinüber und hat verletzungsträchtige Schweiß-
nähte, Kanten oder eine ungesunde Außenbeschich-
tung. Toys aus Gummi oder Jelly-Material enthalten
sehr oft giftige Chemikalien. Silikon ist teurer, aber fast
geruchsneutral, hygienischer, hautverträglicher, pflege-
leichter und langlebiger. Auch hier gibt es allerdings

Unterschiede: Silikongeräte aus Massenproduktionen fassen sich oft unangenehm klebrig an oder riechen seltsam.

- Wichtig ist außerdem die Betriebsart. Die billigsten Vibratoren sind zwar die mit Batterien, diese halten aber meist nicht lange – und dann liegt Ihr Gerät ungenutzt im Nachtkästchen, weil man immer wieder vergisst, neue Batterien zu kaufen. Die Alternativen: Vibratoren mit Kabel und Netzstecker oder mit integriertem Akku und Ladestation (mein Favorit: »Sinnflut« – sehr ausdauernder Akku, intelligentes Design und sehr variable Einstellungen).

- Achten Sie auch auf Wasserdichte, damit weder Gleitgel noch andere Flüssigkeiten ins Innere geraten – etwa wenn Sie das Gerät abwaschen oder mit in die Badewanne nehmen. Qualitativ hochwertige Silikon-Toys kann man sogar mit kochendem Wasser reinigen, was besonders sinnvoll nach analem Einsatz oder Intim-Infekten ist.

- Hier einige Webadressen von Sexshops für Frauen:
  www.sexclusivitaeten.net (Berlin),
  www.insideher.de (Frankfurt),
  www.ladiesfirst.de (München),
  www.forladies.de (Bremen),
  www.bella-donna-erotik.de (Esslingen),
  www.liebhabereien.com (Hannover),
  www.magnolias.at (Wien).

Vibrierendes

VIBRATOREN IN PHALLUSFORM: Man sollte meinen, dass solche Vibratoren vor allem zum Einführen gedacht sind, sehr viele Frauen aber legen sie hauptsächlich außen an. Natürlich kann man sie auch in der Vagina verwenden (aber bitte nur mit guter Befeuchtung!), oder auch bloß bis zur Hälfte einführen und die Schenkel fest zusammenklemmen – dann gerät der ganze Bereich ins Beben. Die Klitoris kann dabei auch mit einem Extra-Vibrator oder einem Finger stimuliert werden.

G-PUNKT-VIBRATOREN: Sie sind tatsächlich fürs Einführen konstruiert und haben oben eine Biegung für die gezielte Stimulation der G-Zone. Dort sollte das Gerät dann auch am stärksten vibrieren – und zwar bitte kräftig, da es sonst wenig bewirkt.

BUTTERFLIES: Diese Vibratoren heißen so, weil sie meist die Form eines Schmetterlings haben (zumindest eine entfernte Ähnlichkeit). Im Korpus befindet sich ein vibrierendes Element und an den Flügeln dehnbare Schlaufen, um das Gerät so an der Hüfte zu befestigen, dass der Intimbereich beglückt wird. Monster-Sound – Mini-Effekt. Butterflies kommen aus einer Generation der Sexspielzeuge, bei der man sich noch wenig um ansprechendes Design und Funktionalität kümmerte. Sie warten jedoch in vielen Sexshops immer noch auf ahnungslose Käufer, die traditionelle Produkte und kleine Preise bevorzugen.

MULTI-STIMULATIONS- ODER KOMBI-VIBRATOREN:
– »Madonnen« haben einem Haupt-Arm und ein bis zwei vibrierende Nebenärmchen für Kitzler und/oder Anus.

Bei einigen kreist die »Eichel« und im Schaft rotieren Perlen, die für die Scheidenpforte gedacht sind – falls frau das Gerät überhaupt so tief einführen möchte. Meist können Sie die einzelnen Elemente separat betätigen, etwa die Nebenarme auf Turbo stellen und den Schaft auf Pause oder Soft-Betrieb.

- »Aufliege-Vibratoren« sind ergonomisch geformt und liegen zugleich auf Venushügel, Scheideneingang und Kitzler auf (zum Beispiel der »Laya Spot« aus antiallergenem Elastomed). Sie haben meist keine allzu kräftige Schwingung, eignen sich aber auf jeden Fall gut fürs Vorspiel.

- Kombination aus Aufliege- und G-Punkt-Vibrator: Marktführer und wirklich empfehlenswert ist der »Delight«, ein smart gestaltetes Schmuckstück aus Silikon/Elastomed mit sehr vielen Einstellungsstufen, einem hochwertigem Akku und einem schicken Etui, das gleichzeitig als Aufladeschale dient.

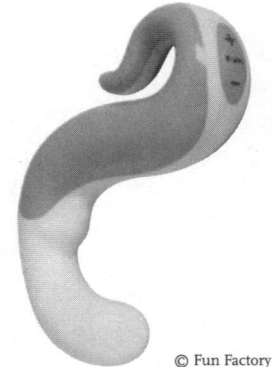

© Fun Factory

MINI-VIBRATOREN: Sie sind nur ein bis drei Zentimeter groß und lassen sich entweder an einem Penisring anbringen oder sind bereits in einem solchen integriert (zum Beispiel in einem Guss aus Latex). Den Ring kann man dann auf Glied, Dildo oder Finger ziehen und ihn so platzieren, dass alle Beteiligten daran Freude haben. Gut und günstig ist hier zum Beispiel der Ring »Durex Play Vibrations«. Beim Einsatz am Penis sollte man eher stillhalten oder sich nur ganz langsam hin und her bewegen – bei normalem Stoßverkehr rumpelt der Mini nur unangenehm gegen die sensiblen Partien der Frau.

Manche dieser Teilchen eignen sich sogar für die Zunge. Sie erleichtern den Oralsex, sind aber für den Träger gewöhnungsbedürftig! Die Zunge am besten einfach nur hängen und zittern lassen. Man kann den Mini auch so in den Slip legen, dass ihre Lieblingsstelle davon erbebt. Achtung: Mini-Vibratoren bitte nie in den Anus stecken – es sei denn, sie besitzen eine längere, feste Schnur.

VIBRIERENDER AUFSATZ: Grundlage hierfür ist auch ein Minivibrator, aber um ihn herum sitzt ein größeres Stück aus einem Guss (meist aus Gummi) in Form eines Tieres. Die Schnauze oder die Ohren des Tiers – meist Hasen oder Delfine – sind für die Klitoris gedacht, der Schwanz für den Anus. In der Mitte befindet sich ein dehnbarer Ring oder ein Loch, um den Aufsatz auf den Penisschaft aufzuziehen. Der Vorteil: Beim Slow Sex werden Frau und Mann zugleich stimuliert, und er behält dank des engen Ringes seine Erektion. Leider haben die meisten dieser Aufsätze ein Kabel, an dessen Ende ein Kästchen hängt (mit Batterien und Steuerung) – das kann sehr störend sein. Am besten halten Sie deshalb Ausschau nach einem Aufsatz mit interner Batterie. Natürlich darf frau das Ding auch ohne den angehängten Mann genießen ...

ANAL-VIBRATOREN: Für sie gelten – da ihr Einsatzort noch sensibler ist als die Vagina – besondere Vorsichtsmaßnahmen: Wählen Sie für den Anfang etwas sehr Schmales (etwa in Zigarrenform). Das Gerät sollte entweder eine verbreiterte Basis haben, damit es nicht in den Darm rutscht, oder am unteren Ende eine fest angebrachte und stabile Rückhol-Schnur. Die Oberfläche des Vibrators muss absolut glatt sein, dann bleiben weniger Keime daran hängen. Dasselbe gilt auch für die Schnur: Sie muss mit Kunststoff oder Silikon ummantelt sein. Und um das Gerät nach Gebrauch wieder hygienisch sauber bekommen zu können, sollte es auch wasserdicht sein und kochendes Wasser vertragen.

MASTURBATOREN: Das sind Masturbations- und Verkehrsvorrichtungen für Männer und Frauen mit Vibration (ohne Vibration heißen sie zum Beispiel Onahole). Teils sind das preiswertere Kleinodien wie der »Monkey Spanker« – eine Art Griff mit einem dehnbaren Loch, durch das der Penis gesteckt wird – oder sprechende Nachbildungen des weiblichen Lustgartens (»Oh yeah, fuck me ...«); teils sind es ausgewachsene Apparate, bei denen ein Kunstpenis Sie rhythmisch penetriert oder eine Kunsthand das Glied rubbelt: ausgeklügelt, vielfach verstellbar und ganz schön kostspielig (siehe zum Beispiel unter www.somjapan.com). Aber wenn es den Partner effektiv entlastet ...

MASSAGEGERÄTE: Kennen Sie diese Stäbe mit dem großen, runden Vibrationskopf, die es schon vor Jahrzehnten im Versandhaus-Katalog gab? Die nette Dame auf dem Foto hielt es sich an die Wange, aber alle wussten, wo sie es eigentlich haben wollte. Der Klassiker ist der berühmte »Magic Wand« aus den USA, der Mercedes unter den Massage-Vibratoren – mit Netzkabel, diversen Aufsätzen und wahrscheinlich auch lebenslanger Garantie, also praktisch »unkaputtbar«. Seine stärkste Stufe ähnelt einem Schlagbohrer, selbst mit Thermohose und doppelter Damenbinde können Sie sich damit wegbeamen. Nebenbei lassen sich damit auch noch die Nackenverspannung wegmassieren und die Schnitzel weich klopfen.

Den meisten genügt aber auch ein normales Massage-gerät aus dem Kaufhaus – es gibt sie zum Teil schon ab 15 Euro. Hier könnte es sich jedoch lohnen, ein bisschen mehr auszugeben, zum Beispiel etwa 40 Euro für den »4-Finger-Shiatsu-Massager«. Damit kann man sich die Vorspiel-Massage deutlich erleichtern. Eine nette Sache ist auch der »B3 tuyo«, eine vibrierende Kugel, die man an die Genitalien halten oder über den ganzen Körper rollen las-sen kann.

ELEKTRISCHE ZAHNBÜRSTEN: Eigentlich sollte ich hier ja nicht raten, dass Sie Dinge des täglichen Hygienegebrauchs zweck-entfremden sollen. Zudem funktionieren sie längst nicht für alle Frauen. Aber da mir schon so viele geschrieben haben, dass sie mit so etwas ihren ersten Orgasmus hatten oder darüber Zugang zu richtigen Sex-Toys fanden, kom-men sie mit auf die Liste. Eine große Bitte: Halten Sie nur die glatte Rückseite an und ziehen Sie vorher ein Plastik-tütchen über.

HANDBRAUSE: Auch sie hat schon etliche Frauen (und man-che Männer) in Sphären der Lust befördert. Am besten eig-net sich die Sorte, an der man einen pulsierenden Wasser-strahl einstellen kann. Achtung: Bitte nicht *in* die Vagina oder Harnröhre richten!

VIBRATIONS-HANDSCHUH: Am Handgelenk befinden sich drei kleine Batterien, die für Schwingung in allen Fingern sorgen. Fühlt sich sehr gut an und macht aus jedem Strei-chel-Muffel einen Verwöhn-Profi. Der Handschuh ist aller-dings wegen des Stoffüberzugs weniger für den Schleim-haut-Bereich geeignet, es sei denn, man bekleidet ein, zwei Finger mit einem Kondom oder Fingerling. Ein tolles Geschenk für den Partner, mit der man sich eigentlich selbst eine Freude macht!

WASSERBLUBBERN: Sprudel-Einrichtungen und Düsen in Whirlpools, Schwimmbädern oder Badewannen bieten eine nette Abwechslung. Nicht ohne Grund geht so mancher Badespaß in sexuelle Leidenschaft über.

Sonstige Toys

DILDOS: Im Gegensatz zu Vibratoren sind Dildos längliche Sex-Spielzeuge ohne »Antrieb«, sie werden in Vagina oder Anus eingeführt und mit der Hand bewegt. Da dieses Buch Ihnen ja eher Mühe ersparen will und die meisten Frauen ohnehin Vibratoren bevorzugen, verzichte ich hier auf eine ausführliche Beschreibung.

Wenn Sie Haushaltsgegenstände benutzen, bitte unbedingt beachten: Völlig ungeeignet sind Sachen mit scharfen Kanten oder Spitzen, Gefrorenes, Gezuckertes, alles, was unhygienisch ist (im Zweifelsfall ein Kondom darüberziehen!) und alles, was im Körper kaputtgehen (oder verschwinden) könnte. Natürlich gibt es Dildos in allen Varianten auch zu kaufen, auch schicke Teile aus Marmor, Plexiglas, Aluminium oder Edelhölzern. Von den vielen, vielen Menschen, die sich bereits an meine Online-Sexberatung gewandt haben, hat jedoch noch nie jemand berichtet, dass er/sie sich mit so einem Edel-Dildo vergnügt.

Erwähnenswert ist allerdings der »**Aneros**«, ein Sexspielzeug vor allem für Männer – Anal-Dildo, PC-Muskel-Trainer und Prostata-Masseur in einem. Sobald der Mann seinen Schließmuskel bewegt, geht der Aneros auf und ab und stimuliert dabei Damm und Prostata – zwei meiner Leser berichteten sogar, sie könnten damit nach einigem

Training sehr intensive »innere« Orgasmen erleben, ohne den Penis überhaupt anzufassen. Und wer sich traut, es beim Sex mit dem Partner in sich zu behalten, kann damit seine Erektion verstärken und verlängern.

ONAHOLE: (auch »Taschenmuschi« genannt). Sie kommen teils ganz schlicht daher – als Etui oder Hülle mit einem weichen, etwas formbaren Innenleben, das sich wie eine Vagina anfühlen soll –; teils haben sie die Form eines weiblichen Mundes oder Genitals und sind mehr oder weniger kunstvoll gestaltet. Ohne Vibration sind sie meist günstig zu haben, viele sind sogar nur für den einmaligen Gebrauch gedacht (es sei denn, man verwendet ein Kondom).

LIEBESKUGELN: Sie verhelfen nicht unbedingt auf direktem Wege zu mehr Lust oder schnelleren Orgasmen – indirekt aber schon, da sie die Scheidenmuskeln kräftigen. Es gibt zwei Hauptsorten: Leichtere Kugeln, die – äußerlich meist aus Kunststoff – innen einen kleineren Ball enthalten, der bei Bewegung Schwingungen erzeugt und so die Muskeln anregt. Und Kugeln aus schwereren Materialien (wie Edelmetall, Stein oder Marmor), bei denen die Trägerin ihre Muskeln anspannen muss, um sie in sich zu behalten.

TIPP: Bitte kaufen Sie keine billigen Kugeln, denn die sind meist aus Materialien, die für die Intimzone nicht geeignet sind (zum Beispiel metallfarbene Legierungen, die sich ablösen) und haben Schnüre, in denen sich Keime sammeln können.

Tipps für den Umgang mit Vibratoren

Natürlich kann frau sie einfach an die Klitoris wie auch jeden anderen Körperbereich halten – vor allem, wenn es noch nicht um den Orgasmus, sondern erst einmal um Lustvariationen geht. »Reizende« Zonen sind auch die Fußsohle, die Brust, die Po-Spalte oder die Schenkelinnenseite. Orgasmusförderlich ist es manchmal, das Gerät an den Scheideneingang oder ins Scheideninnere zu halten oder das Gerät fest auf den Venushügel zu pressen.

Im Liebesspiel kann man Vibratoren und Dildos zum Beispiel wie folgt verwenden:

– Während des Hand- oder Oralverkehrs (bei ihr) bewegt er das Gerät in ihrer Vagina.
– Beim Vaginalsex spielt er oder sie mit dem Gerät an ihrem oder seinem Anus.
– Er stößt sie anal und spielt mit dem Gerät an oder in ihrer Vagina (bitte nie vom Po direkt in die Scheide wechseln – Infektionen drohen!).

Wie schon öfter angemerkt, bringt auch mit den Geräten ein Kaltstart den meisten Frauen nichts – das heißt, das Ding törnt erst dann an, wenn sie bereits »aufgewärmt« ist. Fast alle Sexspielzeuge fühlen sich außerdem besser an, wenn Sie Gleitgel benutzen. Sie können zwar auch Vaseline oder Öl nehmen, aber dann lässt sich das Gerät nur schwer reinigen. Achtung: Silikonhaltige Gleitgels vertragen sich nicht mit Silikon-Toys. Besser sind hier wasserlösliche Gels, etwa »AQUAglide«, »BIOglide« oder »Durex play« (in Sexshops und Apotheken).

Toys beim gemeinsamen Sex

Laura Meritt, Inhaberin von »Sexclusivitäten« in Berlin (Sex-shop und Erotikversand für Frauen) und Autorin von *Lauras Spielzeugschatulle – Alles über Sextoys* bemerkt:

Frauen werden zwar immer offener gegenüber Sextoys, aber es gibt auch immer noch ziemlich viele, die sagen: »Das habe ich nicht nötig!« oder »Paare brauchen so etwas nicht«. Oder der Mann lehnt es ab, weil er Vibratoren & Co als Konkurrenz betrachtet – doch die können ja nie einen Menschen ersetzen!

Spielzeuge sind, wie der Name schon sagt, zum Spielen da – und eine wunderbare Ergänzung. Zum Beispiel erreicht man die G-Zone viel besser mit einem G-Punkt-Vibrator oder -Dildo. Oder es bietet sich für Frauen an, die zwar anal mögen, denen ein Penis aber zu groß ist. Wenn man während des Verkehrs eine klitorale Stimulation braucht, um zu kommen, kann man dort auch etwas Vibrierendes hinhalten – denn vielen Männern geht ja beim Stoßen oft das Fingerspitzengefühl verloren.

Falls Ihr Partner noch nicht offen für Toys ist, sollten Sie ihm sagen, was Sie gerne hätten und dass Sie ihn daran teilhaben lassen möchten. Und dann können Sie mit ihm zusammen erst einmal im Internet, im Shop oder Katalog schauen, was es überhaupt alles so gibt und was Ihnen beiden sympathisch wäre.

TEIL 3

Easy Sex für Frauen – Mini-Einsatz, Maxi-Wirkung

Oh süßes Nichtstun!

Mehr Mut zur Faulheit

Eigentlich ist die bisher erreichte Gleichberechtigung der Geschlechter ein Segen: Frauen wird heutzutage prinzipiell dasselbe zugestanden wie Männern. In manchen Bereichen hapert es zwar noch, wir können jedoch schon ziemlich zufrieden sein – auch beim Sex: Es ist mittlerweile klar, dass Frauen ebenso ein Recht auf Befriedigung und die Erfüllung ihrer Bedürfnisse haben wie Männer, und wir werden nicht mehr so oft schief angeschaut, wenn wir »mehr« haben wollen.

Im Zuge der Gleichberechtigung erwartet allerdings auch so mancher Romeo, dass seine Julia sexuell ebenso viel »leistet« wie er: den Anfang machen, ihn verführen, ihn verwöhnen oder denselben intensiven Körpereinsatz leisten. Wenn wir ehrlich sind, hätten es aber viele von uns lieber, dass sich unser Beischläfer verausgabt, während wir uns einfach bedienen lassen. Das ist keineswegs nur Trägheit, sondern liegt vielmehr in unserer Natur:

Erstens stellen sich Erregung und Orgasmus bei uns nicht so leicht ein wie beim Mann – wir brauchen also mehr Zuwendung. Zweitens können die meisten von uns den Akt intensiver genießen, wenn sie selbst nicht allzu viel machen müssen. Es wird zwar oft behauptet, dass Frauen Multitasking beherrschen, also mehrere Dinge gleichzeitig erledigen können, aber beim Liebesspiel gilt das nicht wirklich. »Jede halbwegs erfahrene Frau hat schon erlebt, dass kalkuliert eingesetzte Aktionen den Erregungsaufbau unterbrechen«, sagt die berühmte Wiener Sexualtherapeutin und -forscherin Prof. Dr. Gerti Senger. »Sehr oft verhindert gezieltes sexuelles Handeln das sexuelle Fühlen.«

Ein Beispiel: Selbst Frauen, für die der Cunnilingus normalerweise der Gipfel-Express ist, haben Probleme, bei einem 69er zu kommen: Durch die Konzentration auf seine orale Befriedigung bekommen sie kaum noch mit, was ihr Liebhaber bei ihnen da unten so treibt. Kurzum, wir Frauen haben gewissermaßen ein angeborenes Recht darauf, horizontal viel weniger Einsatz zu bringen als der Mann.

Und trotzdem, verehrte Freundinnen der Passivität, kann sich merkwürdigerweise fast keine von uns vorbehaltlos dem süßen Nichtstun hingeben: Fordern Männer nicht ständig mehr sexuelle Initiative von den Frauen? Schneidet eine »heiße Hexe« nicht viel besser ab als eine träge Transuse? Und wird der Liebste nicht auf Dauer unwirsch, wenn er die ganze »Arbeit« alleine machen muss und stellt sein Bemühen irgendwann vielleicht ganz ein? Mag sein – doch mit den folgenden Easy-Sex-Tricks wird *Ihnen* so etwas garantiert nicht passieren! Los geht's!

Zutaten-Liste für Lazy Ladies

1. Ein Partner, der Sie wirklich liebt oder sehr begehrt – am besten beides.
2. Sie vertreten selbstbewusst Ihren eigenen sexuellen Stil und gestehen Ihrem Liebsten zugleich auch einiges zu, denn Sie sind offener und »unver-schämter« als manch andere Frau.
3. Sexy Dessous und sexy Kleidung.
4. Ein großer Spiegel fürs Schlafzimmer.
5. Vibrierendes (siehe S. 182 ff.) und Gleitmittel (siehe S. 116 f.).
6. Ein Massagegerät (siehe S. 188).

7. Leckereien, die Sie auf Ihrem Körper verteilen können.
8. Gesunde Lebensmittel für *ihn*, zum Beispiel exotische Früchte.
9. Erotika (Sexfilme, -literatur oder -bilder).
10. »Fessel«-Material (weiches Seil, Schals, Tücher oder Strumpfhosen).

Falls es beim ersten oder zweiten Punkt hakt oder Sie die übrigen Zutaten vehement ablehnen: bitte zurück zum ersten Teil des Buches!

Konditionierung: gut erzogen ist halb gewonnen!

Konditionieren bedeutet, einen Reflex oder eine Reaktion zu bewirken – am besten lang anhaltend. Unser Gehirn wird ja unter anderem durch schlichte Wenn-Dann-Strukturen geprägt: Wenn ich dies tue, passiert jenes. Jeder kennt das aus eigener Erfahrung: Folgt auf mein Handeln nichts oder nur etwas Negatives, lasse ich es nach einiger Zeit. Folgt etwas Positives oder erwarte ich selbiges, werde ich meine Handlung nach Möglichkeit wiederholen.

Es gibt viele Strategien, wie Sie Ihren Mausebär dazu kriegen können, im Bett mehr zu geben. Aber vorab sollten Sie dazu ein paar Basics verinnerlichen:

NICHTS ANMERKEN LASSEN: Männer hassen es, gegängelt oder manipuliert zu werden (es sei denn, es ist eine offene und spielerische Manipulation, aus der er auch selbst Nutzen zieht). Behalten Sie das immer im Auge.

NACH VORN SCHAUEN: Verschwenden Sie keine weitere Zeit damit, nach den Ursachen für seine Faulheit oder Egozentrik zu suchen. Die Erkenntnis, dass seine Erziehung, seine Ex oder unsere Machogesellschaft ihn verdorben hat, nützt Ihnen ebenso wenig wie Schuldzuweisungen. Tun Sie fortan nur noch das, was Erfolg verspricht, und nicht mehr länger die gewohnten Verhaltensweisen, die bisher kaum etwas bewirkt haben.

Formulieren Sie die Situation auch für sich selbst positiv! Denken Sie also nicht »Wäre er nur nicht immer ausschließlich auf Sex fixiert«, sondern lieber »Ich möchte, dass er sich mit meinem ganzen Körper beschäftigt«. Wenn Sie Ihren Kerl nämlich von vornherein in eine Schublade stecken und negative Erwartungen haben, programmieren Sie den Misserfolg vor. Ist ihre Grundhaltung dagegen locker und optimistisch, tritt auch eher etwas Gutes ein – nicht zuletzt, weil Sie eine ganz andere Ausstrahlung haben.

MACHBARE UND KONKRETE ZIELE SETZEN: Wünsche wie »Nähme er sich nur mehr Zeit für unsere Zweisamkeit« sind zu pauschal. Konkretisieren sie den Wunsch zum Beispiel folgendermaßen: »Ich möchte, dass er jeden zweiten Tag eine Stunde mit mir verbringt, ohne dabei fernzusehen.« Teilen Sie die Ziele in kleine Schritte auf (etwa: »Heute Abend zusammen baden«) und realisieren Sie einen nach dem anderen. Wenn Sie zu viel auf einmal wollen, besteht Schiffbruchgefahr. Ihr Partner kommt Ihnen eher entgegen, wenn er genau weiß, was Sie von ihm wollen – und wenn Sie nicht gleich alles auf einmal verlangen.

Und jetzt kann es wirklich losgehen:

10 Zauberstrategien, die das Beste aus Ihrem Schatzi holen

Nicht jede Taktik passt zu jeder Problematik. Wählen Sie die jeweils passende aus dem Bauch heraus. Und falls die Methode nicht gleich fruchtet: Warten Sie ein bisschen ab und wiederholen Sie sie. Nur wenn dicke Luft oder anderweitiger Ärger droht, sollten Sie gleich eine andere testen.

1. BEENDEN SIE DIE NÖRGEL- UND »TOTQUATSCH«-MECHANIK

Männer haben eine Allergie gegen alles, was nach Bevormundung riecht, vor allem wenn es mit (unterschwelligen) Vorwürfen verbunden ist. Sie empfinden es dann als Nörgeln und haben damit auch gleich einen Grund, sich zu widersetzen. Wenn Sie wiederum gar nichts sagen, kommt er vermutlich auch nicht auf die Idee, dass Ihnen etwas fehlt oder nicht passt. Reden Sie zu viel oder formulieren Ihr Anliegen indirekt und nur »durch die Blume«, geht es bei ihm zum einen Ohr rein und zum anderen wieder raus. Von daher:

2. FORMULIEREN SIE IHR ANLIEGEN SIMPEL, KNAPP UND FREUNDLICH

... und hüten Sie sich dabei vor negativen Erwartungen oder Zynismus – das erzeugt sofort Abwehr! Konzentrieren Sie sich auf das, was Sie wollen, nicht auf das, was Sie nicht wollen. Überlegen Sie nicht, *wie* ihr Liebster sein sollte, sondern *was* konkret er tun soll. Das ist seine Sprache.

Falls Ihre klare und nett formulierte Bitte nicht fruchtet oder er es beim nächsten Mal vergessen hat: Ein Mal sagen reicht nicht, zwei Mal meistens auch nicht. Haben Sie Geduld und bleiben Sie freundlich, selbst wenn Sie sich schon vorkommen wie eine CD mit Sprung. Sollte er es nach der siebten Wiederholung immer noch nicht verstanden haben, probieren Sie eine der folgenden Methoden:

3. Handeln Sie, anstatt zu reden

Hat ihr Liebster es beispielsweise beim Sex immer eilig, bremsen Sie ihn deutlich, aber liebevoll, platzieren seine Hand auf dem zu behandelnden Körperteil und deuten eine Streichelbewegung an. Oder: Fesseln Sie ihn und zeigen Sie ihm, wie sich ein langer und wirklich guter Akt anfühlt. Falls er begriffsstutzig zu sein scheint, markieren Sie bitte nicht die arme Unverstandene! Männer sind keine Hellseher und ticken in vielem eben anders als wir. Formulieren Sie stattdessen zusätzlich zu ihren körperlichen Hinweisen eine Erläuterung, wie zum Beispiel: »Schau mal, wenn du das so machst, komme ich viel besser in Fahrt!«

Übrigens: Manche Männer kürzen das Vorspiel ab, weil sie die Erektion verlieren, wenn es zu lange dauert. Sie können dagegen angehen, indem Sie – statt bloß empfangend herumzuliegen – gleichzeitig auch bei ihm ein bisschen Hand anlegen.

4. Tun Sie nichts

Diese Taktik sollten sich vor allem die Frauen zu Herzen nehmen, die meist zu viel des Guten tun. Studien zeigen: Frauen teilen in ihrem Beziehungsleben fast doppelt so viele Berührungen aus wie Männer und mindestens zwei von drei würden selbst gerne öfter berührt werden – sowohl in sexueller wie in nicht-sexueller Hinsicht.

Natürlich sollten wir nun keineswegs unser Bedürfnis unterdrücken, den anderen zu berühren – Zärtlichkeiten halten eine Beziehung lebendig. Nur, erzwingen lassen sie sich eben auch nicht! Wir können und sollten höchstens das Ausmaß beeinflussen, das wir unserem Liebsten davon zukommen lassen. Sobald wir ihn nämlich mit Zärtlichkeiten überschütten, sieht er seinerseits kaum Anlass, selbst auch einmal anzufangen und öfter zu geben.

Üben Sie sich in Geduld und lassen Sie ihn auch einmal kommen. Zeigen Sie ihm weiterhin, dass Sie ihn schätzen und lieben (durch Blicke oder anerkennende Worte), aber halten Sie sich mit zärtlichen Berührungen zurück. Geben Sie ihm Gelegenheit, auch einmal den Anfang zu machen und vertrauen Sie darauf, dass irgendwann etwas von ihm kommen wird.

Werden Sie nicht ungeduldig oder böse, falls es eine Woche oder länger dauert. Und sobald etwas kommt, reagieren Sie darauf hundertprozentig positiv! Ziehen Sie diese Taktik 6–8 Wochen lang durch. Falls sich danach immer noch keine Besserung abzeichnet, schlagen Sie ihm in aller Güte (nicht mit Groll!) ein ernsthaftes Gespräch oder eventuell auch eine Therapie vor.

5. Üben Sie keinen Druck aus

Sabine (39) beschwerte sich bei mir, dass ihr Mann jetzt, ein halbes Jahr nach der Hochzeit, kaum noch Lust hätte und immer sagen würde, dass er müde sei. Tatsächlich hatte sich seine Arbeitsbelastung erhöht, doch sie war der Meinung, dass Männer prinzipiell immer wollen und es doch gerade in Stressphasen wichtig zum Abschalten sei. Sabine hatte ihn schon gefragt, ob er sie nicht mehr attraktiv fände (was er verneinte), aber sie glaubte ihm nicht und war sauer auf ihn, weil er sie oft zurückwies.

Nun ist es ja an sich völlig normal, dass die Sex-Frequenz im Lauf einer Beziehung zurückgeht, vor allem, wenn anderweitig Stress hinzukommt. Sabine fing jedoch an zu nörgeln und immer mehr zu drängeln – und wie das bei Menschen eben so ist, die sich unter Druck fühlen, ging seine Lust noch mehr zurück. Mein Kumpel Carsten erklärt das so:

> *In einer bestimmten Phase der Beziehung werden sehr viele Frauen unzufrieden, zupfen und zerren an ihren Männern herum und wollen sie dauernd »zu etwas bringen«. Wir fangen dann an, unsere Liebe zu verlieren und damit auch das Bedürfnis, ihr schönen Sex zu bereiten.*

Die Lösung: Lassen Sie ihn in Frieden und so sein, wie er ist. Erlauben Sie ihm, anders zu sein – er selbst eben.

6. Ignorieren Sie unerwünschtes Verhalten

Wenn Sie ihn dafür nämlich rigoros bestrafen und Ihr Süßer ein Hitzkopf oder ein Sensibelchen ist, kann zweierlei passieren: Entweder er tut es erst recht, um Sie zu provozieren und seinerseits zu bestrafen, oder er zieht sich sexuell zurück und macht gar nichts mehr. Grundsätzlich wird ein Mann, an dem Sie herumnörgeln oder den Sie vor den Kopf stoßen, es weniger mit seinem eigenen Verhalten in Verbindung bringen als mit Ihrer Laune! Sie sind dann nur noch die Böse oder ewig mies Gelaunte, auf die auch er nicht mehr eingehen muss.

Betonen Sie seine Stärken und übersehen Sie seine Schwächen. Müssen Sie ihn wirklich einmal korrigieren, dann bitte eindeutig, schnell und versöhnlich. Sobald Sie es überziehen, sieht er nur noch *Sie* kritisch anstatt sich selbst. Also: Bitte nichts über sich ergehen lassen und ihm irgendwann im Streit das Ganze als Vorwurf hinknallen (zum Beispiel »Du hast überhaupt kein Gespür für mich!«), sondern gleich in der konkreten Situation auf nette Art sagen, was Sie stört – eben auch und gerade beim Sex (zum Beispiel »Das ist für mich etwas unangenehm, es fühlt sich schöner an, wenn du es sanfter machst«). Falls Ignorieren und sanftes Korrigieren nicht fruchtet, sollten Sie Folgendes testen:

7. KOPIEREN SIE SEINE UNTUGENDEN

Wer nicht hören will, muss fühlen. Jedes Mal, wenn er zu grob wird, verpassen Sie ihm Püffe, Kniffe und Klapse. Sollte derlei Vorgehen Ihnen jedoch völlig widerstreben, so erwidern Sie seine Grobheiten mit lautem Wehklagen (»Aua, du tust mir weh!«). Übertreiben Sie ruhig, das macht es für ihn anschaulicher. Lassen Sie seinen empfindlichsten Stellen ähnliche Grobheiten angedeihen (der Eichel oder der Schenkelinnenseite), um ihm zu demonstrieren, was er bei Ihnen anstellt. Und falls das alles nicht hilft, sollten Sie ihn rausschmeißen oder an ein SM-Studio verkaufen.

8. TUN SIE ETWAS UNERWARTETES

Statt immer auf dieselbe (erfolglose) Art zu reagieren, wenn er Ihnen gegen den Strich geht, probieren sie einmal etwas Neues aus. Es kann auch etwas völlig Abgedrehtes oder Absurdes sein – zum Beispiel, ihm den nackten Hintern zeigen. Oder wählen Sie das komplette Gegenteil zu Ihrem sonstigen Verhalten. Beispiel: Sie haben einen Kuschelmuffel, der seine Haustiere öfter knuddelt als Sie? Dann können Sie entweder einfach aufhören sich zu rasieren und gelegentlich bellen oder – vielleicht noch wirkungsvoller – Matthias' Anregung ausprobieren: »Meine Freundin streckt mir beispielsweise ein Bein hin, sagt auf eine ganz süße Art ›Bitte streicheln!‹ und macht dabei große fragende Augen. Das wirkt immer.« Damit appellieren Sie nämlich an seine männlichen Instinkte – genauso wie mit dem Folgenden:

9. WECKEN SIE SEINEN EHRGEIZ

Falls Ihr Süßer wie ein »normaler« Mann tickt, ist er leistungsorientiert – zeigen Sie ihm also, dass er Großartiges leistet. Vergleichen Sie ihn nie mit seinen Vorgängern oder überhaupt mit anderen Kerlen, jedenfalls nicht zu seinen Ungunsten – dass er besser ist, können Sie ihm gerne mitteilen. Kleine Lügen sind dabei erlaubt: »Du bist so zärtlich und einfühlsam wie keiner zuvor« oder »Genau das macht einen guten Liebhaber aus!«. Solche Sätze spornen ihn an, es tatsächlich zu werden. Geben Sie ihm Selbstbestätigung und das Gefühl, der beste, unwiderstehlichste und männlichste Superlover der Welt zu sein – und er wird zu Höchstleistungen auflaufen, ohne dass Sie sich verbiegen müssen.

Ein Erfolg versprechender Weg ist auch, über andere oder sich selbst zu reden:

– »Meine Freundin sagt, diese eine Oral-Technik bringt ihr die stärksten Orgasmen – was meinst du, kriegen wir das auch hin?«
– »Ich glaube, es gibt nur ganz wenige Männer, die wirklich experimentierfreudig sind.«
– »Ich weiß nicht, ob ich noch komme – und ob ich dir so viel Geduld überhaupt abverlangen kann.«

Sie können auch einen großen Spiegel im Schlafzimmer aufhängen: Viele Männer sehen sich selbst gern »performen« – das stachelt nicht nur ihren Ehrgeiz an, sondern befriedigt auch ihre Schaulust.

10. Bestärken Sie ihn durch positive Reaktionen

Wenn Ihr Liebster etwas in Ihrem Sinne tut, reagieren Sie positiv. Durch Freude, gute Laune, Lob, Komplimente oder Zärtlichkeit. Selbst wenn Sie seine Aktion für selbstverständlich halten (etwa, weil Sie finden, dass sein Beitrag längst fällig war), sie geringer ausfällt als erhofft oder noch nicht perfekt ausgeführt ist, ziehen Sie bitte weder eine Schnute noch kritisieren Sie ihn! Jedes Schrittchen in Ihre Richtung sollte honoriert werden – und zwar sofort, damit sein Unterbewusstsein es mit etwas Gutem verbindet.

Das können Aussagen sein wie »Das hat mir gut gefallen, wie du vorhin ...« oder »Wo hast du so gut Massieren gelernt?«. Ausdrückliches Lob ist jedoch oft gar nicht nötig: Tätscheln Sie ihn mit Schmeicheleien, netten Kommentaren – oder nur durch zustimmende Töne. Falls Sie sonst eher der leise Typ sind, geben Sie lauttechnisch ruhig etwas mehr Gas! Erstaunlicherweise vermögen solche Lautuntermalungen nicht nur Ihren Beischläfer anzufeuern, sondern meist auch Sie selbst.

Lass mal hören!

Zeigen Sie Ihre Lust akustisch – durch Seufzen, Stöhnen, kehlige Laute, ein wohliges Ah, Oh oder Hhmm, ein Lachen, Schreien oder Ächzen. Auch einzelne Worte (»Schön!«, »Gut!« oder »Geil!«) oder Mini-Sätze können ein Männerherz schon höher schlagen lassen, zum Beispiel: »Das ist schön!«, »Das fühlt sich/Du fühlst dich sooo gut an!«, »Ich habe so eine Lust auf dich!« oder »Ich will dich spüren/Ich will dich!« Schauen Sie ihm in die Augen, strahlen Sie ihn an, sehen Sie einfach glücklich und zufrieden aus und lächeln Sie!

Falls Sie befürchten, ihr Liebster könnte Ihre Inaktivität »langweilig« finden, kann ich Ihnen versichern: Ein »guter« Mann kann sehr wohl zwischen Hingabe und Passivität unterscheiden (siehe Kasten unten)! Er mag Passivität nicht, wenn sie Desinteresse oder ein Nicht-Mitgehen bedeutet. Merkt er hingegen, dass er Ihnen höchste Wohlgefühle bereitet, wird er nichts dagegen haben, dass Sie einfach herumliegen und im Genuss schwelgen. Lassen Sie ihn an Ihren positiven Gefühlen teilhaben und sich selbst gehen! Bieten Sie sich ihm dar, umfangen Sie ihn mit Ihrem Körper, werden Sie ganz weich und empfänglich. Winden und verbiegen Sie sich unter seinen Liebkosungen oder schmiegen und recken Sie sich ihm entgegen wie eine Katze. Falls solche Bewegungen bei Ihnen nicht von selbst kommen, versuchen Sie sie erst einmal nur anzudeuten. Übrigens: Auch ein ausufernder Orgasmus kann ein wunderbarer Lohn für einen fleißigen Liebhaber sein.

Hingabe: essenziell für guten Sex

Auch die exzessivste Nummer bleibt eine bloße Turnübung, wenn die Hingabe fehlt. Hingabe bedeutet,

- Sie gehen völlig auf im Hier und Jetzt,
- Sie vergessen während des gesamten Aktes jegliche Hemmungen, Sorgen und den Alltagskram,
- Sie scheren sich währenddessen kein bisschen um Ihr »Ansehen«, um Bindegewebsschwächen oder andere Schönheitsfehlerchen,
- Sie richten Ihre Sinne auf die eigene Lust und deren Steigerungsmöglichkeit sowie auf die Körpersprache

und die Laute Ihres Liebsten. So erspüren sie, was er möchte und was nicht und es wird ein wechselseitiges, wahrhaftiges »Liebes-Spiel« daraus. Leider ist Ihr Partner nicht zu derselben Hingabe fähig? Leiten Sie ihn liebevoll dazu an!

Und was passiert, wenn eine dieser Methoden gefruchtet hat? Bloß nicht zurücklegen und auf den Lorbeeren ausruhen – denn dann tut er das auch. Bleiben Sie dran. Dasselbe gilt für Rückschläge – begegnen Sie ihnen mit Kreativität und Optimismus.

»Er ist so wenig experimentierfreudig!«

Laura (30) berichtete mir:

Mein Freund und ich, wir verstehen uns wirklich gut, und ich finde ihn sexy. Mein Problem: Sexuell agiert er wie eine Schlaftablette und hat nur wenig Motivation. Fast immer muss ich anfangen, und dann läuft es meist nach demselben Schema ab, weil er nicht sehr offen für Neues ist und selbst nichts einbringt. Ginge es nur nach ihm, hätten wir vielleicht ein Mal im Monat Sex (im Moment etwa ein Mal pro Woche). Ich verstehe das nicht. Er ist in so vielen anderen Bereichen so kreativ.
Ich dagegen habe auf guten Sex immer Lust, auch aufs Experimentieren und auf Abwechslung. Oft habe ich schon versucht, ihm meine Ideen schmackhaft zu machen – meist umsonst. Ich würde ihn am liebsten in eine »Liebesschule« schicken, aber selbst für erotische TV-Sendungen oder Zeitschriften interessiert er sich nicht. Er besteht auf seinem Kuschelsex … das macht mich sehr unglücklich.

Ich riet ihr: »Wie wäre es, wenn du dein großes Ziel – er soll mehr sexuelle Motivation aufbringen – in kleine Unterziele aufteilst? Zum Beispiel habt ihr ja nicht einmal Oralsex. Du könntest ihm knapp, einfach und freundlich sagen, was er tun soll.«

Laura beteuerte: »Das habe ich bereits versucht, aber irgendwie stellt er sich ziemlich ungeschickt und unerfahren an, und ich verliere dadurch die Lust. Außerdem törnt es mich ab, ihm ständig sagen zu müssen, was und wie ich es gern hätte.«

Es könnte sein, dass er so unmotiviert ist, weil er Angst hat, dass seine Vorstöße ihr missfallen könnten – weil sie so anspruchsvoll ist oder öfter mal unwirsch reagiert, wenn er ungeschickt ist. Wenn sie wirklich etwas ändern will, muss sie ihre Einstellung und ihren Umgang mit ihm ändern. Sie sollte ungeschicktes Verhalten ignorieren und jegliche Eigeninitiative von ihm belohnen. Auch wenn sie nicht immer nach ihrem Geschmack ist!

Einer meiner Ex ließ sich auch nie etwas einfallen, wie er unser Liebesleben abwechslungsreicher gestalten könnte. Als ich ihm irgendwann sagte, dass ich mir mehr Ideen von ihm wünsche, zog er einige Tage später ein Rosenöl unterm Bett hervor und massierte mich damit. Sein Pech war nun, dass dieser Rosengeruch für mich irgendwie stank und mir die Lust eher verdarb; also ging ich danach duschen, kuschelte noch ein wenig mit ihm und beließ es dabei. Er lernte daraus, dass seine Neuerungen bei mir nicht ankamen und ließ es daraufhin wieder. Ich hätte ihm besser erst einmal eine Belohnung für seine Mühen geben sollen (ihn zum Beispiel oral verwöhnen) und ihm hinterher sagen, dass Rosenöl zwar nicht so mein Ding ist, ich seine Initiative aber sehr schätze.

Vielleicht hat auch Lauras Freund irgendwann »gelernt«, dass seine Initiative von ihr nicht gewürdigt wird (weil ihr zum Beispiel seine Vorgehensweise dabei nicht gefällt). Dazu kommt, dass sie aufgehört hat, ihn als »Sexobjekt« zu betrachten. Am besten verhielte sich Laura noch einmal wie am Anfang, als sie beide frisch verliebt waren und sie ihren Freund sehr begehrte – das wirkt oft Wunder. Und sie soll einfach davon ausgehen, dass er sie auch begehrt (aber eben durch ihre erfahrene und forsche Art verunsichert ist).

Ich empfahl Laura auch, erst einmal herauszufinden, worin genau *seine* Sexualität und *seine* Vorlieben bestehen! Er solle dazu seine Wünsche frei äußern und/oder eine Liste mit seinen Ideen aufsetzen. Und wenn er etwas davon mit ihr umsetzt, muss sie ihn dafür »belohnen« (siehe Zauberstategie Nr. 10).

Gutes Feedback alleine reicht jedoch auf Dauer nicht aus, um einen Mann sexuell gebefreudiger zu machen. Sehr wichtig dabei ist eine konkrete und greifbare Belohnung!

Belohnen und motivieren: So bleibt er bei der Stange

Sie mögen langes Streicheln, Massagen und ausgedehnte Finger- oder Zungenspiele, haben aber ein schlechtes Gewissen, wenn Sie ihm davon nicht so viel zurückgeben? Keine Sorge! Denken Sie an unser angeborenes Vorrecht und nutzen Sie ab und zu einen kleinen Gehilfen mit Stromkabel: ein Massagegerät. Außerdem können körperliche Anspannung und Aktivität bei Männern sogar die Lust erhöhen. Für die meisten ist es also prinzipiell durchaus in Ordnung, im Bett der aktivere Part zu sein – es sei denn, es kommt wirklich fast nichts zurück.

Männer erwarten als Ausgleich ohnehin nicht unbedingt dasselbe, das sie uns haben zukommen lassen. Beim Sex bevorzugt der gemeine Mann ja eher den direkten Weg. Ihm bringen viertelstündiges Rückenstreicheln oder Nackenknabbern eventuell gar nichts, stattdessen möchte er, dass sich die Partnerin unverzüglich seinen erogenen Zonen zuwendet. Geben Sie ihm also nicht das, was Sie selbst gern hätten oder was ihm Ihrer Meinung nach gefallen sollte, sondern was er mag! Fragen Sie im Zweifelsfall sicherheitshalber erst einmal nach, was das ist.

Der Blowjob steht, wie wir alle wissen, ganz oben auf der männlichen Wunschliste. Fast genauso schön kann sich für Männer eine gute Handarbeit anfühlen (mehr dazu später). Selbstverständlich wird auch ein Quickie gerne genommen (siehe S. 227 ff.). Sie finden das mühsam? Aber was sind denn schon fünf Minuten, nachdem er sich eine Stunde lang Ihrem Körper gewidmet hat? Und es sind wirklich meist nur fünf Minuten, wenn Sie seine Vorlieben genau kennen.

Gönnen Sie ihm ein bisschen Sex!

In einer großen Umfrage des Kondomherstellers Durex darüber, was die persönliche sexuelle Zufriedenheit steigern könnte, wurden mit Abstand am häufigsten genannt: Mehr Zärtlichkeit und Romantik, weniger Stress und Müdigkeit sowie mehr ungestörte Zweisamkeit mit dem Partner. In unseren hektischen, stressigen Zeiten scheinen wir also unter »gutem Sex« vor allem mehr Ruhe und Zeit für Innigkeit zu verstehen und weniger den ultimativen Kick oder exotische Praktiken!

Im Durchschnitt verbringen wir Deutschen gerade mal 35 Minuten pro Woche mit Sex (zwei Mal à 17,6 Minuten), aber ein Vielfaches davon mit Hobbys, Haushalt, Einkaufen, Essen und – dem Spitzenreiter – Fernsehen. Da müsste, trotz Berufs- und Alltagswahnsinn, doch eigentlich mehr drin sein!

Frauen wenden pro Tag mindestens drei Stunden für ihr Äußeres (Kleider, Kosmetik oder Frisur), die Wohnung (putzen und dekorieren) und die Nahrungsversorgung (Einkauf und Zubereitung) auf, wobei der unbewusste Glaube mitspielt, sie würden sonst nicht geliebt werden. Für ihr Sexualleben jedoch nehmen sie sich im Durchschnitt umgerechnet nur ein paar Minuten – und wundern sich, wenn der Partner ihnen immer weniger Zuwendung entgegenbringt.

Tipp: Sparen Sie sich mal das Styling, Einkaufen, Kochen und Aufräumen! Bestellen Sie etwas vom Lieferservice, lassen Sie die Kleider auf dem Stuhl und schenken Sie die eingesparte Zeit und Energie Ihrem Liebsten. Manche von uns geben für ein einziges T-Shirt mehr aus als eine Putzfrau monatlich kosten würde, die ihnen mehrere Stunden Muße verschaffen kann. Machen Sie es anders!

Es gibt auch Frauen, die der Intimität nicht einmal ein paar Minuten »opfern«, aber sich viele Stunden pro Woche beim Sport abmühen. Wie Jessica, die sich an mich wandte, weil ihr Mann ihren Sexboykott nicht mehr mitmachen wollte. Ein starker Grund für ihre Unlust war ihr großer Zeitmangel und die ständige Müdigkeit, vor allem, weil sie viele Stunden pro Woche im Fitnessstudio und beim Joggen verbrachte. Nach ihren eigenen Angaben tat sie das hauptsächlich, um sexy zu sein, eine gute Figur zu bewahren und ihrem Mann zu gefallen. Ist das nicht paradox? Sie schlief doch ohnehin kaum noch mit ihm. Ihrem Mann wäre es lieber gewesen, sie hätte ein paar Kilos mehr auf den Rippen und stattdessen Sex mit ihm, anstatt ständig zu erschöpft dazu zu sein (die meisten Männer sind schon mit fünf oder zehn Minuten Verkehr zufrieden). Ein Klient von mir drückte es so aus:

> *Mir wäre lieber, wenn der Abwasch mal nicht gemacht würde, die Farbe des Teppichs nicht mit den Gardinen harmoniert und wir es stattdessen einmal spontan auf dem Boden tun würden oder uns einmal länger als zehn Sekunden küssen. Doch meine Frau limitiert den Sex, als wäre es etwas ganz Schreckliches, was ich von ihr will, und schiebt mir den Schwarzen Peter zu. Ich bin dann das Problem, der Sexbesessene, der ihr dauernd an die Wäsche will. Dabei liebe ich sie doch! Gerade deswegen will ich sie ja berühren und mit ihr schlafen! Ich fühle mich durch ihre Abwehr ungeliebt.*

Liebe Leserin, machen Sie es anders! Sie sind ja keine 16-Jährige mehr, die sich überrumpeln und nötigen lässt. Sie können sich frei dagegen entscheiden – oder eben auch dafür. Warum also nicht ab und zu einmal ihm zuliebe Sex haben (beim Essen kommt ja oft der Appetit!) oder ihn anderweitig beglücken? Ich weiß natürlich, dass manche Frauen Hand- und Blowjobs nicht aus Faulheit meiden, sondern weil sie unsicher sind, was genau sie tun sollen. Der einfachste Weg: Bitten Sie ihn, an Ihrem Daumen zu demonstrieren, welchen Oralsex er mag oder an seinem Penis, wie sie ihn per Hand stimulieren können. Falls Sie ihn nicht fragen mögen, weil es ihm peinlich sein könnte, kupfern Sie einfach etwas von den folgenden Anleitungen ab:

Handjob leicht gemacht

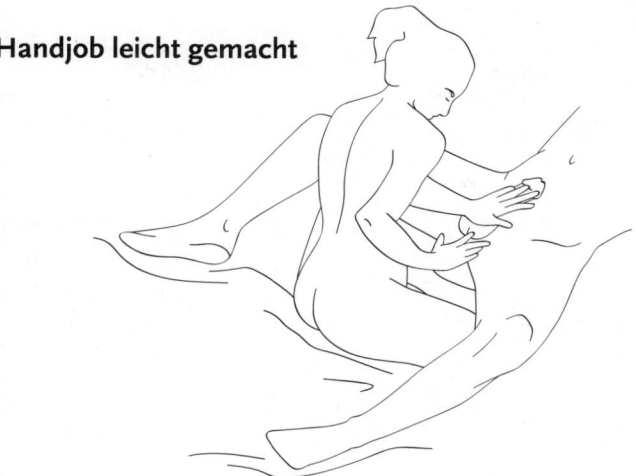

Begeben Sie sich dazu in eine bequeme Position. Am bequemsten scheint ja, einfach neben Schatzi liegen zu bleiben und eine Hand an seinen Penis zu führen. Diese Stellung ist aber selten die optimale Lage, um ihn in Wallungen und ins Ziel zu bringen – weder vom Winkel noch von der Hebelkraft Ihrer Arme und Hände. Sie können viel konzentrierter, gezielter und mit beiden Händen (zwei sind besser als eine!) schalten und walten, wenn Sie sich exakt so hinsetzen oder -knien, dass Sie auch nach einigen Minuten keine Krämpfe bekommen oder Körperteile einschlafen und dabei die volle »Handhabe« über seinen wertvollsten Bereich besitzen. Knien Sie beispielsweise zwischen oder neben seinen Beinen oder setzen Sie sich auf seine Oberschenkel – etwa, um auch seinen Po oder die Hoden bearbeiten zu können.

In einer Männer-Umfrage, die ich zum Thema »Penis« durchführte, wollte ich unter anderem wissen, wie frau ihn anfassen soll. Einer der Männer lieferte gleich eine detaillierte Anleitung:

Viele Frauen gehen von sich selbst aus und machen zu lange »rum«, um ein langes Vorspiel zu erzielen. Dabei haben wir es lieber, wenn sie zügig zur Sache kommt. Wichtig sind dabei erstens die Auf- und Abwärtsbewegung, zweitens der richtige Rhythmus zur richtigen Zeit (Tendenz: erst langsamer, dann schneller) und drittens das Gefühlszentrum in der Eichel (Penisschaft und -wurzel sind robuster). Sie sollte das Glied mit der ganzen Hand oder mit beiden Händen umfassen (sie wie eine Vagina formen) und mit sanftem Druck auf- und abgleiten (wie beim Verkehr), wobei die Eichel durch die Bewegung der Vorhaut massiert wird.

Falls er beschnitten ist, sollten Sie unbedingt eine Gleithilfe integrieren (was auch bei Unbeschnittenen immer eine willkommene Zutat ist) oder Ihre Hand etwas tiefer ansetzen – auch dort lässt sich bei vielen Männern die Haut verschieben. Manche wollen ein eher mechanisches Hin und Her, manche gerade das nicht, sondern Einfühlsamkeit, Einfallsreichtum und Abwechslung. Etwa die Hälfte der Befragten bemängelte weibliche Grobheit, die andere Hälfte Zaghaftigkeit. Ich schätze, es kommt auch drauf an, ob er kommen oder nur angeheizt werden soll.

Die Eichel ist in der Regel der empfindlichste Teil des Penis, aber gerade darum sehr empfänglich für Ihre Berührungen (wenn Sie sie nicht gerade misshandeln). Die allersensibelste Stelle ist das Bändchen (»Frenulum«). Was ist das nun wieder und wo sitzt es? Nehmen wir an, Ihr

Freund steht mit erigiertem Penis vor Ihnen: Das Bändchen befindet sich an der Unterseite seines Penis, dort, wo der Penisschaft in die Eichel übergeht und die Vorhaut ansetzt. Es sieht aus wie ein kleiner Strang. Falls er beschnitten ist, sind davon bestenfalls noch Reste übrig – aber auch dann ist dieser Bereich dankbar für zarte Berührungen. Stimulieren Sie ihn indirekt durch kleine Bewegungen der Vorhaut oder gleiten Sie mit einem eingeölten Daumen darüber.

Zielstrebigkeit ist prima, aber nicht unbedingt direkt auf die Eichel stürzen! Besser erst einmal kurz die Schamgegend, die Hoden und den Penisschaft liebkosen. Die Eichel kann nämlich, genau wie eine Klitoris, vor allem im trockenen Zustand überreizt werden – und dann wird jede weitere Stimulation unangenehm. Am besten, Sie probieren einfach ein bisschen herum, nutzen auch Gleithilfen und achten auf seine Reaktionen.

Manche Männer stehen auf eine herzhafte Talfahrt: Die eine Hand gleitet am Penis kräftig nach unten Richtung Wurzel, die freie Hand setzt wieder oben an und fährt dann hinab und so fort. Andere mögen eine drehende Bewegung, entweder am Schaft oder nur auf der Kuppe. Diese Varianten fühlen sich mit Gleitgel viel besser an als ohne. Ist das Glied noch schlaff, können Sie es auch Richtung Bauchnabel legen und mit beiden Händen im gleitenden Wechsel vom Damm aus über die Hoden bis zur Eichel streichen (siehe Grafik S. 215). Oder Sie kneten es sanft und spielen mit Vorhaut und Hoden.

Falls er für den Höhepunkt eine sehr schnelle Bewegung braucht und Sie normalerweise die Muskulatur des ganzen Armes einsetzen würden (also schnell ermüden), testen Sie einmal folgende Technik: Stellen Sie sich vor, Sie haben eine dieser kleinen Joghurtflaschen in der Hand und müssen den Inhalt richtig durchmischen – dazu macht man normalerweise eine energische Schüttelbewegung, die vom Handgelenk ausgeht.

Spezialauftrag: Hoden

In meiner »Penis-Umfrage« wollte ich auch wissen: »Wie empfindlich sind die Hoden?« Die meisten Männer antworteten, dass sie sehr empfindlich seien – Quetschen, Kneifen, kräftiges Drücken und Zupacken schmerzen und können die schönste Erektion verderben. Aber zartes Streicheln oder Ziehen, sanftes Massieren und Kraulen, Küssen und Saugen sind stimulierend und fast immer willkommen – solo, in Begleitung des Hand-, Oral- oder Vaginalverkehrs oder als kleiner Abstecher zwischendurch. Das gilt auch für speziellere Varianten wie etwa, die Hoden mit Zeigefinger und Daumen an der Wurzel zu umfassen und sie in der hohlen Hand baumeln zu lassen, oder sie rhythmisch nach unten zu ziehen, während sich die andere Hand um den Penis kümmert.

Knapp ein Fünftel meiner Studienteilnehmer schrieben allerdings auch, die Partnerin sollte die Eier besser ganz aus dem Spiel lassen, und einige wenige, sie solle beherzt zugreifen, weil eine zu leichte Berührung kitzle.

Fellatio-Basics

Kennen Sie das: Ein sexy Typ küsst Sie leidenschaftlich und Ihr Unterleib geht schon ein wenig in Startposition für mehr? Lippen, Zunge und Mundhöhle besitzen nämlich massenhaft empfängliche Nerven, was vielen Frauen auch den Blowjob »schmackhafter« machen kann. Etliche mögen auch das Gefühl, wenn der Penis zwischen ihren

Lippen hart und groß wird. Was es für uns besonders erregend macht, geschieht aber wohl vor allem in unserer Zentrale für Erotik – im Kopf: spüren, wie sehr wir unseren Helden damit aufwühlen, die Vorfreude auf das, was nach dem Oralen kommt oder auch ein kleines Machtgefühl – wir haben seine Lust in der Hand (beziehungsweise im Mund), und es liegt an uns, sie ihm zu schenken oder ihn noch etwas zappeln zu lassen.

WIE GEHT GUTES FELLATIO?

Ein Mann aus meiner Umfrage zum Thema »Penis« wünschte sich, sie solle die Scheide imitieren (das heißt, die Eichel permanent umschlossen halten) und dabei die Vorteile des Mundes ausnutzen – die größere Beweglichkeit, die Zunge, die Enge. Und das Beste sei, wenn sie es bis zum Ende durchziehe! Ein anderer hält es für einen miesen Blowjob, wenn frau den Eindruck vermittele, dass sie es nur aus Gefälligkeit tue und sie es eigentlich abstoßend fände. Sie solle es doch bitte mehr genießen.

Ganz schön anspruchsvoll, diese Jungs. Viele Männer hingegen sind schon hocherfreut, wenn wir ihr bestes Stück überhaupt zwischen die Zähne nehmen – solange wir sie nicht benutzen! (Und auch bitte »Blasen« nicht allzu wörtlich nehmen ...).

Sie sind unsicher, was Sie tun sollen? Probieren Sie einfach alles Mögliche aus: saugen, lecken, züngeln, mit den Lippen umfassen oder mit der Zunge daran entlangfahren – Ihr Hase wird Ihnen sicherlich durch Laute oder tieferes Atmen zu verstehen geben, was ihm gefällt. Und Sie selbst bestimmen, wann Sie aufhören wollen! Sehr viele Frauen verwöhnen ihre Männer zwar gerne oral, möchten aber kein Sperma im Mund oder im Gesicht spüren. Gehören Sie zu diesen Frauen, sollten Sie ihm das auch deutlich sagen (»gute« Männer haben dafür Verständnis) und mit ihm vereinbaren, dass er Sie kurz vorher unterbricht.

Falls Ihnen längeres Fellatio zu anstrengend wird oder Sie einen Erguss im Mund lieber selbst verhindern wollen: Geben Sie ein bisschen Gleitgel, Vaseline oder Öl in beide Hände, wärmen Sie es einen Moment an und umfassen und stimulieren Sie seinen Penis dann so, als seien Ihre Hände ein großer Mund.

Premium-Blowjob

Wenn Ihr Hase sich besonders Mühe gegeben hat, können Sie ihn auch mal mit gehobenem Oraldienst belohnen. Ein paar Minuten reichen meist!

Fast alle Kerle lieben es, wenn man den oberen Teil des Penis ganz mit dem Mund umschließt (bei möglichst wenig Zahnberührung!) und dann zu saugen beginnt, ihn großflächig leckt oder kreisend umzüngelt. Den meisten reicht es, dass dies auf die Eichel begrenzt wird. Sie können mit der Zungenspitze auch an andere Stellen wandern, etwa in die kleine Öffnung vorne, ans »Bändchen« (siehe »Handjob leicht gemacht«) oder unter die Vorhaut.

Könnerinnen spannen übrigens die Mundmuskulatur an und erzeugen durch leichtes, beständiges Saugen eine Art Unterdruck im Mund. Das strengt ein wenig an, aber zwischendurch kann frau ihr Gesicht auch mal entspannen, indem sie ihn nur etwas leckt. Wie auch immer – besonders erregend und orgasmusträchtig ist bei alldem aber die Auf- und Abwärtsbewegung und – wenn möglich – Tiefe. Wer zu viel Tiefe fürchtet, sollte eine Hand um den Schaft legen und diese als »Stoßdämpfer« benutzen – damit kann man auch gleichzeitig sein Kommen beschleunigen. Die zweite Hand kann dafür zu Hilfe genommen werden oder aber seine Hoden umfassen und streicheln.

Den besonderen Kick erhalten viele Männer dadurch, dass frau ihnen beim Blowjob in die Augen schaut und am besten noch eine gewisse Begeisterung an den Tag legt. Und die Krönung ist natürlich, im Mund der Partnerin kommen zu dürfen. Ob frau es dann letzten Endes schluckt oder anderweitig dezent entsorgt, ist Geschmackssache – im wahrsten Sinne des Wortes (siehe S. 110 ff.). Es gibt allerdings auch etliche Männer, die es viel schöner finden, das »Finale« in ihrer Vagina zu erleben und die Liebste dabei ganz nah bei sich zu haben. Fragen Sie Ihren Partner! Und noch ein Hinweis: Dosieren Sie die Blowjobs. Wenn Sie damit zu großzügig sind, könnte er sich noch einbilden, es gehöre zum Standardprogramm.

Faule Stellungen für sie

Falls Ihr Partner auch zur Faulheit neigt und Sie zum »Reiten« beschwatzen will (»Da kannst du dir doch alles nach Bedarf einrichten!«), erwidern Sie natürlich nicht, dass Ihnen das zu viel Schufterei ist. Sie sagen stattdessen etwas wie: »Da fehlt doch der Reiz des Unerwarteten, weil ich immer schon weiß, was als Nächstes kommt. Wenn du mich streichelst, fühlt sich das ja auch viel schöner an, als wenn ich mich selbst streichle. Außerdem bewegst du dich viel besser als ich ...«

Sollte er trotzdem nölen, animieren Sie ihn zu Stellungen, die Ihnen beiden viel Genuss und Ihnen »Low Impact« ermöglichen (siehe auch im zweiten Teil »Easy und ›reizend‹: die besten Stellungen«). Das sind vor allem solche, in denen Sie die Beine zusammenhalten: Nehmen Sie im Missionar einen oder beide Schenkel nach innen. Das klappt auch in der Hunde-Stellung – die ihm zugleich einen optischen Anreiz bietet.

Falls Sie sogar dabei zu schlapp sind, sich mit den Armen abzustützen, legen Sie sich flach auf den Bauch und packen Sie ein Polster oder zwei Kissen unter Ihre Hüfte: Dann liegt die Vagina hoch genug, dass Sie nicht den Rücken durchbiegen müssen. Oder Sie begeben sich so an die Bettkante, dass Ihre Knie auf dem Boden sind und der Oberkörper auf der Matratze liegt. Werfen Sie zuvor rasch die Bettdecke auf den Boden, damit Sie beide weich knien.

Fiona (36) liebt die Missionarsstellung, ihr Freund eigentlich nicht so. Sie erzählt, wie sie es ihm trotzdem schmackhaft macht:

Er stützt sich dabei so ab, dass sein Becken nicht direkt auf meinem aufliegt, sondern ein wenig Spielraum dazwischen ist. Nun hat er keine besondere Lust, im »anstrengenden« Missionar auch noch herumzuturnen oder mit mir zu spielen. Also geht er den einfachsten Weg: Immer nur gerade raus und rein. Für die Spielereien sorge ich stattdessen: Ich habe die Beine in der Luft und bewege sie im Wechsel nach vorn und hinten, was dafür sorgt, dass meine Scheidenöffnung sich verändert; das fühlt sich für uns beide gut an. Oder ich drehe meine Hüfte ein bisschen, mal nach hier, mal nach da. Ich streiche manchmal auch mit den Beinen an seinen Seiten entlang oder umklammere ihn damit, ziehe ihn ganz nah zu mir heran und in mich hinein. Gestern hat er das direkt aufgegriffen und rieb sein Schambein rhythmisch an meinem Venushügel. Dabei bin ich direkt gekommen, was nicht alltäglich ist.

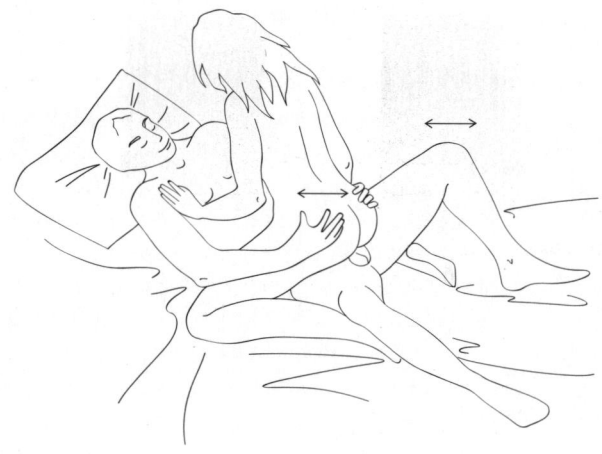

Auch »Löffeln« ist fein für faule Frauen, vor allem morgens, weil Sie da nicht einmal zum Zähneputzen aufstehen müssen. Und wenn er Sie doch einmal in die Reiterstellung hievt, weil er den Ausblick auf Ihre Brüste liebt, weisen Sie Ihren Panda-Pascha an, dass er seine Hände an Ihre Lenden legt und Sie hin und her rüttelt. Oder er soll die Beine angewinkelt aufstellen und sie zu Hilfe nehmen, um sein Cowgirl lässig vor- und zurückwippen zu lassen (siehe Grafik oben). Oder Sie setzen statt Ihren Bein- und Rückenmuskeln Ihre Vaginalmuskeln ein, um innere Turbulenzen zu erzeugen.

Kleine Muskeln, große Wirkung

Bringen Sie sich in Form

Schweißtreibendes Geturne und peinvolle Verrenkungen beim Akt können Sie sich sparen, wenn Sie eine gute Vaginalmuskulatur besitzen und diese einzusetzen wissen – denn damit können Sie Ihrem Liebsten eine ebenso gute »Abreibung« verpassen. Bitten Sie ihn zum Beispiel, beim Verkehr still zu halten (das geht in allen möglichen Stellungen), oder setzen Sie mit Händen und Beinen seine Hüften fest, sodass er sie nicht mehr bewegen kann. Dann stimulieren Sie seinen Penis in rhythmischen Bewegungen mithilfe Ihrer Vaginalmuskulatur (mehr Anregungen unter »Slow Sex«, S. 152 ff.).

Frauen sollten bewusster wahrnehmen, dass die Vagina ein lebendiger Körperteil ist, der sich (mehr oder weniger) bewegen und verändern lässt, weil ihn Muskeln umgeben. Legen Sie einen Finger in den Eingang und versuchen sie ihn mit ihren Vaginalmuskeln zu umfassen: Spürt Ihr Finger deutlich den Druck der Scheidenwand und diese den Finger? Und können Sie das An- und Entspannen sowie das Kneifen auch eine Minute durchhalten? Wenn nicht, machen Sie bitte das Unterleibs-Workout (siehe S. 107 ff.). Es hat noch einen großen Vorteil: Je besser Ihre Beckenbodenmuskeln trainiert sind, desto leichter kommen Sie zum Orgasmus!

»Ich spüre zu wenig von meinen Partnern!«

Meine wichtigsten Empfehlungen zu diesem Thema finden Sie im Kapitel »Beckenboden« (siehe S. 105 ff.). An dieser Stelle möchte ich jedoch noch auf ein paar spezielle Fragen eingehen.

Liza (28), Single, hat seit der Geburt ihres Kindes vor vier Jahren das Gefühl, ihre Scheide ist zu weit, und sie spürt zu wenig von ihren Partnern (und diese von ihr). Leider hat sie nach der Geburt die Rückbildungsgymnastik versäumt – eine Geburt weitet die Vagina nun einmal und dehnt auch die Muskeln dort so sehr, dass sie schlapp werden können. Liza treibt auch sonst keinerlei Sport und befriedigt sich auch nie selbst (beides hilft ja, den Beckenboden zu straffen). Nun hat sie einen großartigen Mann kennengelernt, zögert aber, mit ihm intim zu werden, da sie sich Sorgen um ihre weite Vagina macht.

»Ich habe mir eine Anleitung zur Kräftigung des Beckenbodens besorgt. Wie oft soll ich die Übungen machen?«

Bei solchen extremen Problemen mit den Vaginalmuskeln braucht Liza verschiedene Übungen und mehrere Wochen, um einen Effekt zu bemerken. Pro Tag sollte sie insgesamt mindestens 15 Minuten trainieren.

»Ich habe mir auch Liebeskugeln (Durchmesser: 3,5 cm) gekauft und trage sie seit zwei Tagen. Ich hatte kein Problem beim Einführen. Ehrlich gesagt, merke ich die Kugeln aber kaum, und hören kann ich sie auch nicht.«

Das ist relativ normal. Je länger und je intensiver sie das Beckenbodentraining macht, desto deutlicher wird sie auch die Kugeln spüren – sie kann dann auch innervaginal damit spielen (sie rauf und runter bewegen).

»Wie oft und wie lange muss ich sie tragen, damit sich etwas ändert?«

Falls es ihr nicht unangenehm ist, kann sie sie den halben Tag tragen. Wichtig ist es, sie abends herauszunehmen und gut zu reinigen. Nachts sollte man sie eher nicht tragen. Es kommt auch darauf an, welche Kugeln sie besitzt.

Die Sorte, bei der innen noch ein kleinerer Ball schwingt, stimuliert die Vaginalmuskeln eigentlich nur, wenn Liza sich bewegt. Sind es sehr schwere Kugeln, muss frau fast immer ein bisschen Muskelspannung halten, damit sie nicht herausfallen. Und sobald sie nicht mehr herausfallen, hat auch der Penis einen »guten Halt«.

»Was wirkt besser: Liebeskugeln oder das Training?«

Das Training, aber die Kombination ist noch besser.

»Ich habe jetzt schon Panik vor unserem ersten Verkehr, wenn ich daran denke, dass es so sein wird wie immer.«

Liza sollte sich nicht so viele Sorgen machen; ihre bisherigen Partner haben es ja auch genossen und kamen zum Höhepunkt. Und dass sie selbst wenig spürt, ist leider gar nicht so unnormal. Wir Frauen haben in der Scheide nur wenige Nerven – die meisten verlaufen in unserer Klitoris. Es ist deswegen vielleicht ratsam, den Mann zu bitten, eine Stellung einzunehmen, in der einer von beiden zusätzlich die Klitoris stimulieren kann. Bei vielen Paaren gehört das ohnehin ganz selbstverständlich zum Akt.

Liza sollte auch eine Re-Sensibilisierung der Scheide versuchen (siehe S. 152)! Bereits nach zwei, drei Wochen kann sie testen, ob ein Finger in der Vagina die Anspannung der Muskeln spürt. Wenn ja: prima! Dann spürt sie auch der Mann. Zusätzlich kann Liza während des Verkehrs bewusst mit ihrer Scheidenmuskulatur spielen und den Penis damit umfassen. Aber bitte auch immer wieder locker lassen – sonst verkrampft sie.

Quickies

Ein Quickie ist nicht zu verwechseln mit einem vorzeitigen Samenerguss! Ein guter Quickie beruht auf einer (oft stillschweigenden) Übereinkunft: Wir wollen es – jetzt –, aber es muss schnell gehen. Den klassischen Quickie gebiert die Zeitnot, entweder weil beide weder länger können noch wollen, oder weil einen die Gier an einem ungewöhnlichen Ort überkommt, der zur Eile treibt.

Alle anderen Schnellschüsse ohne nennenswerte Vor- und Nachbereitung sind dagegen eher zum Abgewöhnen. Grade für bequeme oder überlastete Paare ist ein Quickie eigentlich eine feine Sache: Sex ohne viel Aufhebens, das Vorspiel entfällt oder beschränkt sich auf ein bis drei Minuten, dann folgt ein schneller Verkehr. Das kann man ganz unspektakulär im Bett praktizieren, etwa frühmorgens vor dem Aufstehen, oder zwischendurch, wenn das Baby schläft, oder im Büro während der Mittagspause ...

Die meisten Männer sind bei einem Quickie gerne dabei, Frauen sind da meist etwas zurückhaltender: In unseren Sexfantasien wimmelt es zwar nur so von schnellen Nummern (zum Beispiel am Strand, im Flugzeug, im Fahrstuhl, im Büro oder in der Öffentlichkeit ...) – in der Realität haben wir aber häufig einige Widerstände im Kopf: »Ich wirke notgeil, wenn ich da mitmache und auch noch Lust zeige« oder »Falls ich ihm das durchgehen lasse, will er den Sex nur noch so haben«. Sollten Sie – oder gar Ihr Partner – etwas in diese Richtung befürchten, bitte zurück zum ersten Teil des Buches! Für die meisten Frauen ist das größte Quickie-Problem jedoch, wie ihr *Körper* so schnell auf ein ausreichendes Erregungslevel kommen soll. Nur die frisch Verliebten oder in eine leidenschaftliche Affäre

Verstrickten sind quasi dauererregt. Aber wie können sich die übrigen Frauen behelfen?

Auf los geht's los?

Die Erregung hängt von mehreren Faktoren ab:

- Ist Ihre Intimzone sehr sensibel oder neigt sie zur Trockenheit? Scheuen Sie sich nicht, Gleitgel parat zu halten und einzusetzen (siehe S. 116 f.)!
- Ist sein Glied sehr groß oder hat es eine Krümmung? Letzteres kann dazu führen, dass er nicht schnell kommen kann, beziehungsweise eine harte Stimulation braucht, die dann beim Quickie mangels Vorspiel bei den Frauen Schmerzen verursacht (genauso wie ein großes Glied). Da hilft auch Gleitgel nur begrenzt. Der Mann sollte es in einem solchen Fall mit Re-Sensibilisierung versuchen (siehe S. 150 ff.), sehr vorsichtig stoßen (den Penis am besten nur halb einführen) und eventuell auf seinen Höhepunkt verzichten.
- Hatte man schon im Vorfeld Gelegenheit zu einer Art Vorspiel? Etwa Zärtlichkeiten beim Fernsehen auszutauschen oder unauffällig im Restaurant, Kino oder Auto zu fummeln?
- Bei vielen Frauen bewirkt schon die Vorfreude einen günstigen Start – etwa, wenn Sie als eingespieltes Team ein Intermezzo an einem spannenden Ort verabredet haben. Und wir können uns durchaus auch selber in Wallung bringen. Zum Beispiel, indem wir uns erotische Texte oder Bilder zu Gemüte führen – oder einfach die Augen schließen und scharfe Szenen aushecken (siehe auch »Die eigene Lust wach halten«, S. 67 ff., und »Wie gut kennen Sie sich?«, S. 101 f.). Und bevor Ihnen hier wieder Bedenken kommen: Sie wir-

ken dann nicht billig oder notgeil – sondern wie eine sinnliche und selbstbewusste Frau! Und sollte ihr Liebster dieses Schnellprogramm danach wirklich immer haben wollen, können Sie ihm ja einfach deutlich machen, dass ein Quickie eher die Ausnahme bleiben sollte.

Eine weitere häufige Befürchtung von Frauen:

Bleibt der Orgasmus auf der Strecke?

Zuallererst: Beim klassischen Quickie geht es gar nicht unbedingt um einen Orgasmus, sondern, wie meine Freundin Fiona es ausdrückt, »um das unvermittelte, ungehemmte Ausleben purer Geilheit. Beide haben gleichzeitig dasselbe Verlangen – ›Ich will dich und zwar sofort!‹« Dazu kommt meist noch der Reiz des Verbotenen und Anrüchigen – ein bisschen wie bei den Kirschen aus Nachbars Garten, die doppelt so gut schmecken, weil sie geklaut sind.

Nach einer heißen Knutscherei im Hausflur oder einer heimlichen Fummelei im Restaurant kann ein Quickie bisweilen auch andere Höhepunkte bieten – Höhepunkte in Ihrer Paar-Vita. Diese kleinen pikanten Events sind es besonders, an die man sich später als Highlights seiner sexuellen Vergangenheit erinnert. Zugegeben: Der Gedanke daran ist oft erregender als der eigentliche Akt, denn in der Praxis können sich viele störende Gedanken vor die Lust drängen (Angst, erwischt zu werden, eine unbequeme Lage, piekende Ästchen, die Gangschaltung in den Weichteilen).

Auch ich entsinne mich vornehmlich des Aromas von Hundehäufchen und des Krampfes im Bein, wenn ich an eine gewisse Steh-Nummer im Stadtpark denke, mitten im hohen Rhododendron und am helllichten Tage. Nichtsdestotrotz schweißen solche Erlebnisse zusammen; süße Geheimnisse, die nur Sie beide teilen: »Weißt du noch, wie wir nachts auf dem Fußballfeld ...?«

Mein Vorschlag: Betrachten Sie Quickies als Lohn für bereits bescherte oder als Vorschuss für kommende Orgasmen. Und solch kleine heiße Abenteuer können Sie später wunderbar in Ihre Gipfelsturm-Fantasien einbauen, dann führen Quickies Sie letzten Endes doch noch zum Höhepunkt ...

Öfter mal ein Appetithäppchen ...

Leider sinkt die Quote des Spontan-Sex im Laufe der Partnerschaft meist deutlich ab – das wissen Sie so gut wie ich. Dabei gibt es fast nichts Besseres, um ein etwas fade gewordenes Liebesleben aufzupeppen. Selbst heimisches Fast Food hat viel für sich, solange es nicht zur Regel wird, sondern das gewohnte 3-Gänge-Menü bloß ergänzt. Ein Quickie zwischen Rasur und Zähneputzen, bevor man zur Arbeit muss, kann etwas wunderbar Befreiendes haben. Das Ringen um den Orgasmus der Frau entfällt, weil sie gar nicht erst damit rechnet, und auch ihre Erwartungen an das Vor- und Nachspiel sind recht entspannt. Einen Quickie kann man daher unbelasteter durchführen und mit weniger »Ernst«, der sich sonst leider oft in deutschen Betten breitmacht.

TIPP: Inszenieren Sie ganz bewusst ein paar Quickies!
– Überrumpeln Sie Ihren Schatz während der Werbepause oder schlüpfen Sie morgens zu ihm unter die Dusche. Sollte er zunächst etwas unwillig reagieren, machen Sie

ihm klar, dass Sie nicht das »große« Programm erwarten. Viele Frauen trauen sich nicht, weil sie eine Ablehnung seinerseits als persönliche Kränkung empfinden. Aber das ist Unsinn, wenn man bedenkt, wie oft Männer versuchen, Frauen zum Sex zu bequatschen und abblitzen ... Wenn die das immer persönlich nähmen, wäre die Menschheit längst ausgestorben.

– Tatort Kaufhaus: Für Ihren Schatz ist »Shopping« ein Hasswort, und er begleitet Sie nur unter Protest? Ändern Sie das ein für alle Mal, indem Sie ihn zum Sex in einer Umkleidekabine verführen – vorausgesetzt, der Vorhang ist lang genug und das Licht gnädig. Probieren Sie dort so lange scharfe Dessous an, bis der Funke bei ihm überspringt (und wetten, dass diese Wäschestücke auch Sie selbst heiß machen?).

– Heizen Sie sich im Lokal gegenseitig mit Worten und Taten an und lotsen Sie ihn dann auf die Toilette (vorzugsweise ins Damenklo, da riecht es meist besser). Am besten erkunden Sie vorher, ob es dort sauber ist, man genug Platz hat und sich der Klodeckel schließen lässt (oder wacht dort eine Klofrau?).

– Besichtigen Sie mit ihm den Keller oder den Dachboden Ihres Mietshauses.

– Bestellen Sie ihn nach Feierabend in Ihr Büro und machen Sie die Tür hinter sich zu: »Komm, lass uns den Schreibtisch von Frau Müller-Greve entweihen«.

– Tun Sie es im Solarium: Dort ist man ohnehin nackt und angenehm durchwärmt (UV-Strahlen sollen die Lust ja anheizen), reinkommen kann niemand und die potenziellen Mithörer drumherum erhöhen das Prickeln. Danach einfach die Folie in den Mülleimer knüllen – fertig (und der rote Kopf fällt auch nicht weiter auf ...).

Tipp: Die Sperma-Entsorgung löst bei Quickie-Anhängern bisweilen ein kleines Problem aus. Die sauberste Lösung ist natürlich ein Kondom, aber wer hat das bei Spontanaktionen schon immer zur Hand? Halten Sie für den Fall der Fälle am besten immer Taschentücher bereit.

Sein Orgasmus, Ihr Orgasmus

Wenn ein Mann für seinen Höhepunkt sehr lange oder sehr viel Stimulation braucht, kann es (neben körperlichen Ursachen, zu viel Stress oder Ähnlichem) auch an seiner Partnerin liegen. Vielleicht liegt sie ja beim Sex neben ihm wie ein Stück Brot oder hat ihm obendrein etliche Begrenzungen auferlegt: Er darf dies nicht tun, das erst recht nicht und jenes wäre absolut eklig ... Doch das ist bei Ihnen bestimmt nicht der Fall, oder?

Umgekehrt haben Frauen oft wenig Motivation, da sie sich selbst unbefriedigt fühlen: Vielleicht dauert es bei Ihnen selbst zu lange und der Weg zum Orgasmus scheint zu mühsam, um ihn überhaupt anzugehen. Alles, was Ihre Lust behindert, behindert auch Ihren Orgasmus, denn der entsteht ja nur, wenn die Erregung eine bestimmte Schwelle überschreitet. Diese Schwelle überschreiten manche Frauen erst gar nicht, weil der Reiz zum Beispiel nicht stark, angenehm oder gleichmäßig genug ist. Falls so etwas bei Ihnen der Fall sein sollte, ist natürlich auch Ihr Liebster gefragt: Machen Sie ihm deutlich, welche Art Erregung Sie brauchen.

Hier einige Vorschläge, wie Sie Ihren Partner und sich selbst schneller zum Gipfel führen:

So verkürzen Sie seinen Abgang

ABKÜRZUNG NR. 1: Die einfachste Lösung – erhöhen Sie die Reibung! Entweder durch besonders »reizvolle« Stellungen (siehe S. 159 ff.), oder indem Sie mittels Ihrer Vaginalmuskeln den Eingang verengen, oder beim Hand- beziehungsweise Oralverkehr beide Hände einsetzen und ordentlich Druck machen. Analverkehr ist auch immer hilfreich.

ABKÜRZUNG NR. 2: Tempo steigern. Geben Sie richtig Gas, was auch immer Sie gerade mit ihm machen. Ist Ihnen das zu anstrengend? Lassen Sie ihn Gas geben, indem Sie ihn anfeuern: »Ja!«, »Fester!«, »Schneller« usw.

ABKÜRZUNG NR. 3: Er soll es mit der eigenen Hand zu Ende bringen, während Sie ihn dabei küssen oder beobachten.

ABKÜRZUNG NR. 4: Zusatzstimulation. Spielen Sie beim Verkehr mit der Zunge an seinen Brustwarzen oder beim

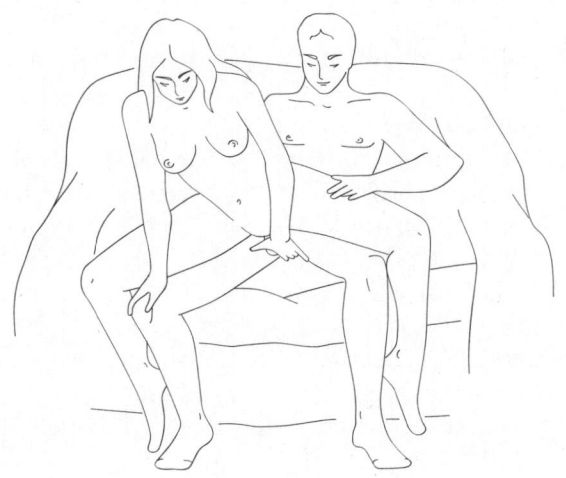

Handjob mit Ihrer Hand an seinen Hoden, legen Sie beim Blowjob einen Finger an seinen Po oder massieren Sie seinen Damm in der »Amazone«-Stellung (siehe S. 168). Das alles kann unheimlich effektiv sein – die Brust ist bei etwa der Hälfte der Männer erogen, der Anus bei zwei Dritteln, Damm und Hoden bei etwa 80 Prozent. Fragen Sie einfach, was ihm gefällt oder probieren Sie es mitten im Akt aus und achten auf seine Reaktion.

ABKÜRZUNG NR. 5: Den erotischen Reiz verstärken. Vielleicht ist er beim Verkehr nicht heiß genug, weil er kein Vorspiel bekommen hat, oder er braucht optische Anreize, aber Sie tun es immer nur im Dunkeln. Vielleicht steht er auch auf andere Praktiken oder Zutaten, die er sich noch nicht einzubringen gewagt hat. Mein Vorschlag: Fragen Sie ihn frei heraus, wie er leichter kommen könnte – und nehmen Sie seine Antwort nicht persönlich!

ABKÜRZUNG NR. 6: Falls er häufig onaniert oder viel Alkohol oder Drogen zu sich nimmt: Bitten Sie ihn, sich zu mäßigen – das sind die klassischen Orgasmus-Verzögerer.

ABKÜRZUNG NR. 7: Sollte er nur Probleme damit haben, *in* Ihnen zu kommen, hat das meist mentale Hintergründe. Vielleicht hat er Angst, Sie zu schwängern, oder so großen Ehrgeiz, gleichzeitig oder erst nach Ihnen zu kommen, dass er sich nicht fallen lassen kann. Manche Männer tun sich auch echt schwer, im Bett egoistisch zu sein, oder sind beim Gipfelanstieg genauso störanfällig wie wir Frauen und dürfen folglich nicht aus dem Konzept gebracht werden. Gestehen Sie ihm seine Eigenarten zu, und sei es nur für die kurze Phase bis zu seinem Höhepunkt.

Ein Tipp, falls Ihr Liebster seinen Ego-Trip so weit treibt, dass Ihr eigener Orgasmus auf der Strecke bleibt: Geben Sie ihm nicht so schnell das, was ihn ins Finale führt, sondern warten Sie damit, bis auch Sie befriedigt sind – gewähren sollten Sie es ihm aber auf jeden Fall.

Die häufigsten Gipfelhindernisse für Frauen

DIE ANATOMIE: In puncto Orgasmus ist das Pendant zum Penis nicht die Scheide, sondern die Klitoris – und die liegt nun mal nicht in der »Hauptverkehrsstraße«, sondern ein Stück weiter vorn. Deshalb haben die meisten Mädels größere Probleme, einen Höhepunkt zu erlangen, als die Jungs. Obendrein ist die Orgasmusfähigkeit unter den Frauen selbst auch noch ungleichmäßig verteilt. Nur ein Drittel der Frauen ist in der Lage, beim reinen Geschlechtsverkehr zu kommen (und das bedeutet noch nicht einmal, dass es bei denen dabei jedes Mal klappt); die übrigen zwei Drittel brauchen eine Zusatzstimulation des Kitzlers – und auch die führt nicht immer zum Erfolg.

TIPP: Beide Partner sollten anerkennen, dass Frauen in diesem Punkt naturgemäß benachteiligt sind und dementsprechend mehr Zuwendung brauchen. Bitten Sie Ihren Partner darum – und um Geduld. Und wenn Sie beim Verkehr nicht zum Höhepunkt gelangen, soll er es eben mit dem Finger, der Zunge oder einem Vibrator versuchen, vielleicht sogar während des Verkehrs – etwa in der Stellung »Brücke« (siehe S. 162 f.). Sie können natürlich auch selbst Hand anlegen.

LAUNISCHER KITZLER: Leider ist der weibliche Hotspot so sensibel, dass er teils rasch überreizt ist, teils gar nicht auf

Stimulation reagiert. Vor allem verträgt der Kitzler meist keine direkte oder zu feste Reizung.

TIPP: Feuchtigkeit wirkt hier angenehm dämpfend – entweder aus der Scheide selbst holen oder ein Gleitmittel auftragen. Er kann auch indirekt reizen, indem er den Finger neben dem Kitzler anlegt oder die Schamlippen darüberschiebt.

ZU WENIG VORSPIEL ODER DAS FALSCHE: Ist es für Sie in etwa so antörnend wie Wäsche zu waschen, haben Sie wenig Chancen, dass der Lustpegel hoch genug steigt.

TIPP: Sich schnurstracks den Genitalien zuzuwenden, funktioniert bei Männern – bei der Mehrheit der Frauen nicht! Busen und Intimzone werden für eine Stimulation oft erst empfänglich, wenn die Frau an anderen Körperstellen darauf vorbereitet wurde. Am besten sprechen Sie ihn im Fall eines Falles direkt darauf an. Ausführliche Informationen zu diesem Punkt finden Sie auch im zweiten Teil des Buches.

ZU WENIG SEXUELLE KOMMUNIKATION: Die Hälfte der Frauen traut sich nicht, ihrem Partner mitzuteilen, was sie beim Sex mag und braucht! Kein Wunder, dass er dann in puncto Vorspiel und Stimulation im Dunkeln tappt.

TIPP: Lesen Sie das Kapitel »So klappt's mit der Sex-Kommunikation« auf S. 61 ff.

ZU WENIG WISSEN ÜBER DEN EIGENEN KÖRPER und was ihn in Erregung versetzt.

TIPP: Befassen Sie sich intensiv mit allen Punkten von »Wie gut kennen Sie sich?« (siehe S. 101 f.). Das betrifft auch das Folgende:

MEDIZINISCHE GRÜNDE: Schmerzen, Trockenheit, hormonelle Schieflage, Depressionen oder anderweitige Erkrankungen – wer sich in seinem Körper nicht wohlfühlt, kann auch nur sehr schwer sexuelle Lust entwickeln.

TIPP: In diesen Fällen sollten Sie einen Arzt aufsuchen. Ist Ihr Beckenboden ein schlapper Lappen, fehlt so auch das Sprungbrett für den Höhenflug. Hier helfen Beckenbodenübungen. Manchmal ist auch schlichtweg die köperliche Reizempfänglichkeit herabgesetzt, etwa durch Müdigkeit, Alkohol, Antidepressiva oder die Zyklusphase, und Ihr Körper reagiert deswegen zäh wie alte Zuckerwatte. Entweder sollte sich Schatzi doppelt anstrengen und Sie werfen Ihr erotisches Kopfkino an, oder Sie vergessen das Ziel »Orgasmus« einfach und genießen, was Sie haben: eine innige zärtliche Stunde mit Ihrem Liebsten.

DER FALSCHE PARTNER: Vielleicht stimmt die sexuelle Chemie nicht oder Ihr Liebster lässt sich zu sehr gehen. Vielleicht wendet er auch nur Kniffe an, die er bei anderen Frauen und in Pornofilmen gelernt hat, oder stellt sich ungeschickt an, weil er zu wenig Erfahrung hat.

TIPP: Falls er etwas dafür tun kann, für Sie erotischer zu werden oder zu bleiben, sagen Sie es ihm! Zum Thema »Chemie« liefert Ihnen das Kapitel »Nase« wertvolle Hinweise (siehe S. 126 ff.).

STÖRENFRIEDE IM KOPF: Zum Thema Beziehungskonflikte, Stress und Komplexe bietet der erste Teil des Buches viele Hintergrundinformationen und Lösungswege. Manchmal stehen einem Orgasmus auch Gefühle im Weg, die unmittelbar mit dem Höhepunkt selbst zusammenhängen. Frederike (28) schrieb mir:

Wenn ich beim Sex nicht zum Höhepunkt komme, werde ich irgendwie wütend auf meinen Freund. Es funktioniert nicht, wenn er es nicht richtig macht – also es zu kurz macht, immer wieder absetzt oder ziellos herumschlabbert. Statt sich mal zu merken, was bei mir funktioniert, wird er immer fauler.

Irgendwie verständlich, dass ihr Freund immer weniger Lust darauf hat, jedes Mal lange und auf optimale Weise seine orale Pflicht zu erfüllen!

TIPP: Statt wütend auf ihren Partner zu werden und ihn zurechtzuweisen, sollte Frederike lieber offener und spielerischer mit Sex umgehen. Sie kann freimütig vermitteln, was sie gern hätte und auch zusammen mit ihm herumexperimentieren, ob vielleicht noch eine andere Methode Erfolg haben könnte. Wenn sie beispielsweise Gleitmittel aufträgt und ihn einen Finger oder Vibrator anlegen lässt, kann sich das ähnlich anfühlen wie das Zungenspiel – er ermüdet nur weniger schnell.

Wenn ich nicht komme, kommt mein Freund auch nicht; er sagt, ihm fehlt dann der richtige Ansporn! Ich verstehe nicht ganz, was er meint und was sein Orgasmus mit meinem zu tun haben könnte. Er glaubt mir ja nicht mal, dass es mich nicht stört, keinen zu bekommen! ELISA (19)

Für sehr viele Männer ist es gleichermaßen erregend und befriedigend, den Orgasmus ihrer Partnerin mitzuerleben. Sie lassen der Frau den Vortritt und erlauben sich es erst dann auch selbst. Eine nette Geste – aber wenn die Frau generell nur schwer den Höhepunkt erreicht, kann es passieren, dass er sie durch diese Höflichkeit zusätzlich unter Druck setzt. Die Folge ist eine komplette Verkrampfung.

TIPP: Zunächst hilft es vor allem, noch einmal deutlich mit ihm zu reden! Elisa muss ihm klarmachen, dass der Sex für beide entspannter wird, wenn er nicht auf ihren Orgasmus fixiert ist, und dass er doch bitte schön ruhig egoistischer sein soll. Und den Rat an Frederike würde ich auch ihr erteilen.

Orgasmus-Booster Selbstbefriedigung

Mehr Männer als Frauen masturbieren, und sie tun es auch viel öfter. Im Prinzip ist das nicht verwerflich, sondern eher natürlich: Es hält das Sperma frisch, die Fortpflanzungsorgane gesund und den Sexapparat geschmeidig. Wir Frauen können uns da ruhig ein Beispiel an den Jungs nehmen! Der Hauptgrund dafür, dass Frauen es viel seltener tun, ist weniger eine weibliche Scham oder Verklemmtheit (das ist zum Glück meist überholt!), als vielmehr Faulheit, ein mangelndes Bedürfnis oder fehlende Gelegenheiten. Irgendwie ist immer gerade etwas anderes wichtiger, zum Beispiel schlafen, die Wäsche, die Kinder ... Dabei kann Selbstbefriedigung beim Zweiersex effektiv zu schnelleren und intensiveren Höhepunkten verhelfen – indem wir solo »trainieren«, einen Orgasmus in verschiedenen Positionen und mit unterschiedlichen Techniken zu bekommen. Außerdem stärkt es die Beckenbodenmuskeln, die wiederum die Orgasmusfähigkeit stärken.

Begehren ist sein Motor

Je mehr er Sie begehrt, umso mehr wird er sich ins Zeug legen, um auch Ihre Lust zu steigern. Und falls Ihr Süßer nicht scheintot ist (oder seine Liebe zu Ihnen), brauchen Sie weder wilde Strip-Tänze noch Kopfstände, um seinen Funken zu entfachen. Was in meinen Interviews von gebundenen Männern am häufigsten als »Zünder« genannt wurde, war: Er kann sehen, hören und fühlen, dass sie Sex mag – den Sex mit ihm. **Machen Sie also aus Ihrem Verlangen und Ihrer Erregung bloß kein Geheimnis!** Und sollte er nicht jedes Mal drauf anspringen – na und?

Die eine oder andere befürchtet auch, dass er in solchen Momenten denken könnte, sie sei schon völlig bereit und er könnte direkt in die Vollen gehen. Viele Frauen wenden auch ein, dass es ihnen schwerfalle, den Partner anzumachen, wenn sie selbst noch nicht scharf seien. Nun: Machen Sie ihm Lust, damit er Ihnen Lust macht! Sie können ihm, sobald er willig und gefügig ist, ja jederzeit mitteilen, was Sie gerne noch zur Vorbereitung hätten.

Wieder andere haben die Erfahrung gemacht, dass einige Männer nicht gut auf eine allzu offensive Frau ansprechen. Der Grund dafür ist: Je fordernder sie sich gibt, desto mehr befürchtet er, ihre Erwartungen nicht erfüllen zu können. Männer haben noch viel größere sexuelle Versagensängste als wir (auch wenn sie es selten zeigen), sie wollen für ihre Liebste der »Highlander« sein: Es kann nur den einen geben, und er ist der Beste. Vermitteln Sie ihm dieses Gefühl, dann sind Sie beide entspannter!

Anheizer Augenfutter

Geben wir ihm etwas fürs Auge, gibt er uns bereitwilliger das, was wir von ihm wollen. Seltsamerweise machen sich sehr viele Frauen die Schaulust der Männer gar nicht zunutze! Stolzieren Sie doch einmal in hübscher Unterwäsche oder nackt auf hohen Schuhen durch die Wohnung, »posen« Sie ein wenig, cremen Sie sich nach dem Duschen genüsslich vor ihm ein, werfen Sie ihm begehrliche Blicke zu (etwa, während Sie etwas auf sinnliche Art essen) oder tragen Sie zum Schlafen nicht einfach ein Schlabber-Shirt, sondern etwas kleines Zartes. Merkt er dann auch noch, dass diese Dinge ihm gelten, verstärkt das fast immer die Wirkung.

Solche Sachen sind nicht so Ihres, weil Sie nicht gerade dem Typ »Sexbombe« entsprechen? Ich kenne eine Frau, die fast 50 Jahre alt, keineswegs gertenschlank ist und auch kein Püppchengesicht besitzt. Aber sie kleidet, gibt und bewegt sich auf eine Art, die einfach ausstrahlt: Ich mag mich und meinen Körper und verdammt – ich liebe Sex und habe noch viel davon! Die meisten der Vorschläge in diesem Buch sind für sie selbstverständlich. Als ich sie fragte, ob ihr dabei nie Gedanken kommen wie »Ich bin dafür eigentlich nicht jung, schlank oder schön genug«, lachte sie und antwortete: »Wer schreibt das vor? Mir gefällt es, meinem Freund gefällt es, und die anderen können uns ja egal sein.«

Entdecken Sie Ihr erotisches Selbst!

Erinnern Sie sich an die Momente, in denen Sie unbeschwert und frohgemut irgendwo entlanggingen und plötzlich bemerkten, dass andere Sie gefällig ansahen? Oder an Momente, in denen Sie von einem Fremden einen elektrisierenden Blick auffingen? Da kam nicht nur etwas zurück, das Wohlgefallen spiegelte, sondern auch erotische Schwingungen: »Du bist sexy!« Und Sie fühlten sich sexy – und wahnsinnig gut dabei! Wollen Sie solche Blicke nicht öfter auch von Ihrem Liebsten bekommen?

Was müssen Sie dafür tun? Die Knackpunkte kennen Sie wahrscheinlich schon. Es hat sehr viel mit einem positiven Körpergefühl zu tun: gesund zu sein, sich körperlich und seelisch wohlzufühlen und mit sich selbst im Einklang zu sein. Wenn dem nicht so ist: Versuchen Sie, es zu ändern und zu verbessern!

Achten Sie öfter bewusst auf Ihre eigene Außenwirkung. Experimentieren Sie: Spielen Sie mit Ihren weiblichen Reizen, ziehen Sie sich figurbetont oder raffiniert an, machen Sie sich hübsch, üben Sie zu Hause und auf der Straße einen wiegenden Hüftschwung. Wenn Sie dieses Gefühl Ihrer erotischen Ausstrahlung (wieder) erzeugen und auch ins Liebesleben mit Ihrem Süßen transportieren, profitieren Sie beide davon.

Wenn ich Männern rate, wie sie zum »Sexobjekt« für das weibliche Geschlecht werden können, haben sie grundsätzlich kein Problem damit, finden es sogar gut, Frauen dagegen assoziieren damit eher etwas Negatives, Abwertendes und Bedrohliches – die Opferrolle. Das ist schade, denn eine Frau kann sich ja auch ganz bewusst in die Rolle des Sexobjekts begeben, damit spielen und dadurch sogar indirekt Macht ausüben!

Vorschlag: Falls Sie sich unwohl mit dem Begriff »Sexobjekt« fühlen, erlauben Sie sich, lasziv zu sein. Lasziv ist ein schönes Wort für sexy, erotisch, sinnlich, entspannt, selbstbewusst und »unver-schämt«. Finden Sie eine Formulierung, die Sie sich immer wieder vorsagen können, um zu der sexuell anziehenden und mutigen Frau zu werden, die Sie sein könnten – zum Beispiel »Ich bin eine laszive Venus« oder »Ich bin ein sinnlicher Vamp« (siehe auch »Wie steht's um Ihr sexuelles Selbstbild«, S. 71 ff.).

Welche Rolle spielt das Aussehen für Lust und Liebe?

Philip, einer meiner Interviewpartner, bemerkte zum Thema Optik: »Zu einer Frau, die sich gehen lässt, also ungepflegt ist, ihren Körper nicht in Form hält und fiese Unterwäsche trägt, bin ich definitiv weniger zärtlich. Warum sollte ich mir Mühe geben, wenn sie sich keine gibt?«

Wenn ich Frauen darauf hinweise, dass ihre äußere Erscheinung für das männliche Begehren nun mal eine sehr gewichtige Rolle spielt und dass sie sich nicht gehen lassen sollen, bekomme ich oft die Antwort: »Wenn er mich wirklich liebt, dann sollten Äußerlichkeiten doch keine so große Rolle spielen.« Tja – für seine Sympathie vielleicht nicht – aber für sein Begehren (und damit das Gesamtpaket »Liebe«) durchaus!

Die meisten Männer stehen auf gepflegte und eher schlanke Partnerinnen. Das ist nun einmal eine Tatsache, die wir Frauen akzeptieren müssen, auch wenn wir zu gerne nur um unserer inneren Werte willen geliebt werden möchten. Andererseits wollen wir aber auch nicht, dass er uns »nur« wie eine Mutter oder Schwester liebt. Begehren entsteht eben nicht automatisch mit der Zuneigung. Außerdem tun wir alle ja Tag für Tag ohnehin aktiv etwas dafür, dass unsere Mitmenschen uns annehmen. Wenn wir nur gemocht werden wollten, wie wir wirklich »sind«, bräuchten wir uns schließlich auch nicht zu waschen, die Haare zu kämmen oder uns Kleider anzuziehen.

Wenn sie eine Frau sehr attraktiv finden, sind die meisten Männer in Sachen Zärtlichkeit und Sex viel gebefreudiger. Sie kennen das vielleicht auch aus eigener Erfahrung: Hatten Sie auch einmal einen Partner, den Sie zwar als Mensch liebten, dessen Körper Sie aber nicht gerade antörnte – und Sie es deswegen wenig reizte, sich diesem lange und ausgiebig zu widmen? Obwohl es Ihnen leidtat, konnten Sie es nicht ändern.

Kurzum: Eine kluge Frau setzt äußerliche Reize und ein feminines Verhalten ein, um ihren Liebsten zu faszinieren – auch in erotischer Hinsicht.

Venus in Dessous

Männliches Begehren konzentriert sich laut Sexualforschern vor allem auf die Genitalien und die Optik. Dessous vereinen beides – sie heben das Wesentliche visuell noch hervor. Damit ist sexy Unterwäsche nicht nur ein wirkungsvolles Mittel, um Männer zu sabbernden Liebessklaven zu machen, sondern auch eines, um sich selbst erotisch zu fühlen und sich in Stimmung zu bringen! Dabei müssen es keine kostspieligen Fummel sein – Sie finden heutzutage auch in jedem Kaufhaus eine große Auswahl an schönen Dessous.

Warum ist das Verhüllte oft reizvoller als das Nackte? Weil ein Geheimnis mehr prickelt als das Offensichtliche, weil es noch alle Möglichkeiten in sich birgt und weil es unsere Sinne und unsere Fantasie beflügelt. Darüber hinaus steht ein Mann auch auf Dessous, weil sie zeigen, dass die Frau sich um ihn bemüht, dass sie ein sinnliches Verhältnis zu ihrem Körper hat und Sex mag und auch, dass sie es genießt ihn zu locken und zu reizen. Dementsprechend teilen hautfarbene Unterwäsche und Ausgeleiertes ihm mit: »Ich habe wenig Lust, und wenn du trotzdem willst, musst du einiges tun.« Dass es da gerade trägen Männern vollends vergeht, ist klar.

Erotische Wäsche soll natürlich nicht vermitteln, dass die Frau bereits scharf ist und er sich das Vorspiel sparen kann. Sie vermittelt eher »Ich will begehrt werden. Komm her und verführe mich«. Manche textilen Scharfmacher bringen der Trägerin sogar ganz direkt einen erotischen Kitzel: ein Wonderbra etwa, der den Busen nach oben drückt, oder der Streifen Haut, der zwischen Seidenstrumpf und Halter fühlbar nackt bleibt.

Tipp: Nicht übertreiben! Jeden Tag scharfe Wäsche zu tragen, ist so öde wie jeden Tag Austern zu essen. Leckere Dessous dürfen ruhig etwas Besonderes bleiben; die Frau tritt damit ins Zimmer, und des Mannes Augen und Herz gehen auf.

Erotische Überraschungen

Tun Sie ab und zu etwas, das Sie sonst nicht tun – es ist das Ungewisse und Unberechenbare, das der Erotik den Kick verleiht und den Mann in einer fortwährenden Spannung hält. Zum Beispiel, dass Sie Sex außer der Reihe wollen, also nicht zu Ihren üblichen Zeiten und in den üblichen Situationen. Überraschen Sie ihn mit einem ungewöhnlichen Outfit, das nur er und das Schlafzimmer zu sehen bekommen – selbst wenn es nur Ihr nackter Körper und hohe Stiefel sind oder »gestyltes« Schamhaar.

Beim Ausgehen den Slip wegzulassen, bewirkt bei den meisten Männern ein spontanes Verlangen. Sie können das Höschen auch auf der Toilette ausziehen und aus der Handtasche blinzeln lassen oder es ihm unauffällig in die

Jackentasche schmuggeln und bemerken: »Mir scheint, du hast da was von mir ...« Oder Sie fordern ihn im Bett auf, Sie zu fesseln und über Sie zu verfügen. Fesseln ist ohnehin die effektivste Methode für faule Ladies. Sie sollten nur sicher sein, dass er auch wieder auf »Stopp« und »Losbinden!« reagiert.

Entscheidend ist, bei Überraschungen nicht zu erwarten, dass er immer und sofort darauf anspringt. Bleiben Sie gelassen, wenn Ihr Partner kaum Begeisterung zeigt, und betrachten Sie es mehr als etwas, das Sie für sich selbst und zum Spaß ausprobieren.

Einfallsreichtum und Improvisationstalent können auch gutem Sex noch das Sahnehäubchen aufsetzen. Wenn zum Beispiel die kleine Nummer nach dem Aufwachen meist wegen Mundgeruch entfällt, deponieren Sie doch mal Wasser, Zahnbürste und Kaugummi direkt neben dem Bett. Manchmal ist es nur ein kleiner Kniff, der den Unterschied zwischen Flop oder Top bringt.

Dirty Talk

Fast alle Männer springen auf sexy Worte an. Egal, ob es ins Ohr geflüsterte Fantasien sind oder frivole Sprüche am Telefon, per SMS oder E-Mail. Dirty Talk kostet weder Zeit noch Energie – höchstens ein wenig Überwindung.

Sie sind generell eher von der leiseren Sorte? Beginnen Sie erst einmal mit Lauten (siehe »Lass mal hören!«, S. 207 ff.) und kleinen schlichten Äußerungen. Manche Menschen törnt es schon an, »ja« oder »gut« zu vernehmen – oder auch nur ihren eigenen Namen. Dann können Sie immer öfter Kommentare einbauen. Es ist eigentlich nichts dabei, beim Sex einfach frei heraus zu sagen, was einem gefällt, was man gern möchte und was einem sexuell gerade durch den Kopf geht. Versuchen Sie es einfach einmal – es wird im Laufe der Zeit immer leichter und selbstverständlicher. Außerdem muss frau dabei keineswegs die Pornosprache herunterleiern, es geht auch schlichter:

»Du machst mich scharf/heiß/total wahnsinnig/ganz wild!«

»Gib's mir«/»Gib ihn mir!«

»Ich will dich!«/»Ich bin absolut geil auf dich!«

»Du bist so schön hart!«

»Fester!«

Tipp: Harmlos anfangen, in kleinen Schrittchen steigern und gut aufpassen, was genau von ihm zurückkommt – so finden Sie heraus, welchen Grad an Dirty Talk er verträgt und auf was genau er steht. Im Zweifelsfall sind Sie mit einem einfachen »Nimm mich!« höchstwahrscheinlich auf der sicheren Seite. Meiden Sie außerdem Baby- und Comic-Sprache – sie ist meist nur peinlich und törnt eher ab als an.

Die Verliebtheit neu entfachen

Wie wir alle wissen: Der Reiz des Neuen lässt nach. Mein Kumpel Philip meint:

Eine Frau, die auch eigene Wege geht, nicht immer verfügbar ist, sich auch sonst nicht immer fügt, sondern einen eigenen Willen zeigt, betrachte ich als etwas Wertvolles – etwas, das weg sein könnte, wenn ich mich zu wenig darum bemühe. Andererseits ist die Zeit, die wir zusammen verbringen, einfach schön und wohltuend. Sie zeigt mir ihre Liebe auf vielerlei Weise, ohne sich selbst dabei kleinzumachen.

Die Distanz-Taktik funktioniert auch bei Männern, die sich durch zu viel Zärtlichkeit erdrückt fühlen, weil sie die Nähe unbewusst mit Enge gleichsetzen. Gerade nach einem überschwänglichen oder intensiven Beziehungsanfang bekommt so mancher einen Nähe-Koller. Wenn Sie ihm dann etwas Abstand gewähren, kann er sich Ihnen wieder ohne latente Angstzustände nähern: Sein Bewusstsein registriert nur, dass Sie wieder begehrenswerter geworden sind.

Seine Fitness – Ihr Vorteil

Mit gutem Beispiel voran

Der gefügigste Liebesdiener nützt Ihnen nicht viel, wenn seine Batterien so schnell alle sind wie die eines billigen Vibrators. Vielleicht ist er zu ausgelaugt, nicht ganz gesund oder er hat zu viele Energieräuber?

Gegen einen kräftezehrenden Job können Sie natürlich wenig ausrichten (außer den Mann umtauschen), aber Sie können in anderen Bereichen ansetzen. Macht er zu viel Sport? Oder bewegt er sich eher zu wenig? Beides kann dafür sorgen, dass Ihr Süßer beim Sex schon vor Ihnen schlapp macht. Auch zu fettreiches Essen, zu viele »schlechte« Kohlehydrate, zu viel Fast Food und Alkohol kosten im Endeffekt mehr Energie, als sie liefern, und schmälern so seine Vitalität. Dasselbe gilt für jedes überflüssige Kilo, das er mit sich herumschleppt, und jede gerauchte Zigarette.

Das effektivste Gegenmittel: Je weniger Sie selbst diesen Dingen frönen, je weniger davon Sie zu Hause haben und je weniger Sie selbst solchen Verlockungen auswärts nachgeben, umso weniger Anreiz verschaffen Sie auch Ihrem Low-Power-Prinz. Und: Stellen Sie ihm für seinen Verzicht immer wieder Sex in Aussicht!

Ich habe bereits im ersten Teil erläutert, wie wichtig es ist, PC und Glotze aus dem Schlafzimmer zu verbannen. Sie zehren Energie: Nicht nur, dass der Mann nach Tatort und Tagesthemen zu müde ist, um auf Ihrem Körper Tango zu tanzen; sondern bei Computerspielen und beim Fernsehen verpuffen auch Glückshormone, die eigentlich beim Liebesspiel entstehen sollten. Die Folge: wenig Antrieb für Erotik-Aktivitäten. Machen Sie also den Fernseher aus und ihn an!

Wie pflege ich seine Potenz?

Mathilde (69) schrieb mir:

Ich bin geschieden und habe einen neuen Freund, mit dem ich auch die Freuden der Sexualität wiederentdeckt habe. Obwohl er jetzt schon 72 ist, hat er keine Probleme mit seiner Erektion. Ich hätte es nie für möglich gehalten, im meinem Alter noch einen Orgasmus zu bekommen, aber er bringt mich auf Höhen, die ich früher nicht kannte. Ist es normal, dass ich in meinem Alter noch so gern Sex habe? Und gibt es etwas, das ich für seine Potenz tun kann? Denn ehrlich: Ich würde gerne noch oft mit ihm schlafen.

Ich freue mich immer sehr, wenn ich solche Briefe bekomme und lese, dass es im Alter längst noch nicht vorbei ist. Mathilde ist fürwahr nicht die Einzige. Sehr viele Frauen und Männer über 60 genießen Sex, so sie denn körperlich noch können und einen passenden Partner haben. Die Potenz eines Mannes hängt sehr von seinem Gesundheitszustand und seiner Lebensführung ab. Und Sie – genauso wie Mathilde – können durchaus etwas tun, um seine Potenz zu »pflegen«: Sie können ihn zu einem vernünftigen

Lebensstil animieren, indem Sie mit gutem Beispiel vorangehen und auf Folgendes achten:

- Eine gesunde Ernährung mit viel frischem Obst, Gemüse, Salat und Vollkorn- statt Weißmehlprodukten
- Möglichst wenig Fett, Zucker und Alkohol
- Verzicht auf Fertiggerichte, Fast Food und auf das Rauchen
- Viel Bewegung an frischer Luft, zum Beispiel täglich ein Spaziergang von wenigstens 40 Minuten (bei jedem Wetter); ferner Gymnastik oder Schwimmen

Ergänzend kann Mathildes Freund jeden Morgen eine dieser Kombi-Tabletten nehmen, die alle Vitamine, Mineralien und Spurenelemente enthalten, plus Q10. Auch regelmäßiger Sex ist sehr wichtig für die Potenz, am besten mindestens zwei Mal pro Woche (dazu zählt auch die Befriedigung von Hand – durch ihn oder Sie). Sollte seine Erektionskraft in den nächsten Jahren trotzdem nachlassen, könnte er sich – falls er ansonsten gesund ist – auch eines der modernsten Potenzmittel verschreiben lassen (siehe S. 135 ff.).

TEIL 4

Easy Sex für Männer — einfach mehr im Bett erleben

Weniger ist oft mehr

Wie wird meine Liebste ganz verrückt nach Sex?

Vorbemerkung: In diesem Teil speziell für die männlichen Leser geht es nicht so sehr darum, wie Sie als Single möglichst viele Frauen möglichst mühelos herumkriegen. Ziel ist es vielmehr, dass Sie Ihre Lebensgefährtin in puncto Sex dazu bekommen, (wieder) aktiver zu werden.

Dreiviertel aller Männer hätten dafür gerne ein Patentrezept (»Geben Sie ihr zehn Tropfen XY ins Glas, und sie wird im Bett nicht mehr zu bremsen sein!«), aber die »Wundermittel« mit solch vollmundigen Ankündigungen helfen meist gar nichts – es gibt keinen einfachen Trick, dass Frauen stets willig, heiß und aktiv sind. Mein Kumpel Oli behauptet zwar, dass man Frauen doch bloß schlecht behandeln muss, um sie ständig »scharf« zu halten, aber das klappt höchstens bei Kurz-Affären, Masochistinnen und Ladenhüterinnen – eine einigermaßen intelligente Frau, die nicht hässlich ist, macht bei schlechter Behandlung ziemlich bald dicht. Und zwar alles.

Sie wenden nun vielleicht ein: »Immer sollen wir Männer einen Riesen-Aufriss machen ...!« Nun ja: Sie stehen nun mal auf Frauen – und die brauchen eben meist länger als Männer, um Lust zu bekommen und ins Ziel zu reiten. Das ist einfach Biologie – und nichts, was die Liebste durch ein bisschen Mühe doch eben mal schnell ändern könnte. Bei Männern funktioniert zum Beispiel oft das Reiz-Reaktion-Schema (wie: Reiz = entblößte Brüste, Reaktion = Verlangen). Bei der Frau eher nicht. Nackt vor ihr herumzutanzen oder den Penis auszupacken, bringt meist genauso wenig wie ein allzu gradliniges Vorpreschen auf ihre Geschlechtsmerkmale. Manchmal kann das zwar durchaus zur Situation passen und gut bei ihr ankommen, es sollte aber besser nicht zur Regel werden.

Eines aber kann ich Ihnen vorab versichern: Für meine folgenden Easy-Sex-Tipps brauchen Sie keineswegs einen Riesen-Aufriss!

Langsam reiten, Cowboy!

Vermutlich gehören Sie zu denen, die sexuell keineswegs passiv sind – und trotzdem bekommen Sie von Ihrer Partnerin den Vorwurf, Sie engagierten sich zu wenig (was dann auch wieder als Argument dient, Ihnen gegenüber auch passiv bleiben zu können). Oder Sie veranstalten genug Aufwand – aber leider das Falsche? Hier eine Reihe Beispiele:

– Manche Männer denken, Sex müsste immer eine Riesenshow sein und machen entweder selbst zu viel oder fordern zu viel ein. Das Ergebnis: Schatzi blockt. Oder diese Kerle haben Angst, den eigenen Standards nicht zu genügen und kneifen ganz. Dabei erwarten die wenigsten Frauen eine Riesenshow.

Viele geben beim Sex alles und schnaufen und schwitzen wie beim Hochleistungssport. Ich verstehe ja, dass schnelles Tempo viele besonders antörnt und die Erektion erhält – aber was bringt es, wenn die Partnerin nicht entsprechend reagiert? Langsames Reiten bringt für beide meist mehr Fühlvergnügen als ein atemloser Galopp. Lesen Sie unbedingt das Kapitel »Entschleunigung« (siehe S. 143 ff.) – und mit meinen Tipps ab S. 146 f. müssen Sie sich auch nicht mehr um Ihre Erektion sorgen.

– Einige lecken zu fest mit spitzer Zunge, als wollten sie einen Acker umpflügen. Abgesehen davon, dass dies für die meisten Frauen mehr Schmerz als Vorspiel bedeutet und alle vorangegangene Mühe zunichtemacht, erlahmt die Zunge bei dieser Vehemenz nach wenigen Minuten. Gleiches gilt auch für die Stimulation per Hand: kleine, leichte Berührungen erregen die meisten Frauen dort viel mehr als festes Reiben.

- So mancher Mann beklagt sich, dass die Partnerin sich beim Sex zu wenig um ihn kümmert – und füllt selbst bereits ein lückenloses Programm. So erhält die Partnerin oft erst gar keine Gelegenheit, sich zu revanchieren.
- Zehn Minuten aufmerksame und gefühlvolle Zärtlichkeit ist effektiver als endloses »mechanisches« Tätscheln.
- Fünf Minuten gezieltes Vorspiel an erogenen Zonen ist oft antörnender als eine halbe Stunde zielloses Fummeln und Abschlecken.
- Um Frauen auf unverfängliche Art auf Touren zu bringen, kann man ihnen eine Massage anbieten: Man gibt vor, ihr einfach nur etwas Gutes tun zu wollen. Ein schöner Ansatz, der durchaus klappen könnte. Vielleicht schläft sie aber auch dabei ein, und Sie haben sich umsonst abgemüht. Deshalb: Streicheln ist weniger anstrengend als Massieren – und es bewirkt oft mehr. Das betrifft auch den Energieaufwand beim Streicheln: Feines, zartes Vorgehen stimmt Frauen meist besser ein als ein zu festes.

Ich werde Ihnen in diesem Teil des Buches zeigen, wie Sie mit weniger Einsatz mehr aus dem Sex (und der Lady) holen und welche Investition sich wann lohnt.

Mach schon, Mädel!

Mal ehrlich: Sind Sie hundertprozentig zufrieden mit Ihrer horizontalen Lage? Wahrscheinlich hätten Sie da schon noch einige Wünsche – wenn bloß Ihre Partnerin mitspielen würde. Und am liebsten wäre Ihnen, Sie müssten nicht einmal darüber reden. Sie könnten Ihre Partnerin gegen einen sexbesessenen Vamp eintauschen. Oder reich und berühmt werden (dann gäbe es genug Auswahl). Realistischer ist es jedoch, erst einmal mit Ihrer Liebsten zu reden. Und da Reden nicht gerade zu den Lieblingsdomänen der Männer zählt, finden Sie hier einige Basics, die das Ganze erleichtern können:

PUNKT 1: LIEBEVOLL, RESPEKTVOLL UND POSITIV sollte Ihr Wunsch formuliert sein. Auch für sich selbst! Sagen Sie sich zum Beispiel statt »Wäre sie nur nicht so lahm« lieber »Ich möchte, dass sie sich sexuell mehr einbringt«. Sarkasmus und spitze Bemerkungen (wie etwa »Vielleicht bist du heute ja mal ausnahmsweise mal nicht zu müde ...«) erzeugen sofort negative Reaktionen! Richten Sie Ihren Fokus auf Ihre Ziele, nicht auf das, was bisher war.

PUNKT 2: LÖSUNGSORIENTIERT VORGEHEN. Wenn Ihre übliche Herangehensweise bisher zu wenig gefruchtet hat, legen Sie sich eine vielversprechendere zu. Gut ist es, seinen Wunsch mit einer Begründung zu verbinden: Frauen hören gerne, warum sie etwas tun sollen, zum Beispiel: »Häschen, ich bin heute so geplättet – kannst du mich ein bisschen aufbauen?« Und erst wenn sie es Ihnen abschlägt oder zögert, denken Sie darüber nach, ob Sie in Vorleistung gehen oder Ihr ein Angebot machen wie etwa »Heute ich, morgen du«.

VORSICHT: Viele Männer wollen sexuell weit mehr als die Partnerin, sodass die Situation schnell kippen kann und die Partnerin sich überfordert oder überrollt fühlt – das hängt natürlich auch davon ab, auf welche Weise und mit welcher Wortwahl der Wunsch geäußert wird.

PUNKT 3: NICHT ZU VIEL WOLLEN. NIE! Wenn Sie zu plump und zu gierig sind, wirken Sie auf die Frau wie ein brünstiger Orang-Utan, den es abzuwehren gilt, und nicht wie ein ernst zu nehmender Partner, dem man gern etwas Gutes tut. Setzen Sie sich und ihr kleine Ziele, die Ihre Liebste nicht überstrapazieren, dann können Sie nach und nach austesten, wie weit Sie gehen können. Falls sie beispielsweise Fellatio nicht sonderlich mag und es Ihnen zuliebe dann doch einmal tut, sollten Sie nicht gleich verlangen, dass sie auch noch »schlucken« soll.

PUNKT 4: NIEMALS DRÄNGELN. Die meisten Frauen – falls sie nicht gerade eine devote Neigung haben – hassen es, zu sexuellen Dingen gedrängt zu werden. Sie mögen nicht einmal indirekten Druck durch wiederholte Andeutungen. Sie können Ihrer Süßen zwar Ihre Vorlieben nennen, doch wenn sich daraufhin wenig tut, gehen Sie davon aus, dass sie es nicht machen möchte (oder zumindest nicht so oft). Sie weiß bereits, dass Sie es mögen, und sie wird es Ihnen auch geben, wenn ihr danach ist. Falls Sie dann immer wieder davon anfangen, wird Folgendes passieren: Entweder übt sie sich in Totalblockade oder sie gibt es Ihnen widerwillig – und genau so fühlt es sich dann auch an.

Am besten stellen Sie es mit Ihren Wunschäußerungen so an, dass Ihre Partnerin im Endeffekt denkt, sie wolle es selbst oder wäre selbst auf die Idee gekommen. Dafür werde ich Ihnen im Folgenden ein paar Tipps und Tricks verraten. Aber: Setzen Sie diese klug und vorausschauend ein! Frauen sind in puncto Manipulation viel gewiefter und erfahrener als Männer und durchschauen es früher, als Sie vermuten. Manchmal reicht es schon, dieselbe Methode zwei Mal anzuwenden, damit Ihre Süße den Braten riecht. Also mischen Sie die Taktiken bitte gut und verwenden Sie sie wohl dosiert und variantenreich.

Neun Psychotaktiken, um mehr von ihr zu bekommen

Erst legen Sie Ihr genaues Ziel fest, dann die dazu passende Taktik. Möglicherweise funktioniert sie nicht sofort. Warten Sie in diesem Fall einige Tage ab und versuchen Sie dann erst etwas anderes.

1. Wunschliste

Ein Freund von mir, der das Manuskript des zweiten Teils gegenlas, bemerkte dazu: »Ich wäre ja offen für die meisten deiner Vorschläge, aber meine Frau nicht so. Wie kann ich ihr so etwas näher bringen?« Ich erwiderte: »Deine Frau ist sicher offen für eine Menge Neues, aber nicht unbedingt genau für die Sachen, die dir dabei so vorschweben!«

Falls Sie in einer ähnlichen Lage sind, sagen Sie Ihrer Liebsten: »Ich möchte gerne ein paar Anregungen von dir, wie ich unser Sexualleben für dich noch spannender gestalten kann«. Bitten Sie sie, eine möglichst lange Liste all ihrer erotischen Wünsche zu schreiben. Vermutlich werden Sie überrascht sein, was da alles draufsteht. Picken Sie sich die Dinge heraus, die auch Ihnen gefallen oder Ihnen zumindest nicht widerstreben. Das hat drei Vorteile: Ihr guter Wille färbt auch auf Ihre Gefährtin ab, es kommt frischer Wind ins Sexleben, der noch mehr Lust auf Neuerungen mit sich bringen kann (vor allem, wenn sie meint, das Neue selbst einbringen und/oder darüber bestimmen zu können) und – Sie können bald auch eigene Wünsche anmelden.

2. SO TUN ALS OB

Das ist vor allem eine gute Taktik für kritische Themen, bei denen Sie ahnen, dass sie bei Ihrer Partnerin nicht gut ankommen werden. Nehmen wir an, Sie wollen X, wissen aber, dass sie es von vornherein ablehnen wird. Also bringen Sie das Thema neutral ins Gespräch, tun aber dabei so, als ob es Sie nicht interessiert: »Ich habe heute im Internet gelesen, dass Dreiviertel aller Männer sich von ihrer Partnerin X wünschen. Also, ich glaube ja nicht, dass es so viele sind und dass ich mir das einfach so von dir wünschen würde, nicht einmal, wenn ich es wirklich wollte.«

Wetten, dass Ihre Partnerin denkt: »Komisch, ich dachte immer, er würde so etwas wollen.« Und gerade, weil Sie gar nicht (mehr) so interessiert scheinen, reizt es sie.

3. TUN SIE DAS GEGENTEIL

Ihre Freundin bemängelt, dass Sie immer zu grob vorgehen, zu wenig küssen und ihr gleich an die obligatorischen Stellen greifen? Dann sollten Sie das einmal ganz radikal abstellen und genau andersherum machen! Fassen Sie sie so leicht an, dass sie es kaum noch spürt, knutschen Sie sie, bis sie um Hilfe ruft, meiden Sie alle verfänglichen Zonen wie eine heiße Herdplatte – und warten Sie, was passiert!

Die Gegenteil-Strategie können Sie in sehr vielen Bereichen anwenden. Achten Sie in den konkreten Situationen genau auf Ihren üblichen Impuls. Diesen müssen Sie unterdrücken (das geht am besten, wenn Sie sich der Situation kurz entziehen, etwa rausgehen), durchatmen und das Gegenteilige von dem tun, was Sie sonst zu tun pflegen. Das gilt umso mehr für die Dinge, die Ihre Partnerin kritisiert oder anmerkt. Schalten Sie also nicht auf Durchzug, hören Sie hin – es kann der Schlüssel zu besserem Sex für Sie beide sein.

4. Tun Sie weniger

Vielleicht gehören Sie zu den Männern, die beim Akt immer so aktiv sind, dass die Frau kaum noch selbst zum Einsatz kommt. Tun Sie einfach weniger! Manche befürchten, dass sich sexuell dann vollkommene Öde ausbreitet, aber in der Liebe und auch beim Sex ist es ja oft wie bei einer Wippe: Je mehr sich der eine abmüht, desto mehr Oberwasser bekommt der andere.

Das gilt für das Handeln wie auch für das Wollen: Je mehr Sie nach Sex lechzen, desto mehr Macht geben Sie Ihrer Partnerin in die Hand – was gemacht wird, in welchem Ausmaß, wie oft. Also probieren Sie einfach den umgekehrten Weg. Zügeln Sie Ihren Drang und Ihre Gelüste. Das klingt erst einmal nicht sehr attraktiv, aber es lohnt sich. Und bitte betteln Sie vor allem nie darum – Frauen finden solche Männer nicht erotisch und folglich auch den Sex mit ihnen nicht erstrebenswert!

5. Etwas Gutes in Aussicht stellen

Ihre Frau sollte wissen: Es erwartet sie immer etwas Gutes, wenn sie sich beim Sex um Sie bemüht oder sie überhaupt Sex mit Ihnen haben will. Durch liebloses und hastigen Beischlaf oder eine Abfuhr können Sie sich alles verderben! Weil sich dann im Kopf der Frau festsetzt: »Wenn ich ihn verführe, gibt er mir wieder die gefühllose Karnickelnummer von neulich, also lass ich es lieber.«

Jeder Sex mit ihrer Partnerin sollte sich für sie »lohnen«. Und damit meine ich wirklich keine Hochleistungsakte. Ein kleiner Handjob, mit Liebe ausgeführt, kann für eine Frau weit befriedigender sein als ein Verkehr, den Sie mit glasigen Augen absolvieren. Es kommt dabei auf das Gefühl an und dass Sie ganz bei Ihrer Partnerin sind. Lesen Sie dazu auch »Gehen Sie vom Gas, um zu spüren« (siehe S. 144 ff.).

6. BELOHNUNGEN

Diesen Punkt können Sie zwar aus dem Frauenteil abkupfern (siehe S. 211 f.), aber generell sollten Sie sich noch mehr ins Zeug legen als die Frauen. Für Männer ist Sex nämlich oft Belohnung genug, für Frauen nicht unbedingt. Würdigen Sie jegliches Entgegenkommen, indem Sie Lob und üppige Schmeicheleien austeilen, strahlen Sie sie an und drücken Sie Ihre Dankbarkeit in Worten, Gesten und Mimik aus! Kleinere Belohnungen können in Komplimenten, Zärtlichkeiten oder kleinen Aufmerksamkeiten bestehen, größere Belohnungen in einer Einladung zum Essen, einem tollen Geschenk, o. Ä.

Honorieren Sie auch winzige Schritte in Ihre Richtung, selbst wenn sie noch sehr lasch ausfallen. Für größere Aktionen (beziehungsweise solche, zu denen sich frau stärker überwinden muss) reichen nette Worte oftmals nicht mehr, konkrete Belohnungen müssen her – zum Beispiel richtig guter Sex (im Sinne Ihrer Partnerin) oder ein Spitzen-Orgasmus (dazu im Folgenden noch mehr).

Belohnungen, die nicht sexueller Natur sind, können Sie zwar vorab geben, dies ist jedoch manchmal taktisch unklug. Die Frau könnte denken: »Mmh, nun hat er das Essen im Lokal bezahlt, nun muss ich auch mit ihm schlafen.« Drehen Sie es andersherum, ist der Anreiz für sie höher. Sagen Sie beispielsweise nach einer klasse Nummer zu ihr »Schnecklein, wir könnten morgen diesen Italiener testen, zu dem du schon länger einmal wolltest«, dann merkt sie sich: »Gebe ich ihm besonders guten Sex, folgt für mich etwas besonders Gutes.«

Natürlich sollten Sie sie keineswegs immer für alles belohnen, sonst ist sie im Bett am Ende zu nichts mehr bereit, ohne selbst stark davon zu profitieren. Besser ist es, wenn Sie Ihre Belohnungen strategisch und sporadisch verteilen (wobei Ihr Aufwand ihrer Aktion in etwa angemessen sein sollte).

7. Anpirschen statt Ankündigen

Manchmal finden es sogar die äußerst redefreudigen Mädels aufregend, wenn ein Mann nicht alles vorher ankündigt oder gar um Erlaubnis fragt, sondern auch einfach nur »macht«. Wichtig ist nur, dass er sofort aufhört, wenn sie es signalisiert (und dann nicht beleidigt ist), und dass er sich in sensibleren Bereichen eher vorsichtig vortastet.

8. Ihren Ehrgeiz wecken und sie motivieren

Frauen haben zwar weit weniger sexuellen Ehrgeiz als Männer, aber auch sie haben welchen. Allerdings müssen Sie hier extrem umsichtig formulieren. Sie dürfen sie niemals mit anderen Frauen vergleichen, wenn Ihre Partnerin schlechter dabei abschneiden könnte. Viele Männer, die unbedingt etwas Bestimmtes von ihrer Partnerin wollen, machen den großen Fehler zu behaupten: »Alle tun so was!« oder »Meine Ex mochte es!«. Das ist garantiert der beste Weg, dass diese spezielle Sache von ihr auf ewig den Stempel »ich nicht« bekommt.

Vermitteln Sie ihr stattdessen, dass sie die Beste ist, der Sex mit ihr der Wahnsinn sei und sie viel offener als andere Frauen. Sie können auch einzelne Dinge anregen, etwa »Ich hab heut Nacht geträumt, du würdest mich mit den Füßen befriedigen. Das war irgendwie witzig. Ich frage mich, ob das wirklich gehen würde?«

Bei der Motivation ist das Wichtigste, sich in sein Gegenüber hineinzuversetzen. Wer sich verstanden fühlt, ist viel offener dafür, auf den anderen einzugehen. Erfassen Sie die Gedankenwelt Ihrer Partnerin und machen Sie sich diese zunutze – das ist das Geheimnis des Verführers. Und nehmen Sie Ihr eigenes sexuelles Empfinden nie als Norm, sondern interessieren Sie sich dafür, wie sie tickt – lassen Sie es sich von ihr detailreich erklären und haken Sie öfter einmal nach (siehe Kasten S. 264).

9. Übersehen Sie kleine Schwächen

Ihre Kleine küsst wie ein Cockerspaniel (nass und schlabberig), zwickt oder kratzt Sie zu oft, fasst Sie viel zu lasch an, kichert beim Sex an den unpassendsten Stellen oder liegt herum wie ein toter Fisch? Hauen Sie ihr Ihre Unzufriedenheit nicht gleich um die Ohren, auch wenn es Sie noch so sehr nervt. Nirgends verunsichert Kritik so sehr wie im Bereich der Intimität. Schon einige falsche Worte oder eine leicht abwehrende Geste können für immer im Sex-Gedächtnis der Frau gespeichert werden. Die holt sie dann in allen folgenden, ähnlichen Situationen wieder heraus oder führt sie sich zumindest vor das eigene innere Auge – und das wirkt sich nicht gerade lust- oder aktionsförderlich aus. Eine beleidigte Frau ist eine blockierte Frau. Übergehen Sie gewisse Ticks weitestmöglich wie ein Gentleman und bringen Sie ihr auf sanfte Art bei, wie es Ihnen lieber wäre.

Und nun erläutere ich Ihnen anhand der häufigsten Männerwünsche, wie Sie diese Taktiken beispielsweise umsetzen könnten:

Fragen und Nachhaken

Wie »funktioniert« die Partnerin? Was genau möchte sie und was nicht? Viele Männer fragen oder haken kaum nach, weil sie sich nicht als Laien in puncto weibliche Sexualität »outen« wollen. Doch gerade durch ihre Kommunikationsverweigerung finden sie oft nicht den richtigen Zugang zur Erotik der Partnerin und wirken unerfahren oder ungeschickt! Es ist stets besser, zu seinen Lücken zu stehen und den anderen um Hilfestellung oder Anleitung zu bitten, als aus Angst vor einer Bloßstellung beiden den Spaß zu verderben. Erschütternd viele Leute riskieren eher ihr Sexleben und ihre Beziehung, statt zu ihren Wissenslücken zu stehen. Wie traurig und auch kurzsichtig! Dem anderen kommt es meist gar nicht darauf an, dass man fehlerfrei dasteht. Wer will schon einen Partner, der perfekt ist – oder nie verunsichert?

Wir können entweder unseren Ängsten vor einer Blamage erlauben, die Oberhand zu gewinnen – dann wird der Sex darunter leiden. Oder wir versuchen, ihnen Einhalt zu gebieten und ein Wagnis einzugehen. Es hilft, sich der Partnerin mitzuteilen! Sie können es mit folgenden Formulierungen versuchen: »Ich habe Angst, sexuell aus mir herauszugehen, weil du dann denken könntest, dass ...« oder »Ich traue mich nicht so recht, mir X von dir zu wünschen, weil ...« Nur so kann Ihre Partnerin Sie verstehen und auf Sie eingehen – und sich genauso offenbaren. Nur so können Sie darüber reden, welche Form von Sex für Sie beide in Ordnung wäre, ohne dass negative Gefühle aufkommen.

Eine höhere Sexquote und mehr Initiative von ihr

STÜTZEN SIE IHRE SEX-COURAGE: Viele Frauen lassen sich schnell verunsichern durch anerzogene Klischees und blöde Sprüche (etwa: eine Frau, die Sex fordert, ist eine Schlampe oder zumindest irgendwie »unnormal«). Frauen vertragen Ablehnung schlechter als Männer, weil sie es eher gewohnt sind, begehrt zu werden, und weil sie generell weniger selbstbewusst sind als sie (»Habe ich Hüttenkäse-Schenkel?« »Sind ihm meine Brüste zu dick?« »Liebt er mich nicht mehr?«).

Weisen Sie Ihre Liebste also nicht ab und äußern Sie nichts Unüberlegtes, wenn sie denn mal den Anfang macht. Sagen Sie ihr, dass Sie es klasse finden, wenn sie Sie verführt oder überhaupt ihre Lust zeigt. Geben Sie ihr Bestätigung, sobald die leisesten Ansätze dazu kommen. Sie lutscht nur an Ihrem Ohrläppchen statt an Ihrem besten Freund? Nörgeln Sie nicht, stöhnen Sie lieber erfreut und flüstern Sie ihr zu, dass Sie im Paradies wären, wenn sie dasselbe noch einige Etagen tiefer machen würde.

SCHAFFEN SIE ANREIZE: Man bemüht sich dann nicht sonderlich um etwas, wenn entweder ein Überangebot davon besteht und man sich nicht darum bemühen muss oder wenn das Ganze nicht erstrebenswert ist. Sie sollten also beim Sex – je nachdem, welcher Typ Sie bisher waren –

entweder das Überangebot reduzieren oder die Belohnung beziehungsweise den Reiz erhöhen. Außerdem macht frau oft eine unangenehme Erfahrung, wenn sie ihrem Lover offensiv an die Wäsche geht: Er denkt, sie wäre bereits startklar und legt ungehemmt los. Fazit: Frauen ergreifen eher bei den Männern die Initiative, bei denen sie voll auf ihre Kosten kommen.

ZÜGELN SIE SICH: Fragt man Frauen, wieso sie beim Sex seltener den Anfang machen als ihr Partner, kommt häufig die Antwort: »Weil er öfter will als ich.« Auch wenn Sie gern glauben möchten, dass die Damen genauso triebhaft sind wie die Kerle: Nein – wir denken nicht andauernd an Sex; wir haben eben oft etwas Wichtigeres im Kopf, zum Beispiel: »Was soll ich Samstag auf die Party anziehen? Wie nehme ich bis dahin noch zwei Kilo ab? Wie viel Kalorien hat Tiramisu?« Der Gedanke »Ich will jetzt Sex« überfällt Männer nun mal wesentlich häufiger als Frauen. Wir müssen oft erst auf den Geschmack gebracht werden – durch Streicheln, Küssen, ein romantisches Dinner ...

Außerdem: Wenn einer es immer so eilig hat, läuft es oft in eine ungute Richtung. Vielleicht fühlt sie sich bedrängt, will dann noch weniger, worauf er ihr noch stärker zusetzt und so weiter, bis sie irgendwann das Gefühl hat, er liege ständig nur auf der Lauer, um sie zu bespringen. Dass sie dann von sich aus kaum noch etwas macht, ist klar.

Es ist also das Beste, dass der Mann sich zügelt und abwartet, bis seine Liebste auch einmal von sich aus zu ihm kommt. Beim ersten Versuch kann das Wochen dauern, je nachdem, wie groß ihre innere Abwehr ist. Sie muss sich nun erst einmal daran gewöhnen, dass er ihr nicht ständig zuvorkommt und sie jetzt die Verkehrsleitung innehat –

und, dass er durchaus mit ihr schmusen kann, ohne es gleich in richtigen Sex ausarten zu lassen. Seien Sie also nach wie vor lieb und zärtlich zu ihr, aber tun Sie nichts (absolut nichts!), was sie in irgendeiner Weise als Vorspiel deuten könnte. Wenn der unterschwellige Sexdruck in ihr allmählich weicht, kann sie wieder eine eigene Lust entwickeln.

Meine langjährige Erfahrung ist: Sehr viele Frauen, die bei einem sexuell sehr aktiven Partner eher lustlos und passiv sind, verwandeln sich bei einem trägen Bettgefährten genau ins Gegenteil. Manchmal passiert das sogar beim selben Partner, zum Beispiel wenn dieser eine stressreiche Phase hat!

Weit schwieriger wird es, wenn Ihre Gefährtin fast nichts mehr von sich gibt außer: »Jetzt nicht, Schatz, ich hab gerade eine Gesichtsmaske aufgelegt«. Für Dauer-Unlust gibt es unzählige Ursachen, zum Beispiel ein unausgeglichener Hormonhaushalt, Überlastung, Depression, eine sexualfeindliche Erziehung oder Beziehungskonflikte. Vielleicht setzen Sie Ihren Schwerpunkt auch zu sehr auf Ihr Sexleben, und Ihre Liebste hat allmählich das Gefühl, es geht Ihnen in der Beziehung vor allem darum. In einem solchen Fall kann es helfen, ihr mitzuteilen, dass Sie ihre Liebe und Nähe am besten bei der körperlichen Intimität spüren. Oder möglicherweise ist sie einfach nicht mehr so scharf auf Sie?

Mehr von ihr verwöhnt werden!

60 Prozent der Männer wünschen sich ein intensiveres Vorspiel und laut Umfrage kann anscheinend jede zweite Frau weder manuell noch oral richtig mit einem Penis umgehen. Wir Frauen sind eben keine Hellseher! Es erklärt

uns kaum einer genau, was gewünscht wird und was nicht. Dabei interessiert es uns durchaus – vorausgesetzt, unser Liebster bringt es angemessen rüber. Generell: Nette Bitten um einfache Dinge wie Brustwarzenkraulen kann kaum eine Frau abschlagen. Wenn Sie sich dennoch ziert, fragen Sie, was Sie tun können, damit sie mehr Spaß daran hat. Oft funktionieren auch Tauschgeschäfte mit Sachen, die beide mögen – zum Beispiel erotische Massagen: »Erst massier ich dich, dann du mich«.

Acht von zehn Männern hätten gern mehr Oralsex. Der beste Tipp hierzu: Was du willst, das sie dir tu, das füg' ihr erst mal selber zu! (Siehe auch »Cunnilingus und Fellatio«, S. 109 ff.). Frauen führen Sexdienste lieber aus, wenn sie bereits selbst in Fahrt sind – zumal es für die meisten von uns nicht wirklich erregend ist, Blowjobs zu geben. Daher sollte auch eine bereits erregte Frau während des Oralverkehrs bei Laune gehalten werden – unsere Erregung nimmt nämlich dabei schnell wieder ab. Stimulieren Sie Ihre Liebste, während sie Sie verwöhnt, oder probieren Sie es mit der »69er«-Stellung (gegenseitigem Oralsex).

Ferner sollten Sie beim Blowjob Folgendes unterlassen:
– Ihre Gespielin auf Höhe Ihres Unterleibs schieben und dann fröhlich mit dem Zaunpfahl winken.
– Ihr mit der Hand auf dem Haupt den Rhythmus vorgeben.
– Mit wachsender Erregung die Kapazität ihres Mundes austesten.
– Ohne Erlaubnis kommen.

Wie gesagt: Frauen wollen nie das Gefühl haben, zu etwas genötigt zu werden. Wir wähnen uns ohnehin schon in der schwächeren Position, wenn wir vor dem anderen in die Knie gehen. Deswegen ist es den meisten Frauen lieber, sie befinden sich dabei mindestens auf derselben Höhe wie der Mann – etwa beide liegend. Und während die Mehrzahl der Damen gelegentlichen Oraldiensten nicht abgeneigt ist, mögen es nur vier bis fünf Prozent bis zum bitteren Ende. Wie weit Sie gehen dürfen, sollten Sie schon vorher absprechen. Und wenn sie dann immer noch skeptisch ist, ob Sie sich unter Kontrolle haben, können Sie zweierlei tun: Sie bitten, Ihren Penis am Schaft festzuhalten, damit er nicht zu weit vorprescht und die ersten paar Male ein Kondom überziehen (ein geruchs- und geschmacksneutrales).

Was Frauen außerdem willig macht: Liebe! Sagen Sie ihr und vor allem *zeigen* Sie ihr, dass Sie sie lieben – und zwar nicht nur im Bett!

So lässt sie alle Hemmungen fallen

Je mehr sich eine Frau beim Sex gehen lassen und ihn genießen kann und je weniger sie sich durch Hemmungen einschränken lässt, desto mehr wird sie tun, um Sex zu bekommen, desto offener ist sie für Sexperimente und desto besser kann sie befriedigt werden. Hier meine gesammelten Erkenntnisse, welche Verhaltensweisen und Voraussetzungen dafür förderlich sind:

ER STÄRKT IHR VERTRAUEN. Auf die Frage, unter welchen Bedingungen sie hemmungslos sind, antworteten die meisten von mir befragten Frauen: »Wenn ich Vertrauen zu meinem Partner habe.« Wie entsteht das? Durch die Gewissheit, dass er ihre Grenzen kennt und anerkennt und dass er Rücksicht auf ihre Gefühle nimmt. Lässt sie im Bett alle Hemmungen fallen, wird sie verletzlich. Ihr Liebster könnte sich lustig machen, befremdet sein oder fragen

»Was machst du denn bitte da« – und dann wäre bei ihr der Ofen aus.

Etliche Frauen sind auch in Bezug auf ihren Körper sehr verwundbar. Nur eine unüberlegte Bemerkung und sie wird Probleme damit haben, sich noch einmal nackt vor ihm zu zeigen, ganz zu schweigen davon, vor ihm zu agieren. Zeigt ihr der Mann dagegen von Anfang an, dass er sie von Kopf bis Fuß vorbehaltlos akzeptiert, ja großartig findet, wird sie selbst bei voller Beleuchtung viel freier mit Sex umgehen.

Sagen Sie ihr, wie schön und begehrenswert sie ist, loben Sie auch einzelne Körperstellen oder die Art, wie sie sich bewegt, dass sie lecker riecht oder sich gut anfühlt – und zwar unermüdlich. Selbst wenn Sie es täglich tun, wird es der Frau nicht zu viel. Benutzen Sie dazu eine dezente Sprache – Komplimente wie »Wow, bist du versaut« verfehlen ihren Zweck! Und sagen Sie ihr, dass sie eine tolle Liebhaberin ist. Auch wenn es nicht stimmt, es schafft die Basis dafür, dass sie es vielleicht einmal wird und treibt sie zu Höchstleistungen an.

SIE FÜHLT SICH INSGESAMT WOHL BEIM SEX. Vergessen Sie nie, dass die weibliche Lust störanfälliger ist als Ihre. Beziehungsstress hält einen Mann selten davon ab, das Vorspiel einzuleiten, ein kaltes ungemütliches Schlafzimmer stört seinen Erregungsaufbau eher nicht, ein laufender Fernseher verhindert keinen Orgasmus. Bei Frauen kann das alles aber sehr wohl eine Rolle spielen. Wer solche Störfaktoren von Anfang an vermeidet, kommt leichter zum Ziel.

ER IST EINFÜHLSAM. Sie werden jetzt aufstöhnen: »Die Frauen immer mit ihrem ›einfühlsam‹!« Für 71 Prozent der Frauen ist das Einfühlungsvermögen nun mal das A und O eines guten Liebhabers und die Voraussetzung für richtig heiße Nummern. Sie müssen immer, auch »mittendrin«, in der Lage sein, die Gefühle Ihrer Partnerin wahrzunehmen.

Wenn Sie nicht mitbekommen, wie weit sie ist und ob sie es grade hart oder zart möchte und der Gaul mit Ihnen durchgeht, kann es passieren, dass sie Sie mächtig die Zügel spüren lässt statt die Sporen. Oder wenn Sie in Ihrer Ekstase Dinge durchziehen, die sie furchtbar findet, wird sie sich beim nächsten Mal nicht mehr gehen lassen können. Ein guter Lover erkennt intuitiv, was wann gefragt ist. Er hat alles im Programm – den Blümchensex und die tierische Nummer –, je nach Stimmungslage.

ER IST SEXUELL SELBSTSICHER. Eine zurückhaltende, unsichere Art steckt die Partnerin nämlich an – oder törnt sie sogar ab. Gehört er zu dem Typ Mann, der »Verkehr« statt »Vögeln« sagt, der selbst in höchster Ekstase keinen Laut von sich gibt und der es noch nie auf einem Tisch oder Stuhl getrieben hat, setzt das auch der Frau Grenzen. Der sexuell Selbstsichere dagegen »erlaubt« auch ihr, animalisch und gierig zu sein – ohne blöde Kommentare oder Verwunderung. Je mutiger und facettenreicher er ist, desto eher ist es auch sie. Und Enthusiasmus reißt mit. Natürlich brauchen Sie auch dafür Einfühlungsvermögen, wie weit sie in welcher Situation gehen können. Ist Ihre Liebste gerade mehr in der »Ich hab dich ja so lieb und will dich spüren«-Stimmung, holen Sie lieber nicht die Handschellen aus dem Nachtkästchen.

Ein sexuell selbstsicherer Mann ist auch im Alltag selbstbewusst. Wenn einer nämlich immer nur vor uns herumkriecht und nachgibt, wird der Sex mit ihm allenfalls nett, aber nie leidenschaftlich und schmutzig. Er muss uns Kontra geben, und wir müssen uns an ihm reiben können, nicht nur im übertragenen Sinn.

SIE IST ERREGT. SEHR ERREGT. Je mehr, desto eher vergisst sie ihre Hemmungen, Scham und andere Hindernisse und wird ganz Körper. Falls Sie noch nicht hundertprozentig wissen, was genau sie in Ekstase bringt: Fragen Sie öfter einmal nach. Außerdem finden Sie in diesem Buch ja haufenweise Tipps, wie sie Ihre Süße in Fahrt bringen können.

ER IST AGGRESSIV, ABER KONTROLLIERT. Sie dürfen keine Scheu davor haben, beim animalischen Sex auch aggressiv heranzugehen, denn das gehört unbedingt dazu. Beispielsweise mögen es viele Frauen in der Ekstase gerne, (vorsichtig) gebissen zu werden oder kleine Schläge auf den Po zu bekommen. Allerdings erst, nachdem sie richtig im Feuer sind – dann ist die Schmerzempfindung herabgesetzt.

Viele haben auch Sexfantasien, in denen sie einfach genommen werden – ohne viel Federlesens. Aber Vorsicht: In eine Nötigung darf es keinesfalls ausarten! Sie müssen sich und Ihre Triebe auch hier unter Kontrolle haben, um spüren zu können, wie weit sie gehen können. Diese Kontrolle hat nebenbei noch den Vorteil, dass Sie Ihre Liebste ein wenig zappeln lassen können, indem Sie sie bis aufs Äußerste erregen, ihr aber (noch) die Befriedigung verweigern. Wetten, dass sie zum Tier wird?

ER IST EINFALLSREICH UND RISIKOBEREIT. Sobald sie einen Orgasmus hatte oder kurz davor ist, können Sie fast alles mit ihr machen – und es wird sie fast alles antörnen. Meiden Sie in diesen Momenten Kuschelsex und das übliche Programm, bringen Sie ohne Zögern ein paar Neuerungen oder Ausgefalleneres ins Spiel. Was viele Frauen dabei antörnt: Der Mann übernimmt die Verantwortung für alles Weitere, und sie kann sich in ihre Erregung fallen lassen. Hier zählt wieder Selbstsicherheit, denn er muss es auch wegstecken können, wenn sie seine Aktionen ablehnt oder abbricht. Aber: No risk, no fun!

Werden Sie zum Sexobjekt!

Bodycheck

Was muss ein Mann haben, damit die Frau scharf auf ihn ist – und bleibt?

Bitte stellen Sie sich als Erstes in Unterhosen vor einen Ganzkörper-Spiegel und werfen Sie einen kritischen Blick hinein: Ist dieser Kerl wirklich sexy? Würden Sie als Frau unbedingt mit ihm ins Bett gehen wollen? Würde Ihre Liebste Sie am liebsten ständig »anfallen« und tut sie alles für ein bisschen Sex mit Ihnen? Vermutlich nicht – denn sonst würden Sie das hier nicht lesen.

Auch Frauen schauen immer weniger auf die »inneren« Werte (wahlweise auch die Bindungsfähigkeit oder das Bankkonto). Früher, in den Zeiten vor der Pille, mussten die Damen noch mehr auf solche Kriterien achten und sich Fragen stellen wie: »Wird er bei mir bleiben und mich versorgen können, wenn ich schwanger werde? Ist er der Typ Mensch, mit dem ich es mein Leben lang aushalten könnte?« Aber seit sie sicher verhüten können, seit sie immer selbstständiger werden und ihr eigenes Geld verdienen, wird zunehmend wichtiger, ob er auch ihr Auge und ihren Unterleib anspricht.

Männer reagieren auf weibliche Rundungen, Mädels auf einen männlichen Körper – und je männlicher, desto besser. Zum einen spricht da unser biologisches Erbe: Ja, er gehört zum anderen Geschlecht! Zum anderen sendet die Körperform Schlüsselreize aus: Ist er schlank, muskulös und fit bedeutet das für unsere Urinstinkte, er kann schnell laufen, wilde Tiere erlegen und die Familie verteidigen. Darum geben uns ein breites Kreuz und starke Arme meist ein Gefühl der Geborgenheit.

Fazit: Schlaffe Milchbubis sind nicht sexy. Aufgeplusterte Muskelprotze aber auch wieder nicht, zumal man ja weiß, dass Anabolika Potenz und Penis schrumpfen lassen. Eine Mischung aus Ausdauer- und Kraftsport ergibt einen schön definierten Body – er ist kein Muss, aber gewaltig von Vorteil! Auch schmale Hüften und ein knackiger Hintern wirken erotisch. Frauen wollen Letzteren am liebsten gleich anfassen und assoziieren einen solchen Körper mit kraftvollem und erfüllendem Sex.

Tipp: Ihr Fitnesstrainer zeigt Ihnen sicher gerne ein paar Spezialübungen. Auch Inlineskaten, Squash oder Rad fahren trainieren das Gesäß. Es kommt sehr auf die Sportart an und in welchem Ausmaß sie betrieben wird. Ein Mal pro Woche nur ein bisschen Oberkörpertraining zu absolvieren bringt nicht viel, und den Sport zu übertreiben, bis man ausgepumpt und ausgemergelt ist, hilft genauso wenig.

Nun denken Sie sicher: »Ich dachte, ich bekomme hier Tipps, wie ich mit weniger Mühe mehr im Bett kriege?« Ich versichere Ihnen: Dieser Einsatz zahlt sich wirklich aus! Sportliche Männer haben häufiger und besseren Sex als unsportliche und eine enorm erotische Ausstrahlung auf Frauen. Warum? Für sie ist es leichter, uns hochzu-heben und im Stehen zu nehmen, längere Zeit im Mis-sionar auszuharren, ohne über uns zusammenzubrechen, oder andere nette Dinge mit uns anzustellen, die Kraft, Ausdauer und Beweglichkeit verlangen. Außerdem laden feste Körperformen uns Frauen auch zu mehr engem Kör-perkontakt und zum Anfassen ein.

Seinen Körper zu trainieren, lohnt sich auch in anderer Hinsicht. Die ganze Haltung und die Aura verändern sich: Sie wirken aufrecht, stark und selbstsicher. Auch beim Sex sind Sie viel selbstbewusster, da man ganz anders heran-geht, wenn man sich in seiner Haut wohl- und attraktiv fühlt.

Unsportliche Männer hingegen haben wesentlich häufi-ger Gesundheitsprobleme, die sich auch auf das Sexleben auswirken – vor allem auf die Energie und Potenz. Und zu viel Körperfett ist im wahrsten Sinne des Wortes hinder-lich: Der Bauch ist oftmals im Weg (der Mann kommt also nicht so nah heran), das Fett verdrängt sogar ein Stück des Penis und lässt ihn dadurch kürzer werden und, nun ja, es macht für eine Frau durchaus einen Unterschied, ob sie unter einem 75-kg-Mann oder einem mit 120 kg Lebend-gewicht liegt. Ächz!

Appetitlichkeit

In einer großen Studie wünschten sich 71 Prozent der Frauen, Männer würden sich besser pflegen. Das wun-dert mich nicht, denn meine Freundinnen und ich haben da auch bereits sehr vielfältige Erfahrungen gemacht. Ich hoffe, Sie fassen das jetzt nicht als männerfeindlich auf, aber es muss einfach einmal gesagt (oder geschrieben) werden: Es ist immer wieder erstaunlich, wie viele unappetitliche Dinge Männern gar nicht erst auffallen oder sie nicht stören.

Wir kennen Männer in gehobener beruflicher Position, die grausige Zähne haben und Mundgeruch. Männer, die Mitesser, ranziges Haupthaar oder Schuppen haben, denen lange Zotteln aus Nase und Ohren wachsen oder die unter den Achseln miefen (45 Prozent aller deutschen Männer verwenden nie ein Deo!). Machen die sich keine Gedanken, wie sie auf ihre Geschäftspartner wirken – geschweige denn auf uns Frauen, die ja noch näher herankommen sollen?

Schauen wir in den privaten Bereich, sieht es oft noch armseliger aus. Wir durften zahlreiche Männer erleben, die äußerlich gepflegt wirkten, aber regelmäßig Unterhosen mit deutlichen Bremsstreifen oder zu lange getragene Socken enthüllten. Oder Kerle, die so lange nichts gegen ihren Fußpilz tun, bis er sich zum Nagelpilz entwickelt. Das haben erschreckend viele und bemerken es nicht einmal – und uns wird allein vom Anblick übel. Oder von Gerüchen: Die weibliche Nase ist viel sensibler als die des Mannes – oft »stinkt« uns etwas, das ihm kaum auffällt. Frischer Sportschweiß ist nicht weiter schlimm, doch häufiger umwehen uns Aromen, die unsere Nase beleidigen: Abgestandene Ausdünstungen, kalter Rauch oder müffelnde Füße. In puncto Hände, die ja direkt im Liebesspiel involviert sind, machen Hornhaut, Schwielen und auch abgekaute oder schmutzige Nägel absolut keinen Spaß!

Manche Männer lassen sich leider insgesamt merklich gehen, sobald sie glauben, ihre Süße im Kasten zu haben. Als ich damals bei einem meiner Ex-Freunde einzog, zeigte dieser plötzlich sein »lässiges Ich«: Er ging vor mir auf die Toilette, rülpste, pulte in seiner Nase und seinen Zehen und hing nur noch in schlampigen Klamotten herum –

wie hätte ich auf so ein ungehobeltes Ekelpaket noch Lust verspüren sollen?!

Tipp: Tägliches Duschen, Deo, frische Kleidung und frische Unterwäsche sind Pflicht, ebenso die zügige Behandlung körperlicher Baustellen. Zum Thema »Lässigkeit« lesen Sie bitte »Wie viel darf man dem anderen zeigen?«, S. 57.

Ausstrahlung

Die Basis ist – mal wieder – das Selbstbewusstsein. Bitten Sie Freunde, Ihre Ausstrahlung offen zu beurteilen. Beobachten Sie sich selbst. Sehen Sie sich um: Welche Typen wirken gelassen und selbstsicher? Gleichen Sie Ihre Körpersprache daran an. »Öffnen« Sie sich, und denken Sie immer daran: Reläääx! Räumliche Präsenz gewinnen Sie, indem Sie mit beiden Füßen fest auf dem Boden stehen oder breitbeinig sitzen, ausladende Gesten machen, die Arme in die Taille stemmen oder hinter dem Kopf verschränken. Lassen Sie Schultern, Augen und Kopf nicht nach unten hängen, sondern richten Sie sich auf – stolz, gerade, Blick nach vorne und zielsicherer Gang mit längeren Schritten (der signalisiert: »Ich weiß, wo es langgeht.«).

Solche Dinge bewusst zu tun und zu üben, hat einen positiven Rückkoppelungseffekt auf Ihr Selbstbewusstsein, da Sie ja ununterbrochen die Reaktionen Ihrer Mitmenschen mitbekommen (Sie werden häufiger angeschaut, geachtet etc.). Wichtig ist vor allem Haltungstraining und nützlich sind auch Übungen, die Rücken und Bauch kräftigen. Damit stärken Sie Ihr Rückgrat auch im übertragenen Sinne und strahlen Sicherheit aus.

Für eine gute Ausstrahlung ist es essenziell, auch eine entspannte Grundhaltung gegenüber allen Dingen des Lebens zu entwickeln. Sie verleiht Ihnen eine lässige Souveränität und bringt Sie in Einklang mit sich selbst – und dies wiederum überträgt sich auch auf anderes, zum Beispiel auf Frauen und Sex. Man kann sich diese Souveränität durchaus antrainieren: Machen Sie sich Verkrampfungen, eigene Unsicherheiten oder Ihre Verbissenheit immer wieder bewusst, atmen Sie dann tief durch und sagen Sie sich innerlich: »Locker lassen!« – und lassen Sie tatsächlich locker!

Machen Geld und Erfolg sexy?

Es gibt einen bestimmten Typ von Mann, der bei Frauen leichtes Spiel hat. Er gelangt nicht nur leichter an ihre Herzen und ihre Wäsche, er bekommt auch sexuell häufig mehr von ihnen – in jeder Hinsicht. Ich spreche vom Alphamann.

Das Gegenteil davon sind Männer, die zulassen, dass die Frau die Hosen an hat und die Beziehung »führt«. Solche Männer sind meist bequem und/oder konfliktscheu. Bequem ist es ja, wenn die Partnerin die meisten Entscheidungen trifft und vieles selbst in die Hand nimmt. Und Konfliktscheu kann aus männlicher Sicht ein kluger Schachzug sein, um Ärger aus dem Weg zu gehen. Was solche Männer aber opfern, sind die Achtung und das Begehren der Frau. Viele dieser Typen sind auch sehr bedürftig (nach Sex oder generell nach Zuwendung) und dadurch für die Partnerin ständig verfügbar. Sie vernachlässigen eigene Freunde, ihre Interessen und Hobbys.

Bedürftigkeit und ständige Verfügbarkeit sind absolut unerotisch. Da sich sexuelle Anziehung auch aus dem Abstand, dem Fremden und Andersartigen nährt, darf, ja, sollte ein Mann seine Männlichkeit betonen und sich immer wieder aufladen mit »männlicher Energie«, indem er etwas mit seinen Kumpels unternimmt, zum Fußball geht oder zum Stammtisch in die Kneipe. Was allerdings einen Alphamann noch stärker von den anderen abhebt, ist unerschütterliches Selbstvertrauen und Risikobereitschaft. Diese Voraussetzungen ermöglichen ihm, nicht nur sich selbst treu zu bleiben und dementsprechend zu handeln, sondern auch Ablehnung, Misserfolge, Frustration und Konflikte mit der ihm eigenen Gelassenheit hinzunehmen beziehungsweise zu meistern.

TIPP: Denken Sie an einen Alphamann in Ihrer Umgebung, den Sie bewundern (auch für seine Menschenfreundlichkeit). Halten Sie öfter einmal inne und fragen Sie sich, wie dieser Alphamann sich jeweils verhalten würde? Was macht diesen Mann aus, den Ihre Traumfrau und auch Sie selbst sexy finden?

Männer glauben oft, sie bräuchten Geld und Status, um Erfolg bei Frauen zu haben. Attraktiver jedoch ist für uns vielmehr das, was meist zu Geld, Ansehen und Erfolg führt – die Alphamann-Attribute: Neben Selbstbewusstsein, Wagemut und Gelassenheit gehört auch Intelligenz dazu – diese Kombination finden Frauen ungeheuer sexy!

Machen Sie es ihr so richtig schmackhaft ...

... und Ihre Liebste wird immer mehr wollen! Selbst wenn Sie selbst einmal nicht so viel dafür tun mögen.

In diesen Bereich gehört auch das bereits erwähnte Hygiene-Problem: Machen Sie es ihrem Schatz wortwörtlich schmackhaft: mit einer blitzsauberen Intimzone, einem appetitlichen Körper und einem kussfrischen Atem. Viele Männer beklagen sich in meiner Beratung, dass die Partnerin sie wenig küsst, leckt oder sich anderweitig direkt ihrem Körper widmet – aber das hat oft ganz eindeutige und leicht zu behebende Ursachen.

Tipp: Seien Sie so gepflegt, dass Sie jede Stelle Ihres eigenen Körpers auch selbst ohne Weiteres ablecken könnten (auch, wenn der Gedanke zunächst komisch wirkt) – dann ist die Frau ebenfalls eher geneigt dazu. Aber bitte kleistern Sie Ihren Eigengeruch auch nicht allzu stark zu. Duftwässerchen sind meist nicht nötig, saubere Haut riecht – bei gesunden Männern – meist erotischer. Eine ungesunde Lebensweise dagegen verschafft keinen guten Eigengeruch und lässt einen fahl und teigig und damit unerotisch aussehen.

Orale Freuden schenken

Kaum etwas bringt Frauen so schnell in Wallung und zum Orgasmus – solange es gut gemacht ist ...

Wer seine Partnerin sehr gezielt zu erregen vermag, spart viel Zeit und Mühe. Okay, Frauen sind launisch, ihr Körper auch. An einem Tag reagiert er auf dies, aber jenes nicht, an einem anderen Tag ist es genau umgekehrt. Und am dritten Tag weiß sie es selbst nicht so genau und will, dass Sie es herausfinden. Es gibt jedoch für Männer zwei tröstliche und hilfreiche Fakten: Erstens hat jede Frau ein paar Lieblingskniffe, auf die sie fast immer positiv reagiert. Zweitens, je besser Sie die Körpersprache Ihrer Partnerin entschlüsseln können, desto seltener stochern Sie im Nebel, sondern landen immer häufiger einen Treffer.

WOHIN MIT DER ZUNGE? Zwischen den Beinen findet sich ja allerhand Reizvolles und Reizbares: die großen äußeren und die kleinen Schamlippen, Anus, Damm oder auch Scheiden- und Harnröhreneingang. An all diesen Kleinodien kann sich mündliche Zuwendung gut anfühlen. Kann! Mancher Mann stößt seine Zunge eine Weile in die Scheide und wundert sich, dass die Frau nicht in Zuckungen ausbricht. Und viele Männer wie auch Frauen denken, dass die Vagina das Gegenstück zum Penis darstellt. Anatomisch aber entspricht sie dem Hodensack – in ihr befinden sich nicht so viele Nerven.

Wenn Sie also bei Ihrer Liebsten Ekstase und Höhepunkt anpeilen, kommt eigentlich nur ein Punkt und dessen unmittelbare Umgebung infrage: der Kitzler – dieses unscheinbare Dingelchen am oberen Ende der kleinen Schamlippen. Dummerweise ist der weibliche Hotspot nicht nur winzig klein, er sitzt auch noch ganz am Ende der Genitalien und wird durch eine Hautfalte (»Haube«) und störrisches Schamhaar verdeckt.

Falls Ihre Bettgefährtin dort nicht rasiert ist, tun Sie gut daran, per Hand das Haar sachte nach oben und die äußeren Lippen ein wenig auseinanderzuschieben. Nur ein wenig, die Mehrheit der Frauen fühlt sich sonst eher unwohl dabei – zum einen wegen der tiefen Einblicksmöglichkeiten, zum anderen, weil bei sehr vielen von uns der Kitzler keine allzu direkte Berührung verträgt. Dasselbe gilt für die Schenkel: Zwängen Sie die Beine nie auseinander (die meisten Frauen hassen das!) – die Besitzerin wird sie genau so weit öffnen, wie es sich für sie gut anfühlt.

Inspizieren Sie Ihre Liebste dort unten auch besser nicht ohne Genehmigung. Auch Beobachtungen (zum Beispiel, dass Sie die Färbung ihrer Vagina interessant finden) sollten Sie für sich behalten, selbst schmeichelhafte. »So etwas

Hübsches hab ich selten gesehen« vermittelt den Eindruck, dass Sie schon massenweise davon vor Augen hatten – und das will frau in diesem intimen Moment wirklich
nicht wissen. Am besten sagen Sie gar nichts über ihr Lustgärtchen.

ALLER ANFANG IST ... VORSPIEL: Wie beim Beischlaf schätzt
fast jede Frau auch beim Oralverkehr ein Vorspiel: Mit
einer gewissen Grunderregung kann sie ihn besser genießen, und der Kitzler schwillt etwas an – so ist er nicht
nur leichter zu erreichen, sondern auch reizempfänglicher.
Außerdem können Sie auf diese Weise herausfinden, ob
Ihre Partnerin überhaupt Cunnilingus will – denn der ist
ja durchaus nicht immer erwünscht.

Es ist daher selten eine gute Idee, nach dem Küssen
ihres Mundes zum Küssen ihrer Intimzone überzugehen.
Gönnen Sie Hals, Nacken, Brust oder Bauch ebenfalls ein
paar Sekunden. Wenn Sie dann die magische Spalte immer
noch umfahren und stattdessen Unterleib und Schenkelinnenseiten liebkosen, kann es sein, dass die Liebste etwas
zurückweicht oder sogar andeutet, Sie nach oben zu ziehen. Dann will sie wohl eher keinen Oralverkehr (und vermutlich auch nicht, falls sie die Beine fest zusammen-
presst ...). Falls sie bei den Liebkosungen aber mit dem
Becken näher an Ihr Gesicht heranrutscht, ihre Beine lo-
ckert oder öffnet oder verlangend seufzt, können Sie ins
Zentrum des Geschehens vorrücken.

DIE BESTE MUND-ART: Manche Männer orientieren sich an
Pornofilmen, nur leider bieten die selten brauchbare Anleitungen. Die Männer dort gehen oft zu grob vor, lecken
oder saugen mit voller Kraft oder setzen sogar die Zähne
ein. Porno-Darstellerinnen scheinen etwas robuster zu sein –

für Normalo-Frauen ist das alles aber eher unangenehm oder sogar schmerzhaft! Der Kitzler ist oft so empfindlich, dass sich selbst eine Zunge rau anfühlen kann – besonders, wenn beides trocken ist.

Fazit: Die weibliche Mehrheit mag lieber eine sanftere Berührung mit einer weichen nassen Zunge als heftiges Lecken oder eine »harte« Zungenspitze. Probieren Sie die Bewegungen mal an Ihrer Hand aus! Wenn Sie zu weit von der Handfläche entfernt sind, wird Ihre Zunge automatisch lang und spitz. Auf dem Kitzler selbst und unterhalb davon kommt entspanntes, breitflächiges Lecken bei Frauen meist besser an – hin und her oder auf und ab.

Die größten Unterschiede bestehen in puncto Intensität: Die einen bevorzugen die Zartheit eines Schmetterlingsflügelschlags, bei anderen darf es ruhig deftiger sein – oft auch mit steigender Erregung. Gehört Ihr Schatzi zur ersten Sorte, wird sie sofort überreizt sein, falls Sie zu stürmisch loslegen. Zu leicht ist anfangs immer besser als zu kräftig, denn »mehr« kann sie jederzeit signalisieren – etwa, indem sie Ihnen das Becken entgegenhebt (wird es ihr hingegen zu stark, kann sie ja schlecht in der Matratze verschwinden). Manche Oraltaucher halten die Frau dabei gar im Klammergriff – etwas, das die meisten Damen nicht besonders mögen. Mit frei beweglichen Hüften und Beinen können sie nämlich viel besser reagieren, beispielsweise, indem sie eine Winzigkeit nach oben oder zur Seite rücken, um die Zungenposition zu optimieren. Fangen Sie deshalb stets sachte mit minimalen Bewegungen an.

ORALE FINESSEN: Umkreisen Sie den Kitzler mit der Zungenspitze, tupfen Sie damit rhythmisch an oder neben ihn. Saugen Sie ganz zart daran, zunächst durch den halb geöffneten Mund, um den Reiz abzuschwächen. Setzen Sie sich auf einen Stuhl und bitten Sie Ihre Partnerin, sich davor zu stellen und ein Bein auf der Stuhlfläche oder -lehne abzustützen. Sie können Sie auch verwöhnen, während sie mit geschlossenen Beinen daliegt. Um an ihren Hotspot zu gelangen, sollten sie den Venushügel etwas nach oben und außen drücken

Steigern Sie Druck und Tempo der jeweiligen Oraltechnik, falls die Beglückte »mehr« signalisiert (etwa näher rückt, sich noch weiter öffnet oder lauter stöhnt). Bei vielen Frauen müssen Sie jedoch keineswegs zulegen, wenn es auf den Höhepunkt zugeht, sondern einfach Ihre momentane Methode beibehalten – und zwar auch, nachdem sie schon ihre erste Orgasmuswoge hinter sich hat; vielleicht kommen ja noch mehr! Sobald Ihre Liebste genug hat, wird sie Ihnen das schon kundtun.

Ungemach: Einige Frauen wehren den mündlichen Dienst des Mannes ab, weil sie befürchten, dass es ihm zu unbequem ist, zu lang dauert, ungut riecht oder zu haarig ist. In puncto »unbequem« und Dauer finden Sie weiter unten einige Tipps, die Sie anwenden und damit Ihre Süße beruhigen können. Mit dem Geruch ist das allerdings so eine Sache. Beginnt sie also unruhig zu zappeln, sobald Ihr Kopf südwärts wandert, oder ergibt Ihre eigene – unauffällige! – Riechprobe am Finger, dass es da unten tatsächlich nicht so lecker ist, können Sie entweder mit gutem Beispiel voran und kurz ins Bad gehen oder gleich zusammen duschen oder baden.

Zum Thema »haarig«: Halten Sie sich mit Forderungen nach einer Intimrasur oder Ähnlichem zurück, es ist allein ihre Sache. Sehr viele Frauen fühlen sich mit enthaarter Scham unwohl – nicht nur, weil sie nicht wie kleine Mädchen aussehen wollen, sondern auch, weil die Haare dann als »Dämpfer« fehlen und die sensibelsten Teile der Frau unangenehm an der Kleidung reiben können. Falls Sie sich bei Ihrer Partnerin jedoch in einem Urwald zu verirren drohen, fragen Sie sie entweder, ob Sie da ein wenig kürzen dürfen, oder schlagen Sie eine gegenseitige Intimrasur als Teil des Vorspiels vor.

Gefallen ihr meine Aktionen überhaupt?

Als 1-A-Lover wissen Sie weibliche Sexsignale zu registrieren und zu lesen; bei den positiven geben Sie Gas, bei den eindeutig negativen (wie: sie erstarrt, rückt mit dem Unterleib ab, drückt Ihre Hand weg oder legt ihre eigenen Hände schützend über Brust oder Scham) hören Sie sofort mit dem auf, das Sie gerade tun. Hier einige Beispiele:

Ein kurzes Zurückweichen oder eine kleine Drehung des Unterleibs von Ihnen weg sind Zeichen, dass Ihrer Gefährtin die Stimulation zu stark ist. Drückt sie sich Ihnen aber entgegen, sollen Sie bitte schön endlich richtig loslegen oder zumindest ein bisschen energischer werden. Mit einem rhythmischen »Ruckeln« versucht frau ihrem Partner oft zu verdeutlichen, welche Richtung und welches Tempo gefragt sind.

Es gibt auch uneindeutigere Zeichen: Hört sie plötzlich auf zu stöhnen, ist das manchmal ein Hinweis, dass ihr etwas nicht gefällt – aber längst nicht immer. Manche Frauen werden beispielsweise auch kurz vor dem Big Bang ganz still. Einige ziehen ihren Partner beim Sex auch recht deutlich am Kopf oder Oberkörper (falls die Frau eher schüchtern ist, kommen diese Hinweise vermutlich nur als ganz zarte Andeutungen). Dieses Ziehen bedeutet nicht zwangsläufig, dass er seine Sache nicht gut macht – vielleicht fühlt sich die Dame wegen etwas anderem plötzlich unwohl (Eigengeruch?) oder ist im Gegenteil gerade so erregt, dass sie von ihm genommen werden will.

Verstehen Sie Ihr Handwerk?

Wenn Männer virtuos mit ihren Fingern umzugehen wissen, ist das wunderbar, zumal es viele Situationen gibt, wo Zunge und Penis nicht so gut zum Einsatz kommen können. Außerdem ist es der am wenigsten mühsame Weg, eine Frau zum Orgasmus oder bis kurz davor zu bringen. Es lohnt sich also, im Fingerspiel eine gewisse Meisterschaft zu erwerben.

GEMACH! Etliche Männer gehen beim Handverkehr von der eigenen gewünschten Intensität aus, und ein Penis braucht eben meist ordentlich Druck und Tempo. Dieses Vergnügen »gönnen« die Kerle dann auch uns, weil sie sich nicht vorstellen können, dass jemand auch durch hauchzartes Fingerwedeln kommen kann. Die rund 6000 Nervenenden, die bei einem Mann im Penis münden, konzentrieren sich bei Frauen auf kleinstem Raum: im Kitzler. Er ist daher sehr sensibel und reagiert schnell mit unangenehmen Empfindungen oder Überreizung. Stellen Sie sich einfach vor, Ihre unbedeckte Eichel schrumpft auf Erbsengröße, ihre Empfindsamkeit steigt gleichzeitig aber um das Zehnfache.

Manche Mädels mögen es ja durchaus auch fest, aber erst, wenn sie bereits sehr erregt sind. Fangen Sie so sanft wie möglich an. Schnell darf es dagegen schon sein – das macht das Ganze nicht gerade einfach und verlangt viel Fingerspitzengefühl.

Tipp: Üben Sie es einige Male in Ihrer Handfläche oder in Ihrem Mundwinkel, damit Ihnen die Bewegungsabläufe in Fleisch und Blut übergehen.

Indirekt: Bei der Handarbeit ist das Freilegen und direkte Reizen des Kitzlers oft zu viel – und zwar noch viel häufiger als beim Cunnilingus. Mit den folgenden Vorschlägen kann Ihre Partnerin die Stimulation in vollen Zügen genießen:

– Lassen Sie die Beine Ihrer Süßen geschlossen und gehen Sie mit dem Finger dazwischen.

– Legen Sie den Finger neben oder über der Klitoris an, bewegen Sie das Gewebe so hin und her, dass diese mitbewegt wird.

– Halten Sie die Schamlippen zusammen oder die flache Hand auf die Vulva, beginnen Sie dann mit einem rhythmisches Hin und Her, einem Auf und Ab oder einem Kreisen.

– Ihre Hand sollten Sie so führen, dass Ihre Fingerspitze nicht direkt auf den Kitzler trifft – das kann sich zu spitz anfühlen, besonders, weil die Frau dabei auch den

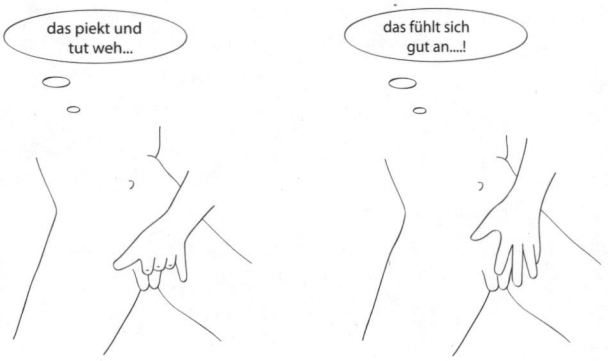

Fingernagel spüren kann (die Nägel sollten ohnehin am besten gekürzt sein!). Nutzen Sie lieber die Fläche des ersten Fingergliedes.

- Auch die Lippen lieben sanfte Liebkosungen – außer vielleicht bei Frauen, die dort ein Piercing tragen.

FEUCHTIGKEIT: Feuchte Fingerübungen fühlen sich viel besser an als trockene! Spucke ist suboptimal, die trocknet zu schnell. Scheidenfeuchte eignet sich zwar, aber am besten geht es mit Vaseline, Öl oder einem Gel (siehe auch »Gleitmittel«, S. 116 f.). Feuchtigkeit wirkt wie ein Dämpfer, der Ihnen erlaubt, auch direkt ranzugehen. Mit einer dicken Gelschicht kann es zum Beispiel angenehm sein, wenn Sie mit den nebeneinandergelegten Fingern über Klitoris und die kleine Schamlippen streichen. Ist Ihrer Süßen das immer noch zu viel, versuchen Sie Folgendes: Geben Sie eine Portion auf zwei oder drei Finger und streichen Sie die Vulva satt damit ein, krümmen sie dann eine Hand darüber wie eine schützende Haube und »schütteln« Sie das Ganze mit winzigen Bewegungen durch.

FINGERN: Einige Männer beginnen die Handarbeit mehr oder weniger damit, einen Finger in die Vagina zu stecken. Das ist nicht nur unhöflich und einfallslos, sondern für die meisten Frauen nicht besonders antörnend, vor allem nicht als Vorspiel. Zwischendurch finden es manche ganz nett (wenn dann nicht ohnehin der Penis zum Einsatz kommt), es ist aber auch dann zu wenig, wenn Sie ihn nur gerade heraus- und wieder hineinschieben. Entweder Sie bewegen, beugen und drehen den Finger, oder Sie nehmen gleich mehrere dazu. Aber bitte nicht die ganze Hand!

KITZELN ODER KOMMEN? Um Ihre Partnerin zu necken und zu erregen, können Sie auch ruhig in ihrem Lustgärtchen herumspielen. Machen Sie, was Ihnen gerade so in den Sinn kommt – na ja, die Klammern und den Monster-Vibrator holen Sie jetzt besser noch nicht raus. Fahren Sie mit den Fingerspitzen ihre Schamlippen entlang, massieren Sie sie sanft, tauchen Sie die Fingerkuppen kurz in ihre Scheide ein. Fassen Sie von hinten zwischen ihren Beinen durch. Kitzeln Sie Ihre Süße im Sitzen oder Stehen. Zwei-Finger-Griff: Daumen in die Vagina und den Zeige- oder Mittelfinger in oder an den Anus, Kuppen innen leicht reibend zusammendrücken. Drei-Finger-Griff: Daumen an die Klitoris, Zeigefinger in die Scheide und den Mittelfinger an/in den Anus. Ihrem Einfallsreichtum sind keine Grenzen gesetzt – außer die Ihrer Freundin.

Für eine zünftige Handentspannung sollten Sie natürlich wissen, welche Stimulation genau Ihre Partnerin braucht. Sie können herumprobieren und dabei fragen, was sie mag. Oder bitten Sie Ihre Süße, ihre eigene Hand auf Ihre zu legen und sie zu führen. Sobald Sie den Dreh heraushaben, behalten Sie ihn bei, bis sie kommt (siehe auch »Autofokus«, S. 299). Beim Handverkehr ist es noch wichtiger als beim Oralsex, dass er gegen Ende nicht zu heftig wird – ein Finger ist nun mal viel härter als eine Zunge. Also immer daran denken: Feingefühl ist gefragt!

Hand- und Oralverkehr für Faule

Was tun, wenn Ihre Süße zur Befriedigung so lange braucht, dass Ihnen beinahe die Finger oder die Zunge abfallen?
– Die einfachste Abkürzung: Je mehr Sie Ihre Partnerin schon vor dem Hand- oder Mundanlegen aufheizen, desto schneller geht es auch.

- Cunnilingus wird eventuell bequemer, wenn Sie sich ein dickes Kissen oder ein Polster unter Ihre Brust packen und die Frau sich eines unter die Hüfte legt. Sie beide können auch etwas seitlich liegen und Ihren Kopf auf ihrem Oberschenkel ablegen. Oder sie platziert sich so auf dem Bettrand oder am Bettende, dass Sie zwischen ihren Beinen auf dem Boden knien oder sitzen können und gut herankommen.
- Ermüdet Ihre Zunge, können Sie die auch einfach an der richtigen Stelle »parken« und stattdessen den Kopf bewegen. Sieht ein bisschen merkwürdig aus, aber 98 Prozent der Frauen haben beim Cunnilingus ohnehin die Augen zu oder schauen nicht hin. Oder: Sie legen einen Kussmund darauf und summen ein Liedchen in tiefen Tönen – das erzeugt süße kleine Vibrationen. Statt der Zunge könnten Sie aber auch einmal die Unterlippe nehmen.
- Ihre Finger erlahmen weniger schnell, wenn Sie sie hängen lassen und stattdessen die ganze Hand locker aus

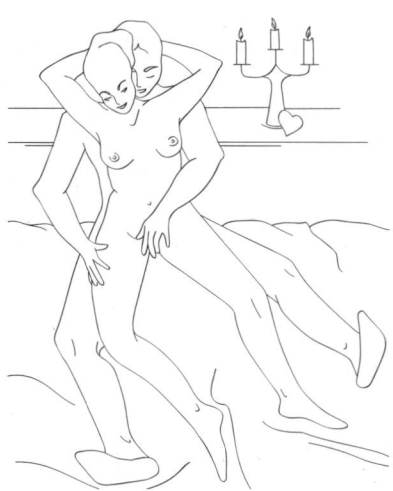

dem Gelenk schütteln. Vielleicht können Sie die Finger ein wenig ablegen oder das Handgelenk aufstützen – platzieren Sie sich entsprechend. Sehr reizvoll kann eine Hand sein, die von oben kommt und auf dem Schamhügel ruht! Das geht zum Beispiel bestens, indem Sie mit

dem Rücken an der Wand (Stuhllehne oder Bett-Kopf-teil) sitzen und sich Ihre Süße auf Sie (Ihren Schoß oder zwischen Ihre Beine) setzt, mit dem Rücken zu Ihnen; fassen Sie dann einfach um sie herum.
– Verwenden Sie hilfreiche Zutaten wie: etwas Vibrierendes, einen Pinsel oder den Duschkopf der Handbrause (oder schrauben Sie den Kopf ab und nutzen Sie nur den Wasserstrahl).

Sexgeflüster

Laut Umfrage steht die Hälfte der Frauen zwischen 20 und 40 Jahren auf erotische Worte – die des Partners oder eigene Äußerungen. So etwas kurbelt die Stelle im Gehirn an, an der sexuelle Lust entsteht. Außerdem kann man dem Partner so auf erotische Art und Weise Rück-meldung geben: Wie man sich gerade fühlt, dass es einem gefällt, wie weit man gerade ist oder was er noch tun könnte. Sexgeflüster kann allerdings auch nach hin-ten losgehen, weshalb wohl viele lieber ganz darauf ver-zichten.

SPRECHUNTERRICHT: Bettgeflüster funktioniert nur, wenn frau bereits unheimlich Lust auf den Flüsterer hat. In einer solchen Situation können ein paar gut platzierte Worte so-gar ein plötzliches Buschfeuer entfachen. Man sollte seine Worte jedoch immer mit Bedacht wählen. Die Aufforde-rung »Lass uns vögeln!« kann erfrischend sein und im Idealfall aufputschen, sie geht aber daneben, wenn frau gedanklich ganz woanders ist. Nur Männer mit einer fei-nen Antenne für Ihre Partnerin und den richtigen Moment können es sich erlauben, gleich so direkt loszulegen. Für alle anderen gilt:

Erst Einschleimen, dann Aufmischen: Schmeicheleien kommen immer gut an und lassen sich schon beim Knutschen einsetzen, zum Beispiel: »Du bist so sexy« oder »Ich kann gar nicht genug von dir bekommen«. Geht es dann allmählich zur Sache, kann man konkreter werden: »Ich liebe deinen Po/deine Brüste/deine Beine.«, »Du machst mich ganz verrückt.«, »Ich will dich spüren.«

Beim Sex selbst darf es auch etwas derber werden – vorausgesetzt, beide sind richtig in Stimmung. Man kann auf Nummer sicher gehen und warten, ob sie zu reden beginnt. Oder man gibt erst einmal nur einfache Rückmeldungen (»Ja, das ist schön« oder etwa »Du fühlst dich so gut an«) und wartet ab, ob sie positiv darauf reagiert. Falls sie stumm bleibt, sollte man auf keinen Fall noch eins drauflegen. Guter Dirty Talk sollte ein erotischer Dialog sein. Wer seinen Partner nur zutextet, signalisiert: Du interessierst mich nicht so sehr, Hauptsache, ich habe Spaß.

Drängen Sie Ihre Süße auch nie dazu, »versaute« Sachen zu sagen! Entweder sie kommt von selbst auf die Idee, oder sie ringt sich zu gequälten Phrasen durch und fragt sich plötzlich, was sie da überhaupt tut. Weitere Hinweise und Tipps zu Dirty Talk finden Sie auf S. iii und 246.

Warum nur sind Frauen anders?

Das ist eine der ungelösten Fragen der menschlichen Evolution. Wie schön einfach wäre doch der Sex, wenn ich Ihnen jetzt raten könnte, dass Sie ihr einen anregenden Film zustecken sollen mit den Worten: »Liebling, amüsier dich schon mal, ich komme in einer halben Stunde und besorge dir den Rest«. Aber nein, die Realität ist kompliziert – und die Frauen sowieso.

Wer sich körperlich nicht verausgaben will, tut gut daran, sich ein wenig in die Tiefen der weiblichen Psychologie zu stürzen. Frauen wollen verführt und begehrt werden und obendrein das Gefühl vermittelt bekommen, Ihre Prinzessin oder Königin zu sein (je nach Reifegrad der Frau). Tun Sie ihr den Gefallen zumindest verbal. Worte kosten weder Geld noch Schweiß. Apropos Königin: Sie können Sie auch gleich zur Chefin im Bett erklären. Sagen Sie, Sie wollen ihr Schüler sein, dann muss sie auch einmal den aktiven Part übernehmen.

Wichtig ist außerdem: Alles was Sie tun, tun Sie ausschließlich für *sie* – jedenfalls verkaufen Sie ihr das so! Es ist natürlich auch nicht gerade toll für Sie, wenn Sie nach ein paar Minuten Vorspiel an die letzten Bundesliga-Ergebnisse denken. Wählen Sie also eine Ouvertüre, die auch Ihnen etwas gibt. Kleine Ferkeleien mit Joghurt, Nutella oder Honig kredenzen Sie mit den Worten »Du bist doch so eine Süße!« (und sie wird später mit einem Lächeln der Erinnerung das Bett frisch beziehen). Oder Sie offerieren eine Flasche Champagner mit Erdbeeren – die Sie an sie verfüttern. Frauen finden es so sexy, von ihrem Liebsten gefüttert zu werden! Den Schampus trinken Sie natürlich selbst – zum Beispiel aus ihrem Bauchnabel. Und auch wenn es im ersten Moment etwas kitschig erscheint: Kerzenschein wirkt Wunder! Kaufen Sie eine Vorratspackung Teelichter und pflastern Sie damit die Wohnung.

Vorspiel-Verkürzer

Beschreitet ein Mann nur die Wege, von denen er denkt, dass es die Abkürzungen in das Eros-Center der Partnerin sind, bewirkt er oft genau das Gegenteil: Es dauert länger! Die Frau will und braucht eine längere Anlaufzeit, und ihr

Inneres sträubt sich dagegen, dass ihre Intimzone sofort mit Beschlag belegt wird. Das hindert sie eher daran, Lust aufzubauen – und Sie können wieder ganz von vorne anfangen. Und selbst, wenn die Liebste schon ein bisschen angewärmt ist, kommt der direkte Durchmarsch zu den Hotspots oft nicht so gut an – sagte ich das bereits? Treiben Sie sich wenigstens eine halbe Minute nur in der näheren Umgebung herum, streicheln Sie ihren Unterbauch und den Schamhügel, züngeln Sie an den Schenkelinnenseiten. Das Gleiche gilt für den Busen.

Tipp: Erkunden Sie mindestens ein Mal pro Jahr die erogenen Zonen Ihrer Partnerin und die gangbaren Techniken, da beides sich ändern kann (etwa durch Überbeanspruchung) oder manche Zonen und Techniken in Vergessenheit geraten. Die Erforschung dauert ein bisschen, ist aber letztlich vorteilhafter, als immer dasselbe Schema mit der immer gleichen lauen Reaktion durchzuziehen. Das ist meist nur Zeit- und Energieverschwendung. Schemata passen zu Leuten, die immer den gleichen Umweg zur Arbeit gehen, weil sie ihn kennen und er ihnen sicher und vertraut erscheint – statt andere, direktere Wege auszuspähen.

Oft denken Männer auch, dass ihre Partnerin auf ganz spezielle, eingespielte Muster steht. Für die meisten Frauen wäre aber etwas aus der folgenden Kategorie viel auf- und erregender:

Spannung

Je mehr Sie Ihr Gehirn nutzen, desto mehr können Sie Ihren Körper schonen.

Tun Sie möglichst oft etwas, das Sie sonst nicht tun. Das müssen keine großen Umwälzungen sein, oft reicht es schon, etwas wegzulassen oder eben anders zu agieren, als die Frau es von Ihnen erwartet. Sie fragen sich, warum so etwas antörnender sein sollte als Altbekanntes und Bewährtes? Weil es letztlich das Ungewisse und Unberechenbare ist, das der Erotik den Kick gibt und Sie als Sexpartner interessant macht. Auch Überraschungen, neue Ideen, Sex-Toys oder andere Zutaten sind oft sehr effektiv.

Sie sollten zwar, wie ich bereits öfter angedeutet habe, die Grenzen Ihrer Süßen nicht gegen deren Willen überschreiten. **Andererseits: Lassen Sie sich aber auch bloß nie davon entmutigen, dass sie nicht auf alles wunschgemäß reagiert.** Es reicht, wenn mindestens die Hälfte Ihrer Ideen gut ankommt. Was zählt, ist, dass bei Ihrer Liebsten fortwährend die Spannung gehalten wird: »Was wird er wohl als Nächstes bringen?« Das ist tausendmal erotischer als der »Bett-Beamte«, bei dem sie praktisch jeden Schritt voraussagen kann.

Im zweiten Teil, vor allem unter »Effektive Erreger«, finden Sie eine Fülle unterschiedlichster Anregungen und Praktiken! Die Abwechslung ist dabei von immenser Bedeutung. Sie müssen nicht alles hintereinander an einem Tag abfackeln, die Hauptsache ist, Sie entdecken oder kennen die richtigen Stellen und Techniken und wechseln damit ab. Hier sind einige weitere Anregungen:

– Sie liegen auf dem Rücken und bitten Ihre Süße, sich flach auf Sie zu legen. Dann streicheln Sie sie mit beiden Händen sanft über Rücken, Pobacken und Oberschenkel. Setzen Sie auch Ihre Fingernägel ein (sanft!).

- Sie können sie ruhig auch ein bisschen ärgern und beispielsweise den Cunnilingus kurz vor ihrem Orgasmus abbrechen. Sie dürfen es nur nicht übertreiben, sonst kriegen Sie statt Sex einen Tritt in die Weichteile.
- Beschmusen Sie Ihre Liebste nicht nur während des Nebeneinanderliegens, setzen oder knien Sie sich auch öfter einmal so hin, dass Sie sich bequem um bestimmte Körperpartien kümmern können. Knien Sie sich beispielsweise zwischen ihre gespreizten Schenkel (die Frau liegt auf dem Bauch), schieben Sie Ihre Knie etwas unter ihre Oberschenkel oder Hüften. Das ist eine gute Ausgangsposition, um nur ihren Po zu massieren und von da anschließend direkt zu den intimeren Teilen überzugehen. Diese doch sehr exponierte Lage kann für beide sehr antörnend sein.

  Noch aufregender wird die Geschichte, wenn Sie für die Massage viel Öl verwenden. Zögern Sie nicht lange, fragen Sie auch nicht nach, legen Sie einfach los. Ihre Partnerin wird Sie bald haben wollen! Und genau dann bringen Sie *Ihre* Wünsche ein.

- Falls Ihr Schatzi auf diese ölige Massage-Variante steht, wenden Sie diese auch einmal an ihren Brüsten an. Beginnen Sie mit sanften, kreisenden Bewegungen (von außen nach innen) und kneten Sie erst dann kräftiger, wenn sie es signalisiert.
- Erogen sind bei vielen Frauen auch die Arme, die benötigen jedoch nicht unbedingt Öl. Die zarten Innenseiten sowie die Armbeugen bevorzugen vor allem zärtliche Lippen.
- »The Magic Touch«: Elektrisieren Sie Ihre Liebste durch extrem leichtes Streicheln. Dabei berühren Sie weniger die Haut, sondern eher die feinen Härchen auf der Oberfläche. Kleiner Trick: Noch intensiver wird es, wenn Sie

zwischendurch Ihre Hände »elektrisch aufladen«, indem Sie sie schnell und kräftig aneinanderreiben.

- Männer kommen selten auf die Idee, Ihre Liebste im Gesicht zu berühren, obwohl sie sich dort mit einer sanften Geste direkt ins Herz – und den Unterleib – schmeicheln können! Streichen Sie also mit weichen Fingerspitzen über Kinn, Lippe und Oberlippe, mit der Daumenkuppe über Brauen und Haaransatz und mit der Außenseite der gesamten Finger über Wange oder Halsansatz – schnurrrrr ... Im Mundwinkel gibt es einen Reflexpunkt – tippen Sie ihn sehr sanft mit der Fingerkuppe oder Zungenspitze an, und Ihre Partnerin wird vor Vergnügen zucken!

Höhepunkte für sie und ihn

Der Orgasmus der Frau: Daten, Fakten, Tipps

Mit hoher Wahrscheinlichkeit haben Sie eine Bettgenossin, deren zögerlicher Höhenflug Ihnen einiges abverlangt. Sie meinen vielleicht, die Gute stellt sich einfach nur blöde an und könnte sich ja auch mehr anstrengen? Falsch! Es ist für Frauen viel schwieriger als für den Mann, beim gemeinsamen Sex zu kommen (die Gründe dafür finden Sie im dritten Teil ab S. 235 ff.).

Nur zehn Prozent der Damen erreichen beim Sex zu zweit den Höhepunkt immer, 15 Prozent nie (!) und satte Dreiviertel der Frauen erreichen ihn nicht so leicht, das heißt, sie kommen nur manchmal, vielleicht nur mit einer ganz speziellen Stimulation oder brauchen sehr lange dafür. Diese Zahlen beziehen sich nicht nur auf den Koitus, sondern auf alle Techniken. Mit den folgenden Tipps klappt es bei Ihrer Liebsten vielleicht bald besser:

Vorglühen: Die neue große Orgasmus-Studie des Better-Sex-Unternehmens Durex ergab: Frauen kommen mit einem Vorspiel, das mindestens 20 Minuten dauert, besser und intensiver! Hier ist allerdings ein richtiges Vorspiel gemeint, also weder Kuscheln, Händchenhalten noch gemeinsam Fernsehen. Mit meinen Tipps aus dem vorigen Kapitel können Sie das Beste aus dem Vorspiel herausholen.

Beschleunigen: Für einen raschen Höhepunkt sollten Sie nicht unbedingt die Vagina ins Visier nehmen: 98,5 Prozent der Frauen stürmen den Gipfel am ehesten über die Zauberperle. Der statistisch schnellste Weg zum weiblichen Orgasmus ist ein Vibrator und/oder Selbstbefriedigung. Da aber die wenigsten Frauen davon begeistert wären, bei jedem gemeinsamen Verkehr ein Gerät oder sich selbst bemühen zu müssen, ist Cunnilingus oft willkommener. Wenn man weiß, was sie dabei besonders gerne hat, ist dies der zweitschnellste Weg zu ihrem Höhepunkt. Nicht die schnellste, aber die erfolgsträchtigste Technik beim Zweiersex ist und bleibt die Handarbeit. Hierbei erhöht ein Gleitmittel die Erfolgsquote. Auf dem letzten Platz liegt Vaginalverkehr, rückt aber auf, wenn Sie zusätzlich Hand anlegen.

Multi-Motorik: Laut einer Studie ist die Erfolgsquote mehr als doppelt so hoch, wenn man mehrere Stimulationsarten miteinander kombiniert. Sie können beispielsweise miteinander verkehren und gleichzeitig den Kitzler stimulieren. Finden Sie heraus, in welchen Stellungen sie Ihre zusätzliche Handarbeit als angenehm empfindet – das ist nämlich keineswegs in jeder Stellung der Fall! Während des Vaginalverkehrs lassen sich natürlich außerdem Busen, Damm, Anus oder Venushügel mit einbeziehen. Während des Oralverkehrs oder der Handarbeit können Sie Finger oder Dildo in die Scheide einführen (erst wenn sie richtig erregt ist!) oder die Hände an Ihre Brust legen. Bei der Hundestellung bietet es sich an, ihr sanft in den Nacken zu beißen.

AUTOFOKUS: 82 Prozent der Frauen geben an, sie kämen leichter, wenn sie sich antörnende Sachen vorstellen. So etwas gelingt besser, wenn sie selbstbezogen sein dürfen und ihr Partner nicht allzu viel redet oder herumturnt. In der Zielgeraden kann zu viel Bettgeflüster oder eine Änderung der Technik sogar den Absturz bewirken. Finden Sie am besten etwas, das Ihrer Liebsten Urlaute entlockt, und bleiben Sie dann dabei. Männer machen vor dem Abgang gerne noch einmal richtig Dampf, für Frauen aber kann das oft zu viel des Guten sein. Die meisten brauchen in der Endphase Gleichmäßigkeit: dieselbe Stelle, dasselbe Tempo, dasselbe Bewegungsmuster – und zwar im Durchschnitt vier Minuten lang! Um ein Gefühl für die Dauer zu bekommen, können Sie mit ein und derselben Methode in einer Ihrer Fingerkuhlen lecken und dabei auf die Uhr sehen.

FEHLZÜNDUNG: Vielleicht ist Ihre Süße beim Sex zwar erregt und geht mit – aber bis zum Gipfel schafft sie es einfach nicht. Die Ursachen können körperlicher oder mentaler Art sein.

Mögliche physische Ursachen: Sie spannt ihren Unterleib nicht an oder lässt nicht im rechten Moment los. Vielleicht weiß Ihre Partnerin nicht einmal, wie sich ein Orgasmus anfühlt, weil sie sich auch nicht selbst befriedigt. Schenken Sie ihr am besten einen Gutschein für einen Vibrator (damit geht es ganz leicht) und das Buch *Stöhnst du noch oder kommst du schon?*, in dem sie ansprechende Anleitungen zu Techniken und zur Masturbation findet.

Mögliche psychische Ursachen: Angst vor Kontrollverlust, Komplexe oder Druck. Sie können Ihr helfen, indem Sie eine Vertrauensbasis schaffen, ihr Selbstbewusstsein stärken, sie im Bett nie kritisieren und – beim Sex das Licht löschen!

TIEFER LEGEN: Sorgen Sie dafür, dass die Füße Ihrer Süßen »geerdet« sind, sie sich also abstützen kann und festen Halt hat. Auf diese Weise kann sie den Unterleib besser ent- und anspannen, bewegen, in die optimale Lage rücken und den Takt mitbestimmen. Überhaupt ist für den weiblichen Orgasmus eine Stellung, in der sie ganz relaxt sein kann, immer förderlicher als jegliche exotische Verrenkung.

VERKEHRSTECHNIK: Zwei Drittel der Frauen brauchen für einen Orgasmus eine gezielte Reizung der Klitoris, nur ein Drittel kann durch reinen Verkehr zum Höhepunkt kommen. Doch auch bei diesem Drittel reicht ein schlichtes »Rein-raus« meist nicht aus. Es lassen sich hier zwei Haupttypen unterscheiden: Der KD- und der GZ-Typus.

Der KD-Typus kann den Orgasmus durch Stellungen erreichen, bei denen indirekter Druck auf den Kitzler ausgeübt wird. Das geschieht zum Beispiel bei der »CAT-Technik« (siehe S. 157 f.), aber auch, indem Sie beim Slow Sex Ihr Schambein gegen das der Frau reiben (oder sie sich an Ihnen reibt, wenn sie beim Verkehr auf Ihnen sitzt).

Zum GZ-Typus gehören Frauen mit »funktionierender« G-Zone. Diese beim Verkehr zu erwischen, ist entweder ein Glückstreffer oder die Folge eines sehr bewussten Vordringens, während Sie mit der flachen Hand auf den weichen Bereich oberhalb des Schamhügels drücken. Am besten geht das in der »Randstellung« (siehe S. 161), der »Fersen-Stellung« (siehe S. 165) und in den meisten Von-hinten-Stellungen. Fragen Sie Ihre Süße, bei welcher Stoß-technik sie ihren G-Punkt spürt!

G-Punkt-Navigation

Zunächst einmal: Der G-Punkt ist nicht direkt ein Punkt, er ist eher ein erregbarer Bereich an der Vorderwand der Scheide. Genau genommen gibt es drei Zonen, und sie kommen längst nicht alle bei jeder Frau vor. Es kann also sein, dass Ihre Lady nur eine hat und die auch noch halb taub ist.

Die erste Zone liegt auf der Höhe, an der die Harnröhre in die Blase mündet (etwa 5–8 cm über dem Eingang). Dort hat die Harnröhre eine Biegung – und da deren Ge-webe bei Erregung genauso anschwillt wie vieles andere, kann man den Knick durch die Scheide hindurch als kleine Erhebung fühlen. Diese Erhebung ist bei etwa acht Pro-zent der Frauen sehr »reizbar«. Eine kräftige Stimulation löst hier anfangs Harndrang aus.

Die zweite Zone ist eine Art Mini-Prostata. Sie liegt etwa 3–6 cm oberhalb der Scheidenpforte. Die Prostata ist ja eigentlich ein männliches Organ: Sie steuert während des Orgasmus Flüssigkeit zum Sperma zu und ist außerdem eine sehr erogene Zone, die durch gezielte Reizung hef-tige Höhepunkte auslösen kann. Manche Frauen haben Reste dieser Anlagen – und dann oft auch eine Art Eja-kulation. Die weibliche Prostata, so denn vorhanden, kann teils durch die Scheide hindurch »angestubst« werden.

Die dritte Zone befindet sich dort, wo sich die Ausläufer des Kitzlers an die Scheidenvorderseite schmiegen. Der

Kitzler hat nämlich innere Fortsätze, die in Länge und Lage von Frau zu Frau variieren. Hat die Dame Glück, sind sie bei ihr bis zu 9 cm lang und verlaufen dazu noch sehr dicht an der Vaginalwand. Auch diese Ausläufer schwellen bei Erregung an.

Übrigens: Viele Frauen spüren ihre G-Zone(n) erst mit 35 oder 40 Jahren – bis dahin: Forschen Sie!

G-Punkt-Gipfel per Hand:

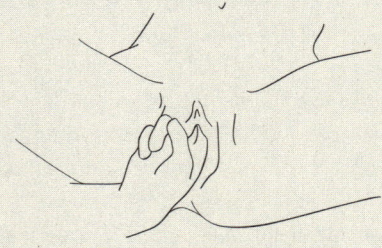

1. Die Fingernägel müssen kurz sein, damit Sie ihr nicht wehtun oder sie verletzen.
2. Die Dame liegt vor Ihnen auf dem Rücken.
3. Sie sorgen für ausreichend Erregung, weil die G-Zonen sonst nicht ansprechen.
4. Sie gehen mit einem oder zwei Finger in sie – je nachdem, was sich für sie angenehm anfühlt –, Handfläche nach oben.
5. Sie suchen mit den Fingerspitzen und mit einem leichten Druck gegen die Scheidenwand eine Erhebung oder einen sensiblen Bereich – sie muss Ihnen natürlich dabei helfen, indem sie »spürt«!
6. Sind Sie fündig geworden, streichen Sie sanft, aber nachdrücklich über den Bereich. Oft hilft es, mit der ande-

ren (flachen) Hand von außen etwas dagegenzudrü-
cken. Die Liebste gibt währenddessen Rückmeldung,
was genau für sie angenehm ist. Das Streicheln sollten
Sie vier bis sechs Minuten durchhalten. Es könnte sein,
dass sie Harndrang oder vaginale Zuckungen entwickelt – weitermachen! Es sei denn, sie sagt oder zeigt
sehr deutlich, dass Sie aufhören sollen.

Brauchen Sie selbst zu lange?

*Ich bin seit über einem Jahr mit meinem Freund (38) zu-
sammen und bis jetzt ist er noch nie in mir gekommen ...
Am Anfang der Beziehung dachte ich, er hätte Angst vor
Schwangerschaft. Ich ließ mir dann die Hormonspirale einsetzen und kann seitdem definitiv nicht mehr schwanger
werden. Es hat sich aber nichts geändert. Es läuft immer
gleich ab: Er dringt in mich ein, alles ist erst einmal gut, aber
nach wenigen Minuten zieht er seinen Penis heraus und
befriedigt sich dann selbst mit der Hand. Er reibt dabei in
einer irrsinnigen Geschwindigkeit und hochkonzentriert. Auch
beim Verkehr ist er im Nu erschöpft, da er sehr schnelle und
heftige Stöße macht, und braucht dann immer mal wieder einige Sekunden Pause zum Durchschnaufen. So komme
ich nie in einen höheren Erregungszustand, geschweige denn
zum Höhepunkt.*
*Kann es sein, dass er für seine Erregung eine solche Ge-
schwindigkeit braucht, dass er sie nur masturbierend erreichen kann? Oder spürt er zu wenig, um in mir zu kommen?
Mit meinen anderen Partnern hatte ich das noch nie. Liegt
es daran, dass mein derzeitiger Freund eher klein gebaut ist?
Mich belastet diese ganze Sache sehr, denn in dem Moment,*

in dem er seinen Penis herauszieht und sich selbst zum Höhe-
punkt bringt, fühle ich mich ausgeschlossen und hilflos –
außerdem finde ich sein »Turbo-Wichsen« auch irgendwie
abschreckend.   CLARA (40)

Dieser Sex klingt wirklich ziemlich gruselig. Ich schätze, Claras Freund hat ein Problem mit der Hingabe: sich dem Sex hinzugeben, sich ihr hinzugeben, vielleicht auch sich ganz in die Bindung hinein zu begeben. Er ist beim Verkehr gar nicht richtig bei ihr, sondern zieht eine Art Programm durch, weil er anders nicht »funktioniert«. Er kommt fast nur noch durch die eigene Hand und hat sich eine recht harte Technik angewöhnt. Das alles sind typische Elemente aus gewissen Filmchen.

An Claras Scheidenweite liegt es wohl nicht, da sie dieses Problem sonst nie hatte, und die meisten »klein gebauten« Männer können ja trotzdem in der Frau kommen. Vermutlich hatte Claras Freund mit ihrer Vorgängerin das Problem, dass er beim Verkehr schnell seine Erektion verlor oder nicht kam. Er fand dann heraus, wie es doch klappte, gewöhnte sich dieses Muster an und hat es bei Clara einfach beibehalten – auch aus der Befürchtung heraus, die »Schlappe« könnte ihm bei ihr wieder passieren. Aber steht er so nicht viel schlechter da? Clara wäre es sicher lieber, er würde zwischendurch einmal an Härte verlieren, als sich so auf sich selbst zu konzentrieren. Ich würde ihm dringend eine Re-Sensibilisierung empfehlen.

Haben auch Sie »Orgasmarotten«? Liegt es unter Garantie weder an Ihrem besten Stück noch an Ihrer Hingabe, sondern daran, dass Ihre Partnerin Sie zu wenig reizt (in welcher Hinsicht auch immer) oder daran, dass etwas im Akt-Ablauf störend wirkt? Gehen Sie in sich: Was brauchen

Sie wirklich? Was davon ist für Ihre Partnerin machbar? Werden Sie sich darüber klar und vermitteln Sie es ihr! Tipps dazu finden Sie auch unter »Er kann nur hart und heftig«, S. 148 ff., und im dritten Teil.

Auch Männer schätzen das Vorspiel!

Fakt ist, dass die meisten Männer mit zunehmendem Alter immer weniger erregbar sind. Irgendwann reicht die nackte Partnerin oder die Vorfreude auf Sex alleine für die Standfestigkeit nicht mehr aus. Und dann muss die Frau (oder auch derjenige selbst) durch gezielte und »spürbare« Reize etwas nachhelfen. Die meisten Frauen brauchen eine Stimulation per Hand oder Mund, um zum Verkehr bereit zu sein – warum sollte man das einem Mann nicht auch zugestehen?

Umfragen haben außerdem bestätigt, dass sowohl Frauen als auch Männer mit einem längeren Vorspiel besser kommen! Der männliche Orgasmus stellt sich am ehesten und am intensivsten nach mindestens 20 Minuten »Vorglühen« ein. Meiner Erfahrung nach sollte dieses Vorglühen aber nicht nur im Herumliegen und Genießen bestehen, sondern wirkt am besten, wenn es auf gegenseitiger Stimulation beruht, denn viele Männer ziehen ja ihre stärkste Erregung auch aus der Erregung der Partnerin. Für viele Paare ist dieses gegenseitige Verwöhnspiel ohnehin fester und genussvoller Bestandteil ihres Aktes.

Steht's nicht? Alles über Erektion

Ich möchte diesem Problem ein eigenes, ausführliches Kapitel widmen – alleine schon, weil sehr viele Tipps und Praktiken in diesem Buch kaum ohne eine Erektion funktionieren. Darüber hinaus aber ist es auch deswegen von großer Bedeutung, weil Impotenz oder starke Schwankungen in der Erektionsfähigkeit sowohl für den Mann als auch für die Frau nicht nur lästig, sondern oft auch belastend sein können.

Er kann nicht – ein Alptraum?

Meine erste persönliche Begegnung mit diesem Problem hatte ich bei Paul. Lag es an der späten Stunde, an den vielen Drinks oder an seiner Kettenraucherei, dass bei ihm tote Hose herrschte? Zuerst fand ich es eigentlich gar nicht so schlimm. Das wurde es erst allmählich, als Paul wie ein hypnotisiertes Karnickel auf seinen Wurm starrte, der nicht zur Schlange werden wollte. Ich wurde dabei zur Nebensache und empfand das als ein wenig beleidigend. Schließlich verkrampfte er völlig und reagierte auch noch falsch, was der Anfang von unserem Ende war.

Mir ist klar, dass es für einen Mann kaum etwas Übleres gibt als einen streikenden Penis. Impotenz kann man wörtlich mit »Machtlosigkeit« übersetzen – und genauso fühlen sich Männer dabei. Deswegen ist sie mit so vielen bewussten und unbewussten Ängsten verbunden.

Angst Nr. 1: Ab jetzt geht's nur noch bergab

»Impotenz« ist für Männer das Hasswort schlechthin, gefürchteter noch als bei uns Frauen »Cellulite« oder »Hängebusen«. Es hat etwas Demütigendes und Endgültiges.

Ärzte und Therapeuten sprechen daher lieber von »Erektions-störungen«, zumal dieser Begriff noch mehr umfasst: Das Glied kommt nicht richtig hoch, wenn es eigentlich sollte, oder es wird beim Koitus weich. Eine echte Impotenz liegt erst vor, wenn ein Mann mangels Härte seit sechs Mona-ten in mindestens drei von vier Fällen zu keinem (für ihn) befriedigenden Verkehr fähig war.

Erstaunlich ist, dass sehr viele Betroffene trotz ihres im-mensen Leidensdruckes jahrelang nicht zum Arzt gehen – und das, obwohl den meisten geholfen werden könnte. Männer müssten dafür aber vermutlich mit dem ganzen Thema erst einmal anders umgehen. Bei Paul zum Bei-spiel wunderte es mich nicht, dass sein Anhang ihn sa-botierte, da ich sah, wie er seinen Körper behandelte. Er vergiftete ihn jahrelang mit Nikotin, Alkohol, schlechter Ernährung, teils sogar mit Drogen, er bewegte sich zu wenig und gönnte sich kaum Schlaf. Der Penis ist der störanfäl-ligste Mechanismus des Mannes, doch etliche schenken ihrem Auto mehr Zuwendung als dem eigenen Körper.

Eine anhaltende Störung entwickelt auch, wer sich im Bett unter Leistungsdruck setzt. Und der erhöht sich nur noch mehr, sobald die Potenz einmal versagt. Ein Mann ist dann so besessen davon, es beim nächsten Mal wieder »bringen« zu müssen, dass erneut gar nichts geht. Und je öfter es nicht klappt, desto stärker wird der Druck, desto schlimmer die Störungen und so weiter. Dazu käme es gar nicht erst, wenn mann einen Aussetzer nicht so über-bewerten würde. Viele Männer versetzt ein Hänger (vor allem ein mehrfacher) in Panik. Da schwingt dann die Angst mit, dass es jetzt für immer aus sein könnte mit Verkehr und Orgasmus.

Tatsache aber ist: Die Wahrscheinlichkeit, nie mehr ver-kehren zu können, ist sehr gering, wenn man möglichst früh etwas gegen seine Erektionsprobleme unternimmt. Es gibt sehr viele Möglichkeiten, um wieder mehr Standfestigkeit zu erlangen. Und selbst bei einer dauerhaften Erektionsschwäche kann der Körper lernen, auch ohne harten Penis zum Orgasmus zu kommen.

Angst Nr. 2: Sie erwartet, dass ich meinen Mann stehe

In einer anonymen Fragebogen-Aktion wollte ich von den Männern wissen, wie sie Erektionsstörungen empfinden. Viele antworteten: »Als schrecklich peinlich, da Frauen ja erwarten, dass man einen Harten hat und ordentlich loslegen kann«. Falsch! Männer erwarten, dass sie einen Harten haben und ordentlich loslegen können. Frauen setzen beim Verkehr meist andere Prioritäten.

Einer schrieb: »Eine Frau kann sich doch gar nicht vorstellen, wie erniedrigend das ist, wenn man erst den Sex einleitet und der Penis dann seine Kooperation verweigert.« In der Tat, das können wir uns wirklich nicht vorstellen. Wieso »erniedrigend«? Wir schämen uns ja auch nicht in Grund und Boden, wenn unsere Genitalien trotz Vorspiel nicht erwartungsgemäß reagieren. Kann ein Kerl das Bett nicht einfach als Lustwiese statt als Prüfstein seiner Leistungsfähigkeit betrachten?

Angst Nr. 3: Nun kann ich sie nicht mehr befriedigen

Für Männer ist ein erigierter Penis der gängige Weg, um sexuelle Befriedigung zu erlangen. Für Frauen nicht unbedingt.

Erstens, weil der Penis an sich nur jeder Dritten von uns einen Orgasmus beschert (aber für viele Männer ist es schwer, anzuerkennen, dass ihr Finger bei der Partnerin oft mehr ausrichten kann als das Wunderhorn, das bei ihnen selbst ausschließlich für die Höhepunkte sorgt). Zweitens ist für die meisten Männer Sex ohne Orgasmus kein richtiger Sex. Frauen sehen das lange nicht so eng, sie wären ansonsten auch ziemlich oft frustriert. Den meisten Frauen kommt es, wie bereits mehrfach erwähnt, weniger auf das ewige Rein-Raus-Spiel und den sogenannten »Höhepunkt« an; für sie sind Zärtlichkeit, Nähe und Intimität oft viel wichtiger.

Auch ein Liebesspiel ohne Vaginalverkehr (und ohne Orgasmus!) kann hocherotisch sein – finden jedenfalls wir Frauen. Der Mensch besteht ja nicht nur aus Geschlechtsteilen, sondern hat Hände, Mund und jede Menge Haut, um Erotisches zu empfangen und zu geben. Ich empfehle Ihnen, das einmal auszuprobieren, obwohl Ihr Penis einsatzbereit wäre. So sind Sie gewappnet, wenn Ihr Freund Sie einmal im Stich lassen sollte. Und vielleicht ist Ihre Partnerin danach befriedigter als nach manch zackigem Normalverkehr.

Angst Nr. 4: Sie denkt, ich bin ein Versager

Ich kenne keine Frau, die gleich so hart und endgültig urteilen würde oder sich gar lustig darüber macht. Die einzigen Damen, bei denen ich mir so etwas vorstellen kann, sind solche, die ihre Bettgenossen aus irgendeinem Grund verachten – und auf die sollte ein Mann, der sich selbst achtet, ohnehin nichts geben. »Gute« Frauen (die große Mehrheit also) versuchen, verständnisvoll zu reagieren und die Situation zu retten. Außerdem zeigt eine gelegentliche Schwäche auch, dass der Kerl an unserer Seite menschlich ist und keine allzeit bereite Maschine – das beruhigt.

Zudem spricht man eigentlich nur dann von Versagen, wenn man davon ausgeht, dass man eigentlich die volle Kontrolle über etwas haben sollte. Männer hätten zwar meist gerne alles im Griff, gerade bei ihrem Penis ist das aber nun mal nicht der Fall. In der Jugend ist er öfter oben als erwünscht, später eben öfter unten. Jede Frau weiß, dass ein Penis sein Eigenleben hat – deshalb ist sie nachsichtig. Säuerlich wird sie erst, wenn einer, nur um sein Gesicht zu wahren, beteuert: »Das passiert mir heute zum ersten Mal.« Dann fragt sie sich nämlich, ob er damit andeuten will, es läge an ihr.

ANGST NR. 5: SIE ZWEIFELT AN SICH SELBST, WENN ICH SCHLAPP MACHE

Diese Angst ist berechtigt. Ist die sexuelle »Leistung« der wunde Punkt des Mannes, so ist es bei der Frau ihre Attraktivität. Wenn sein Lustmelder also unten bleibt, mutmaßen sehr viele Frauen als Erstes: Ich biete ihm nicht genug optischen Anreiz. Allerdings neigen auch einige Männer dazu, ihr die Schuld zuzuweisen, so wie es mindestens jeder Siebte in meiner Umfrage tat: »Sie ist zu unattraktiv/zu passiv/zu unerotisch.«

Ein anderer bemerkte: »Ist die Frau dem Mann nicht wichtig, wird er es auf sie schieben, um keine Zweifel an seiner Männlichkeit aufkommen zu lassen.« Im ersten Moment erscheint das natürlich auch einfacher, als den Fehler bei sich selbst zu suchen. Zum Beispiel Paul, mein eingangs erwähnter Fall, nuschelte etwas von »Ich muss dauernd an meine Ex denken ... superschlank ... Granatenbusen«. Das war gar nicht nett von ihm, denn erstens war ich ja verliebt in ihn, und zweitens lief ich danach wochenlang mit Komplexen herum: »Ich bin nicht sexy genug! Ich bin zu fett! Mein Busen ist zu mickrig!« Er hätte mir doch auch eine gnädige Lüge gönnen können wie »Es liegt nicht an dir, sondern an meinem beruflichen Stress/dem vielen Rotwein/meiner Erkältung«, oder?

Das Aussehen der Partnerin ist seltener der Grund, als beide Parteien glauben mögen. Männer sind ja ansonsten durchaus in der Lage, auch mit Damen zu schlafen, mit denen sie sich nicht einmal in der Öffentlichkeit zeigen würden. Viel öfter liegen die Ursachen einer Schlappe an etwas, das sich zwischen den beiden abspielt (dazu später mehr).

Angst Nr. 6: Ich habe einen Sprung in der Schüssel

Heute noch glauben viele, was jahrzehntelang verkündet wurde – dass 90 Prozent aller Erektionsstörungen psychisch begründet seien. Kein Wunder, dass sie zu solch einem Tabuthema wurden – wer möchte schon von sich sagen, dass er nicht nur impotent, sondern auch noch gestört ist? Und weil keiner darüber redet, weiß auch keiner, wie alltäglich Potenzschwächen sind: Mehrere Studien ergaben übereinstimmend, dass jeder zweite Mann zwischen 20 und 40 Jahren schon einmal eine Schlappe erlebt hat, bei den über 40-Jährigen sind es weit mehr. Da müssten aber ziemlich viele Männer einen seelischen Knacks haben, oder?

Jedenfalls sind sich Fachleute in aller Welt relativ einig, dass Erektionsstörungen überwiegend körperliche Ursachen haben. Ab Mitte 20 lässt eben die Potenz nach und ein vorübergehender »Weichling« kann durchaus vorkommen, wenn die Durchblutung gestört ist. Selbst so lapidare Dinge wie enge Hosen, falsche Fahrradsättel, zu viel Kaffee oder zwei starke Zigaretten hintereinander können den Blutzufluss verkehrswidrig behindern, genauso wie Stress und Übermüdung.

Wer die Hintergründe der gerade genannten Ängste versteht und begreift, wie unbegründet die meisten von ihnen sind, kann der akuten Situation viel von ihrer Peinlichkeit nehmen. Er könnte zum Beispiel einfach sagen: »Ich glaub, das wird heute nichts mehr, ich hab wohl ein Glas zu viel erwischt/bin erschöpft/kann nicht abschalten.« So eine Bemerkung entlastet auch die Frau!

Dem unwilligen Willi entspricht auf der weiblichen Seite die zu trockene Scheide. Und Frauen wird ja schließlich auch zugestanden, auch einmal nicht paarungsbereit oder -willig zu sein. Das könnten sich die Männer durchaus von uns abschauen: Wenn wir nicht feucht werden, nehmen wir es erst einmal einfach hin, wenn es aber öfter vorkommt, fahnden wir nach den Ursachen, kramen ein wenig in der Psyche und gehen zum Gynäkologen, um mögliche organische Ursachen abzuchecken.

WIE SOLLTE ICH ALS MANN REAGIEREN?

Ich deutete es schon an: Bleiben Sie locker und versteifen Sie sich nicht auf Stoßverkehr. Nehmen wir meinen Paul: Er versuchte es immer wieder – kaum regte sich ein bisschen was, wollte er wieder loslegen. Das brachte außer beiderseitiger Verlegenheit keinem etwas. Statt davon abzulassen und es einfach zu genießen, mit einer tollen Frau im Bett zu liegen, bekam er schlechte Laune (erst das macht einen Mann zum Loser des Abends!).

Noch schlimmer ist es, wenn ein Mann dann hektisch herumrubbelt. Bitte ersparen Sie uns diese entwürdigende Szene! Wenn jemand rubbeln sollte, dann wir. Nun schrieb einer aus meiner Umfrage: »Allzu oft traut sich die Frau nicht selbst aktiv zu werden, aus Angst, der Mann könne sich bedrängt fühlen, oder weil sie sich fragt, ob sie die Sache von Anfang an falsch angepackt hat.«

Stimmt. Was soll sie denn auch tun? Erfolglose Wiederbelebungsversuche wären ihr genau so peinlich wie dem

Betroffenen. Falls Sie aber etwas wissen, das Sie garantiert wieder zu Höhenflügen animiert, sollten Sie es ihr auch mitteilen (natürlich nur etwas, das ihr auch zuzumuten ist!). Frauen schätzen es überhaupt, wenn der Mann äußert, was er gerne hat. Soll sie unterhalb der Gürtellinie züngeln? Oder diesen Part ganz außen vor lassen? Oder Fußreflexzonenmassage? Sagen Sie es ihr!

WAS WOLLEN FRAUEN IM FALL EINER SCHLAPPE?

Wenn ein Mann seine Lendenpanne totschweigt (wie mein schlaffer Paul) oder tut, als ob nichts wäre, wird überhaupt erst ein Problem daraus. Beide Beteiligten denken dann nämlich unwillkürlich: »Was jetzt? Schmollt er/sie? Denkt er/sie, dass ich schmolle? Wartet er/sie, dass ich etwas mache? Oder hat er/sie jetzt sowieso keine Lust mehr?«

Sie sollten die Panne also nicht ignorieren, sondern sich mit Ihrer Partnerin auf irgendeine Weise darüber verständigen. Dafür müssen nicht einmal Worte fallen, oft tun es auch schon Blicke oder Berührungen. Reden, kuscheln oder streicheln Sie. Vielen Frauen ist es lieber, wenn man etwas ganz anderes tut: Rumalbern, aufstehen oder etwas trinken oder essen. Andere begrüßen einen handgemachten Orgasmus sehr, vor allem, wenn sie schon sehr erregt sind. Auf jeden Fall schadet es nicht, wenn er sie fragt: »Kann ich etwas für dich tun?« Zudem könnte ein offener Mann dabei auch lernen, dass weibliche Lust nicht zwangsläufig mit seinen Genitalien zu tun haben muss.

Achtung, hier spricht dein Freund!

Versagt das beste Stück beim Paarlauf, steht beim Onanieren aber wie eine Eins, können Sie eine ernste organische Ursache schon einmal ausschließen. Lässt sich auch keine vorübergehende Ursache ausmachen (Zeitdruck, Unwohlsein oder eine Frau mit Scheidenpilz ...), macht Ihnen vermutlich etwas in Ihrem Kopf einen Strich durch die Rechnung. Übrigens spielt auch bei erkennbaren »äußeren« Gründen oft eine psychische Komponente mit!

Meist will ein rebellisches Glied seinem Herrchen etwas mitteilen. Man sollte dann in einer stillen Stunde in sich gehen und sich Fragen über seine Beziehung und sein Sexualleben stellen: »Hat die ausbleibende Erektion vielleicht irgendwelche (geheimen/indirekten) Vorteile für mich? Welche Funktion kommt dem Beischlaf in der Beziehung zwischen dieser Frau und mir zu?« Mögliche Antworten könnten sein: »Du willst ihr eigentlich nicht so nahe sein«, »Du magst nicht immer allein dafür verantwortlich sein, dass sexuell zwischen euch etwas passiert« oder »So zeigst du ihr, dass es im Bett nicht immer nur nach ihr geht«.

Oft werden die Ursachen für Erektionsstörungen klarer, sobald man sich eingesteht, dass es in der Partnerschaft tatsächlich einiges gibt, das unzufrieden macht oder belastet (und wenn es nur eine unterdrückte Wut auf die Süße ist). Auch ein/e Psychologe/in kann auf die Sprünge helfen – oft reicht schon ein einziges Gespräch.

Mag sein, dass diese Tipps für einen Mann zunächst ungewohnte Denkansätze sind – aber versuchen Sie es doch einfach einmal. Der störrische Wurm ist oft ein sensibles Barometer des Körpers *und* der Seele. Durch seine Verweigerung kann er etwas verdeutlichen, was der Besitzer nur ungern wahrhaben will. Insofern ein Mann also bereit ist, den Geheimcode seines besten Freundes zu knacken, erweist sich ein vermeintliches Desaster im Nachhinein oft als wertvoller Hinweis.

Gelobt sei, was hart macht

Ihre Standfähigkeit hängt auf körperlicher Ebene vor allem davon ab, wie gut Ihr Gefäßsystem und Ihre Muskulatur im Unterleib funktionieren – und das können Sie selber sehr stark beeinflussen. Für eine Erektion müssen sich die Gefäße öffnen (Blut fließt in die Schwellkörper), dann aber auch wieder »dicht« verschließen (eingeflossenes Blut verbleibt im Penis). Dazu tragen auch die Muskeln bei, die die betreffenden Gefäße umgeben, und die wiederum gehören zur Beckenbodenmuskulatur.

Im Folgenden finden Sie die häufigsten Faktoren, die sich negativ auf die Funktion Ihres Gefäßsystems auswirken:

NIKOTIN verengt die Gefäße (es fließt nicht so viel Blut hinein, wie normalerweise möglich wäre).

ALKOHOL weitet die Gefäße und hält sie offen (das Blut fließt zwar ein, kann aber zum Teil auch wieder hinauslaufen).

FETTREICHE, UNGESUNDE ERNÄHRUNG verursacht Ablagerungen in den Gefäßen, sie werden enger und unelastisch.

FETTPOLSTER drücken auf die Gefäße, mindern die Produktion männlicher Hormone, fördern die Bildung weiblicher Hormone (beides sehr schlecht für die Potenz!); zudem macht Übergewicht träge und unbeweglich.

BEWEGUNGSMANGEL lässt das Gefäßsystem schneller altern und die Unterleibsmuskulatur erschlaffen.

STÖRUNGEN, DIE GEFÄSSSYSTEM UND BLUTKREISLAUF BEEINTRÄCHTIGEN: Diabetes, Bluthochdruck, Herz-Kreislauf-Probleme, erhöhte Cholesterinwerte, Alterungsprozesse, Nierenerkrankungen, Alkoholismus, Multiple Sklerose, Rückenmarks- oder Unterleibsverletzungen und vieles mehr.

BESTIMMTE MEDIKAMENTE: Zum Beispiel viele Präparate gegen Bluthochdruck, gegen Herzkrankheiten, Allergien, Depressionen, Angstzustände, Essstörungen oder Geschwüre.

GROSSER STRESS, ANGST UND UNSICHERHEIT: Solche Faktoren dämpfen nicht nur die Lust im Kopf, sondern auch den Blutzufluss zum Penis.

Meist entstehen Erektionsstörungen zwar aus einer Mischung aus körperlichen und seelischen Ursachen, aber wenn Sie die körperliche Grundlage verbessern, kann das oft dabei helfen, auch die seelischen in den Griff zu bekommen. Zuallererst sollte man natürlich einen Arzt aufsuchen. Zunächst geht man zum Allgemeinarzt oder Internisten, um einen Gesamtcheck durchführen zu lassen (zumal Erektionsstörungen auch Anzeichen von ernsthaften, bisher versteckten Erkrankungen sein können oder die Vorboten eines Herzinfarkts oder Schlaganfalls). Danach besucht man einen Urologen oder Andrologen, der noch gezielter auf Penisprobleme eingehen kann.

Das Rauchen sollte unbedingt komplett eingestellt und der Alkoholkonsum auf ein kleines Glas Wein oder Bier pro Woche beschränkt werden. Keine harten Sachen, kein Likör! Bluthochdruck kann dazu führen, dass die Blutgefäße sich verengen oder steif werden. Leider verringern auch viele Blutdrucksenker die Potenz und das Standvermögen, darüber hinaus allgemein die Lust und Lebensenergie.

Bewegung verbessert die Durchblutung des Unterleibs und fördert auch die Bildung männlicher Hormone, die ja beträchtlich zur Potenz beitragen. Das Allerbeste wäre, wenn man insgesamt zu einem Lebensstil fände, der diese Mittel überflüssig machen würde, das heißt: viel Sport und Bewegung, eine sehr gesunde Ernährung, wenig Fett und Zucker, sehr wenig Alkohol, kein Nikotin, Abbau von Übergewicht oder die zusätzlich Einnahme von Omega-Fettsäuren.

Viele Männer, vor allem ältere, unterschätzen die Bedeutung der Ernährung und haben ungesunde Gewohnheiten: Literweise Kaffee, süße Limonaden, Weißmehlbrötchen und -brot, viel Butter, viel Fleisch und fette Wurst, dicke Soßen, Kuchen, Gebäck, Süßigkeiten und Chips. Eine solche Ernährung ist schlecht für den Körper, da er immer noch auf die Nahrung eingestellt ist, die der Mensch Hunderttausende von Jahren zur Verfügung hatte: eben nur auf Essbares, das man in der Natur findet und mit einfachsten Mitteln daraus zubereitet. Gibt man einem menschlichen Körper degenerierte Lebensmittel wie die oben erwähnten, ist es, als betriebe man einen Hochleistungsmotor nur mit ungeeignetem und verunreinigtem Benzin – bald läuft er nicht mehr richtig, sondern entwickelt Störungen: Die Leitungen verstopfen, Ventile und Kolben blockieren, der Treibstoff gibt zu wenig Power her. Ein vergleichbar schlecht ernährter Körper ist dementsprechend schlapp, krank und voller Ablagerungen – auch der Penis!

Um Erektionsprobleme besser in den Griff zu bekommen, gibt es auch noch eine sehr effektive und kostenlose Methode:

Beckenbodentraining

Es hilft nachweislich bei Erektionsschwäche! Die BB-Muskulatur verläuft vom Schambein zum Steißbein und umgibt den Penis-Ansatz sowie den Anus. Sie funktioniert zum einen ähnlich wie ein Ventil, womit das Blut zwar hinein-, aber nicht gleich wieder hinausfließen kann, zum anderen wie eine Pumpe, da sie Samenbläschen und Prostata beim Orgasmus rhythmisch »melkt« und so das Sperma nach draußen befördert. Männer, die gut mit ihrer Beckenbodenmuskulatur umgehen können, sind in der Lage, maximale Härte zu erlangen und den Zeitpunkt ihres Ergusses zu steuern.

Ein Mangel an Orgasmen beziehungsweise sexuelle Enthaltsamkeit kann die BB-Muskulatur verkümmern lassen – und das wiederum trägt dazu bei, dass das Ganze irgendwann vollständig brachliegt. Aber man kann die Muskulatur auch wieder aufbauen, wenn man sie täglich, über mehrere Monate hinweg und mit einer guten Anleitung trainiert (Übungen siehe S. 107 ff.).

Was die meisten Männer nicht wissen: Nicht nur eine Unterentwicklung, auch eine Verkrampfung des Beckenbodens führt sehr oft zu Erektionsstörungen (sie behindert den Blutfluss). Die Ursachen einer solchen Verkrampfung sind fast immer Nervosität oder innerer Stress. Wer seinen Beckenboden spüren und bewegen kann, der kann ihn auch bewusst an- und entspannen. Zum Entspannen wird die Muskulatur nach unten »fallen gelassen«, auch das lässt sich üben. Wenn die entsprechenden Übungen einem Mann in Fleisch und Blut übergegangen sind, stehen die Chancen gut, dass es auch »im Notfall« klappt, diesen Mechanismus zu steuern.

Penisringe

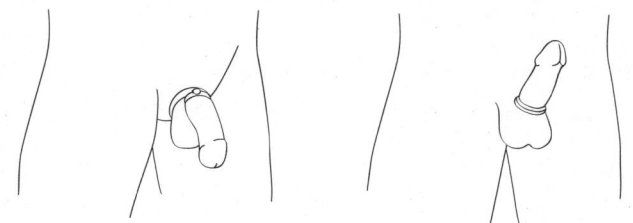

PENISRINGE sind sehr nützlich, wenn Ihr Soldat zwar Haltung annimmt, aber oft mitten im Gefecht wieder schlapp macht. Sitzt ein Ring stramm am Penis-Ansatz, verhindert er, dass das Blut wieder in den Körper zurückfließt. Aber wie bereits angedeutet, kann man ihn erst bei guter Härte anlegen – zieht man ihn auf den schlaffen Kämpfer, wird der Zufluss behindert.

Mann muss erst einmal eine Weile üben, um mit dem Umgang vertraut zu werden, und der Ring darf weder zu eng noch zu weit sitzen. Am besten übt man beim Solo-Sex. Ist er zu weit, fließt das Blut fast genauso schnell wieder aus dem Penis wie ohne Ring. Ist er zu eng, schmerzt es oder das Glied wird so dick, dass der Ring kaum oder gar nicht mehr abgenommen werden kann. Sie sollten daher besser nichts aus Plastik oder Metall wählen!

Optimal finde ich dehnbare Ringe aus Latex/Silikon oder Ringe aus Leder mit Verschluss, die man im Notfall öffnen oder auch durchschneiden kann. In gut sortierten Sexshops sollte es verschiedene geben; die größte Auswahl bieten Schwulenläden. Testen Sie einfach, mit welcher Variante Sie sich wohlfühlen und gleichzeitig spüren, dass es Ihnen sexuell etwas bringt. Sobald es sich unangenehm anfühlt: bitte abnehmen. Und nicht länger als

30 (maximal 45) Minuten tragen, sonst wird das Gewebe eventuell geschädigt!

COCKRINGE werden um den Penis und die Hoden gelegt (Siehe Grafik S. 319 links), am besten im halberigierten Zustand. Sie verlängern nicht nur die Härte, sondern teils auch das Durchhaltevermögen. Die Hoden ziehen sich ja kurz vor der Ejakulation ein Stück in den Unterleib hinein – werden sie jedoch durch den Ring draußen gehalten, kann das den Erguss hinauszögern. Außerdem fühlt es sich für viele Männer heiß an, wenn beim Sex ihr Sack abgebunden ist.

Können Sie überhaupt passiv genießen?

Sehr viele Männer beschweren sich in meiner Beratung, dass ihre Partnerin sexuell zu wenig einbringt, sich bedienen lässt und nie selbst das Ruder übernimmt. Kennen Sie das auch? Haben Sie ihr denn schon einmal deutlich gesagt, dass Sie sich mehr Mitwirkung von ihr wünschen? Wer allerdings fordert, dass die Dame aktiver wird, muss auch nehmen können, was sie ihm anbietet und akzeptieren, dass die Liebste dann vielleicht das Kojen-Kommando übernimmt – und damit kommen etliche Männer nicht klar. Sie fühlen sich gar nicht so wohl, der passive und empfangende Part zu sein.

Einen Grund für dieses Unwohlsein habe ich schon erwähnt: Wenn Männer den Sex kontrollieren, können sie auch ihren Höhepunkt gezielt ansteuern. Sind sie passiv, ist ihnen der Höhenflug nicht unbedingt sicher. Doch diese unsicheren Männer sollten sich etwas bewusst machen: Was ist schon dabei, wenn das beste Stück einmal schwächelt oder am Ende nichts dabei »herauskommt«, solange das Gesamterlebnis positiv ist? Im Gegenteil: Eine Verzögerung oder eine schwächelnde Erektion kann sogar bewirken, dass die Frau sich extra »reinhängt«.

Drapieren Sie sich doch einfach einmal lasziv aufs Bett und warten Sie ab, was von Ihrer Partnerin kommt. Allerdings sollten Sie dafür auch wissen: Während Aktivität der männlichen Lust kaum Abbruch tut, behindert es Frauen sehr oft in ihrer Erregung, sich zu sehr um den Mann zu kümmern. Besser wäre also, Ihre Liebste erst einmal ein wenig anzuheizen und sich dann erst entspannt zurückzulehnen.

Einen weiteren Grund, der einem Mann beim Passiv-Genießen im Wege stehen könnte, nannte mir mein Kumpel Carsten:

Die meisten Frauen verstehen, dass ich keine Lust auf Sex habe, wenn ich müde oder zu gestresst bin. Und viele hätten nichts dagegen, dann den Hauptteil der »Arbeit« zu übernehmen. Aber ich habe etwas dagegen, mich bedienen zu lassen – ich fühle mich dann verpflichtet und irgendwie in ihrer Schuld. Die Frau hat dann ein wenig die Oberhand über mich und könnte im Gegenzug etwas von mir verlangen, was ich nicht will – also jetzt nicht sexuell, sondern in der Beziehung.

Ich finde diese Überlegungen seltsam. Sind Frauen wirklich so? »Ich verwöhne dich im Bett, und dafür musst du dich mit mir verloben/mit mir und Mama verreisen/den Power-Yoga-Kurs mit mir belegen?« Wenn am Ende des Aktes (oder anfangs oder mittendrin) auch Gutes für die Frau herausspringt, hat sie doch schließlich auch etwas vom Sex.

Wann Sie ihr den Höhepunkt bescheren, hängt davon ab, welcher Typus sie ist. Gehört sie zu den Frauen, die ins postkoitale Koma fallen, bekommt sie ihn natürlich erst zum Schluss. Die Mehrheit der Frauen aber wird nach dem Gipfel ja erst richtig munter: Lassen Sie Ihre Liebste also erst einmal kommen und fordern Sie sie anschließend auf, auch ein paar nette Dinge für Sie zu tun.

Carstens Einstellung allerdings ist auch hier zu rigoros, wenn er sagt: »Ich kann mich höchstens dann verwöhnen lassen, wenn ich die Frau bereits befriedigt habe.« Dieses Denken beinhaltet wieder den Glauben, dass Frauen nur Sex mit Orgasmusgarantie wollen. Ein für alle Mal: Sex ohne Höhepunkt ist für die meisten von uns immer noch besser als Sex mit Druck. Den Damen ist ein insgesamt stimmiges Erlebnis meist wichtiger – egal, ob heiß und hemmungslos oder intim und innig. Ein Hinweis aber doch noch dazu: Ein völlig stiller oder abwesender Mann wirkt auf eine Frau alles andere als anregend.

Apropos still: Ist Ihnen schon einmal aufgefallen, dass bei Sexszenen im Kino oder im Fernsehen die Frauen immer einen Höllenlärm veranstalten, die Männer sich hingegen in vornehmer Zurückhaltung üben? Als sei das geschlechtsspezifisch festgeschrieben: sie laut und ekstatisch, er leise und kontrolliert. In der Realität ist das auch meist so. Leider – denn eine Frau traut sich viel eher aus sich herauszugehen, wenn ihr Lover sich das auch erlaubt.

Entdecken Sie die Sinnlichkeit

Sinnlichkeit bedeutet eine sehr hohe Wahrnehmungs- und Genussfähigkeit aller Sinne. Gelingt es Ihnen, dem Sehen, Schmecken, Riechen, Hören und Fühlen den Vortritt zu lassen? Sinnlichkeit richtet sich nicht nur auf das Offensichtliche und leicht Erfassbare, sondern sie weiß ebenso das Unauffällige oder Verborgene auszukosten. Was auch beinhaltet, dass die Sinne nicht abgestumpft, sondern sehr fein ausgebildet sind.

Kann man das lernen? Ja! Fangen Sie im Alltag, bei den ganz normalen kleinen Dingen, damit an. Riechen Sie an Lebensmitteln, saugen Sie bewusst den Duft Ihres Kaffees, den von Früchten, Brot, Schokolade usw. ein. Essen Sie etwas sehr langsam, lassen Sie es im Mund herumwandern, versuchen Sie, jede kleine Geschmacksnuance zu erfassen. Bleiben Sie draußen öfter einmal stehen und lassen Sie den Moment auf sich wirken, den Himmel über Ihnen, die Gerüche und Geräusche um Sie herum. Zupfen Sie Blätter von Pflanzen ab, schauen Sie sie ganz genau an, zerreiben Sie sie zwischen den Fingern, schnuppern Sie. Lehnen Sie sich zurück und betrachten Sie Ihre Partnerin ganz in Ruhe, als wäre sie eine fremde Frau und Sie ein Unsichtbarer: wie sie sich an- oder auszieht, wie sie ein Eis leckt, gedankenverloren einer Musik lauscht oder vor dem Spiegel steht und sich schminkt.

Wenn Sie sich beim Sex die Augen verbinden oder es im Stockfinstern tun, werden alle Ihre übrigen Sinne geschärft. Sie können Ihre Liebste viel besser hören, ihre Atmung, die Variationen ihres Seufzens und Stöhnens. Ertasten Sie sie Stück für Stück. Erspüren Sie, wie sie körperlich reagiert und wie überraschend unterschiedlich sich ihre einzelnen Körperregionen anfühlen. Diese Art des Fühlens wird noch viel intensiver, wenn Sie nicht nur die Augen, sondern auch die Ohren ausschalten: Gehen Sie mit der Nase über den Körper Ihrer Frau, entdecken Sie, dass sie überall anders riecht: Die Ohren riechen anders als der Hals, die Finger anders als der Unterarm, ihr Gesicht anders als das Haar.

Hingabe lässt sich lernen

Sich beim Sex wirklich fallen lassen – das können gar nicht so viele Männer. Dabei ist es so hin- und mitreißend, wenn ein Mann sich im Bett vollkommen hingibt, stöhnt, ächzt, wenn er seine Bewegungen und Aktionen ganz von seiner Lust und vom Miteinander leiten lässt. Volle Hingabe bedeutet keineswegs, dass er völlig die Kontrolle über sich verliert und dann eventuell etwas macht, was die Frau verschrecken könnte (ein weiterer Grund, der Männer oft davon abhält, sich gehen zu lassen!). Auch im Zustand der Hingabe kann man den Partner sehr wohl noch wahrnehmen, ja sogar mit ihm »verschmelzen«, wie es so schön heißt. Alles fließt dann zwischen beiden Partnern, ihre Körper verselbstständigen sich und machen fast von selbst Dinge, die das gegenseitige Feuer noch mehr anschüren.

Was gehört zu einer solchen Hingabe? Unter »Entschleunigung« (S. 143 ff.) habe ich schon beschrieben, wie man beim Sex intensiven Kontakt zum Partner aufnimmt. Man braucht aber auch viel Mut. Mut, sich der Partnerin auszuliefern und sich zu zeigen – trotz der Angst, dass etwas davon befremdlich wirken könnte. Aber solange Sie die Augen und die anderen Sinne weit offen lassen, können Sie ja auch registrieren, ob Ihre Gefährtin noch lustvoll mitgeht oder nicht. Haben Sie schon »Sind Sie offen für einen aktiveren Partner?« im ersten Teil des Buches gelesen? Wenn nicht, holen Sie das bitte jetzt nach und probieren Sie unbedingt meine Vorschläge aus!

Völlig loslassen kann man nur dann, wenn man keine Angst hat, dass etwas Unerwünschtes passiert – aber was genau unerwünscht ist und inwieweit Ängste stören können, hängt ja auch immer vom Selbstbewusstsein beider Partner ab. Alice (30) schildert:

Mein Freund und ich reden zwar über Sex (was wir möchten, was uns gefällt und was nicht), aber ich habe das Gefühl, dass Simon das, was ich ihm erzähle, nicht umsetzen kann oder will. Ich bitte ihn auch immer, sich richtig fallen zu lassen, aber irgendwie klappt das nicht, er braucht es anscheinend, sich da unter Kontrolle zu haben.

Es liegt sicher zum Teil an dem, was Simon in seiner Kindheit erlebt hat, denn er bekam wohl nicht viel Zuneigung von seiner Mutter. Er kann noch nicht wütend darüber sein. Er sagt, so lange ich an seiner Seite bin, kann ihm die ganze Welt egal sein. Das ist zwar ganz schön, aber er braucht auch immer jemanden, der ihn an die Hand nimmt. Ich übernehme meistens die Initiative, wenn es um die Gestaltung unseres Alltags geht. Manchmal verleitet seine passive Art mich dazu, ungerecht zu ihm zu sein oder ihn zu kritisieren. Aber er kann oder will sich nicht mit mir streiten, selbst wenn ich ausraste. Viele Dinge werden so nicht angesprochen.

In letzter Zeit hatten wir auch kaum noch Sex. Wenn ich versuche, ihn zu verführen, hat er oft keine Lust (was mir auf Dauer die Lust verleidet, den Anfang zu machen), und wenn ich mich passiv verhalte, denkt er, dass ich keine Lust hätte. Dabei begehre ich ihn durchaus, sogar sehr. Außerdem kommt er zu früh und macht sich deswegen viele Vorwürfe. Ich habe ihm schon oft gesagt, dass Sex trotzdem schön ist, denn es gibt ja noch andere Arten, wie er mich befriedigen kann. Simon ist dann jedoch so böse auf sich selbst, dass er sich bei mir entschuldigt und sich zum Schlafen umdreht. Er setzt sich auch nicht wirklich mit diesen Problemen auseinander. Körperlich ist er kerngesund, aber er ist nicht bereit, mit mir oder alleine zu einer Beratung zu gehen.

Ich werde das Gefühl nicht los, dass er Konflikte meidet und seine Wut nie herauslässt, weil er Angst hat, dass ich ihn

dann nicht mehr liebe. Und ich denke, das ist auch mit ein
Grund, warum er sich beim Sex nicht gehen lassen kann.

Das stimmt! Wer sich partout nicht traut, dem Partner
etwas zuzumuten, schafft das auch nicht in sexueller Hinsicht. Sexuelle Leidenschaft hat ja viel mit Aggression, mit
Sich-gehen-lassen-Können und Sich-dem-anderen-zumu-
ten-Können zu tun. Um emotional zu überleben, hat Simon
in seiner Kindheit vermutlich gelernt, Konflikte zu meiden
und seine Wut und Bedürfnisse zu unterdrücken – sich
also Mamas Macht zu beugen, um wenigstens ein Fitzel-
chen ihrer ohnehin schon spärlichen Zuneigung zu erhalten. Im Hintergrund lauerte dabei ständig die Angst,
seine Mutter würde ihn verstoßen, sobald er auch nur
das Geringste falsch macht. All das beherrscht ihn heute
noch. Alice ist so eine Art Ersatzmutter geworden. Je
näher sie sich kommen, je tiefer die Bindung wird, desto
stärker werden nun auch diese unbewussten Ängste in
ihm. Und da sehe ich auch die Gründe für ihre sexuellen
Probleme:

– Aus Angst, dass beim Akt etwas falsch laufen könnte, ist
  Simon immens darauf bedacht, sich zu kontrollieren –
  doch vor lauter Anspannung geht entweder gar nichts
  oder es ist zu schnell vorbei. So etwas endet fast immer
  damit, dass man es irgendwann ganz sein lässt.

– Seine Wut gegen Mama hält Simon zwar fein säuberlich
  unter Verschluss, aber sie ist ja eben immer noch da.
  Zum Teil richtet sich diese Wut jetzt gegen Alice – und
  zwar in einer Art Bestrafung: Er schläft nicht mehr mit
  ihr oder kommt zu schnell.

– Sie hat die Kontrolle über den gemeinsamen Alltag –
  deswegen will er wenigstens im Bett noch die Oberhand
  behalten. Da er aber auch hier gehemmt und schwach

ist und seine Wünsche wie auch seine Aggression erstickt, bleibt ihm nur die Macht der passiven Verweigerung: Er boykottiert die Partnerin und/oder reizt sie (auch im Alltag) durch Untätigkeit und Laschheit (dieses Verhalten nennt man passiv-aggressiv). Dazu kommt, dass sie das »Sagen« in der Beziehung hat und er sich vielleicht unbewusst »entmannt« fühlt. Sehr viele Männer reagieren darauf wie er mit Lustlosigkeit und vorzeitigen Erguss (oder Erektionsstörungen).

Eine Beratung wäre ein guter Ansatz für die beiden. Das könnte Simon auch helfen, im Alltag mehr Konfliktfähigkeit und einen stärkeren Willen zu entwickeln. Alice könnte dabei lernen, dass sie aufhören muss, seine Mama zu spielen und ihn zu bevormunden. Sie sollte stattdessen abwarten, bis er seine eigenen Entscheidungen trifft – und diese zu akzeptieren, selbst wenn sie es anders machen würde; sie sollte ihm das Gefühl geben, ein »ganzer Mann« zu sein.

Was ich sehr oft beobachte, ist: Wer seinen Ängsten die Macht über seine Sexualität und seinen Beziehungsalltag einräumt, schafft es auch nicht, sich im Bett fallen zu lassen und aus sich herauszugehen. Hingabe aber bedeutet, ohne Angst und ohne Vorbehalte im Hier und Jetzt zu sein, ein Stück weit die Kontrolle abzugeben, sich seinem Partner anzuvertrauen, seine Sinne zu öffnen, sowohl für die eigenen Empfindungen wie auch für die des anderen, und sich von ihnen leiten zu lassen. Das ist echt guter Sex – ganz ohne Akrobatik, Stress oder Hektik.

Literaturhinweise

Bailey, Nicole: Massage for Lovers. Südwest Verlag 2007

Barbach, Lonnie: Fühlst du mich? Männerphantasien. Ullstein Verlag 1989

Clement, Ulrich: Guter Sex trotz Liebe. Wege aus der verkehrsberuhigten Zone. Ullstein Verlag 2007

Costa, Anna: Sex pur. Lebe deine Phantasien! Südwest Verlag 2008

Foxx, Randi: Best Sex. Die 101 schärfsten Stellungen. Bassermann 2007

Friday, Nancy: Befreiung zur Lust. Frauen und ihre sexuellen Phantasien. Goldmann 1993

Friday, Nancy: Die sexuellen Phantasien der Frauen / Die sexuellen Phantasien der Männer. rororo 1997 (Beide Bücher nur noch antiquarisch erhältlich!)

Lacroix, Nitya: Tantra. Mit allen Sinnen lieben. Urania Verlag 2000

Méritt, Laura: Lauras Spielzeugschatulle. Alles über Sextoys. Querverlag 2001

Perel, Esther: Wild Life. Die Rückkehr der Erotik in die Liebe. Pendo Verlag 2006

Poschenrieder, Beatrice: Der beste Sex aller Zeiten. Eine Expertin verrät, wie Sie jede Frau glücklich machen. rororo 2003/2007

Poschenrieder, Beatrice: Stöhnst du noch oder kommst du schon? Der sichere Weg zum Orgasmus. rororo 2006/2008

Schnarch, David: Die Psychologie sexueller Leidenschaft. Klett-Cotta 2007

Senger, Gerti: Der neue Erotik-Knigge. Herbig Verlag 1999

Sonntag, Linda: Sex & Liebeskunst. Die besten Kamasutra-Stellungen in mehr als 100 Farbfotos. Bassermann 2006

Stürzlinger, Tanja: Touch me. Massage für alle. Südwest Verlag 2007

Willi, Jürg: Psychologie der Liebe. Persönliche Entwicklung durch Partnerbeziehungen. rororo 2005

Zilbergeld, Bernie: Die neue Sexualität der Männer. Dgvt-Verlag 1996

Register